JN131816

看護学生のための
精神看護学
改訂版

東中須恵子 編著

大学教育出版

まえがき

日本の看護を取り巻く課題は、「出生数の減少」「65歳以上の高齢者の割合の増加」から、疾病構造の変化と長引く経済不況に伴う、さまざまな問題が発生しております。精神看護の立場においては、うつ病や統合失調症などいわゆる精神疾患の患者が年々増加の傾向にあり、厚生労働省は2011年7月に、地域医療の基本方針となる医療計画に盛り込むべき疾病として指定してきたがん、脳卒中、急性心筋梗塞、糖尿病の4大疾病に、新たに精神疾患を加えて「5大疾病」とする方針を決めました。職場でのうつ病や高齢化に伴う認知症の患者数は年々増加し、国民に広く関わる疾患として重点的な対策が必要と判断したのだと考えられます。このような時代の変化は、私たちに専門職としてなさなければならないことを示唆しており、時代の変化を見据えた知識と技術の実践が求められている理由であると考えます。

しかし、時代の移り変わりと共に、精神医療の治療のあり方も看護の役割も変化しているように感じられます。例えば、看護教育で患者と看護師の力動関係を理解させるため、これまで単独で行われてきたカウンセリング的技術演習は、近年、看護における看護師の感情と精神性を導入して、援助者としてのあり方の理解と共に演習が組み込まれるようになってきました。人間関係づくりに、援助者としての自己理解が必要と提唱されております。人間としての自己理解の上に、援助者としての成長は必須であることが示唆されています。

さらに、新しい視点での精神看護とこれまで先輩諸氏が提唱してきた基本的な精神看護の必要性の統合が提唱されているのだと考えます。

本書は、これまで実践されてきた精神看護の基礎的知識と技術を何よりも重視して編集いたしました。当然、精神看護に必要な専門的知識や専門的技術はもとより、特に、精神科医療現場において関わりや援助を実践している、本来精神科看護に必要とされてきた役割と機能を統括できるよう構成いたしました。精神を病むとはどういうことか、精神を病んだ人の処遇、また、精神科臨床現場での援助の目的と方法、行われている治療や多職種の連携など、初学者が理解できるよう構成を工夫し、臨床現場で精神看護を実践している看護職や、教育の実践者に筆を執ってもらいました。

精神科看護の職能団体である、日本精神科看護技術協会は、これからの精神科医療における看護師の意識改革を提言しています。厚生労働省が 2025 年には、認知高齢者は 700 万人を超えると報告しており、精神科医療の現状を鑑みると、精神科医療も認知症に加え身体併症も併発している高齢者の対応が求められると考えられます。今後更に「長期入院患者の地域移行支援」や「急性期の看護など」を医療と福祉の視点で考え実践していかなければなりません。こうした観点から、本書は 2020 年 3 月改訂することに致しました。

看護学生が精神科病院へ臨地実習に出かけるとき、また、国家試験での復習などに十分活用できるものと確信しております。

また、臨床で日々看護を実践している看護師たちも自己の看護援助の振り返りや知識の確認に活用できる一冊であると信じております。

2020 年 3 月

日本保健医療大学保健医療学部　東中須恵子

看護学生のための精神看護学　改訂版

目　次

まえがき

第１章　精神を病むとは
Ⅰ．精神を病むことの理解　1
1. 基本的理解　1
2. 精神疾患の考え方　2
（1）社会で精神疾患が問題になるのはなぜだろうか　2
（2）差別されたもの　4
（3）治療とは、治癒とは何か　5
（4）環境を整えること　6
（5）社会復帰に向けて支援する努力　7
（6）統計と実態　7
Ⅱ．精神看護における看護実践　8
1. 精神看護の目的　8
2. 精神看護の特徴　9
3. 精神看護学の知識と技術　10

第２章　精神医療の歴史
1. 西欧における歴史　11
（1）古代ギリシャ・ローマ時代（B.C.300 年頃～ 200 年頃まで）　11
（2）中世（200 年頃～ 1500 年頃まで）　13
（3）16 ～ 17 世紀　14
（4）18 ～ 19 世紀　14
（5）20 世紀　16
（6）現　代　18
2. 日本における精神医療の歴史　19
（1）古　代　20
（2）中世～江戸時代　20
（3）明治期～明治期以後の精神医学　21
（4）第二次世界大戦後　23

（5） 社会の動向と法律　27
3. 現在の精神医療　29
4. まとめ　30

第３章　精神看護が展開される場と看護師の役割

1. 精神科看護師の役割　32
（1） 患者理解　32
（2） 医療チーム　36
（3） 病棟の環境と環境づくり　39
（4） 代理行為　41
2. 患者の安全を守る　46
（1） 事故防止と事故発生時の処理　46
（2） 離院　57
（3） 災害　59
3. 精神科病棟と入院環境　61
（1） 建物の管理　61
（2） 環境整備（整理整頓）　63
（3） 食事（食事環境）　66
（4） 病棟行事　70
（5） 患者と家族間　73
4. 医療施設　77
（1） 通院医療　77
（2） 入院医療　82

第４章　観察と記録

1. 観察　93
（1） 目的と必要性　93
（2） 観察の要点　94
（3） 観察の方法　96
（4） 観察をするときの注意事項　97

2. 記録　97
（1）記録とは　97
（2）記録の要件　99
（3）記録の目的　99
（4）記録の種類　100
（5）電子カルテ　101
（6）カルテ開示とは　103
（7）記録の法的位置づけ　104
（8）患者の個人記録　105
（9）精神科における看護記録　106
3. 看護計画　106
（1）目的　106
（2）看護問題の抽出と優先順位の決定　111
（3）退院に向けて　115

第５章　主な治療法と看護
1. 生活指導　121
（1）基礎的な生活指導と看護　121
（2）社会復帰前の生活指導と看護　134
2. 社会療法　138
（1）作業療法の意義　138
（2）作業療法の適応　140
（3）作業療法の実際と注意　144
（4）レクリエーション療法　146
3. 薬物療法　148
（1）向精神薬の歴史　148
（2）向精神薬の分類　149
（3）薬物療法における看護師の役割　160
4. 精神療法　163
（1）精神分析療法　163

（2） 行動療法　165
（3） 認知行動療法　166
（4） 集団精神療法　170
（5） 家族療法　172
5. 電気ショック療法（電気けいれん療法）　174
（1） 治療の概要と効果　174
（2） 看護の要点　174

第6章　検査と検査時の介助

1. 画像検査　177
（1） CT　177
（2） MRI　178
（3） 核医学検査　179
（4） 脳波　180
（5） 画像検査における検査時の介助　180
2. 検体検査　184
（1） 一般血液検査　184
（2） 髄液検査　186
3. 心理検査　186
（1） 知能検査　186
（2） 人格検査　188

第7章　症状別看護 ― 精神症状の分類と症状 ―

（1） 意識障害　189
（2） 知覚の障害　193
（3） 思考の障害　195
（4） 感情の障害　201
（5） 意欲・行動の障害　203
（6） 自我意識の障害　204
（7） 記憶の障害　205

（8） 見当識の障害　206
（9） 睡眠の障害　207

第８章　自立に向けての地域における支援 — 社会資源とその活用 —
（1） 障害者総合支援法　210
（2） 地域と病院の連携と役割の特徴　212
（3） 地域生活を支える人的資源と物的資源　216
（4） 地域生活支援の実際　222

第９章　児童・思春期精神看護
1. こどものメンタルヘルス　227
2. 児童・思春期精神看護の対象　228
（1） 年齢　228
（2） 疾患や状態　229
（3） 受診・入院に至るまでの経過　229
（4）「発達障害」という概念　230
（5） 発達障害圏の主な疾患　231
（6） 一次性併存障害、二次性併存障害　237
3. 児童精神科における支援のあり方　238
（1） 入院治療　238
（2） 基本的方針　238
（3） 療育および多職種連携　239
（4） 児童精神科における看護支援の実際　241

第１０章　精神科救急医療
1. 精神科救急医療とは　247
（1） 精神科救急医療の対象　247
（2） 精神科救急の分類　248
2. 診療から入院に至るまで　250
（1） 外来受診の受け入れ準備　250

（2）受診した際の情報収集　251
（3）救急患者への対応　251
（4）入院患者への説明の必要性　253
3. 入院直後の治療・保護室での看護　255
（1）入院直後の治療　255
（2）保護室（隔離室）での看護　255

第11章　精神科身体合併症医療
1. 身体合併症を取り巻く状況　261
（1）精神科医療の現状について　261
（2）一般的な精神科病棟よりも多くの人員が必要　262
（3）精神科病棟における身体ケアおよび身体合併症ケアに関する調査報告書　262
（4）精神科における身体合併症とは　264
（5）精神科看護の対象となる身体疾患　264
（6）精神障碍を持つ患者の身体合併症の特徴　264
2. 精神科医療における身体合併症看護を必要とする患者　266
（1）糖尿病　266
（2）虚血性心疾患　267
（3）脳卒中　267
（4）悪性新生物　269
（5）肺炎　270
（6）骨折　271
（7）慢性肝炎　273
3. 身体合併症看護の基本　273
（1）身体観察をするうえでの看護の基本　274
（2）精神科看護における身体ケアの考え方　275
（3）患者と看護師関係について　276

第12章　司法精神看護

1. 司法看護とは　*279*
（1） 司法看護の定義　*279*
（2） 司法看護の対象　*279*
（3） 司法看護の展開　*280*
2. 司法精神医療の場 — 刑事責任能力により区別される処遇の場 —　*282*
3. 刑事収容施設における司法精神医療　*284*
4. 医療観察法における司法精神医療　*292*
（1） 医療観察法制定の背景　*292*
（2） 医療観察法の制度　*292*
（3） 医療観察法に基づく鑑定　*295*
（4） 手続き　*296*
（5） 医療観察法病棟の特徴　*296*
（6） 通院処遇　*296*
5. 司法精神看護に求められること…　*297*
（1） 基本姿勢　*297*
（2） アセスメント　*299*

第13章　精神看護と看護の関わり

1. 精神障碍をもつ人とのコミュニケーションの特徴　*303*
（1） コミュニケーションに影響する要因　*304*
（2） 精神障碍をもつ人とのコミュニケーション　*305*
2. アセスメントのための技術　*307*
（1） プロセスレコードの理解　*307*
（2） プロセスレコードの実際　*311*

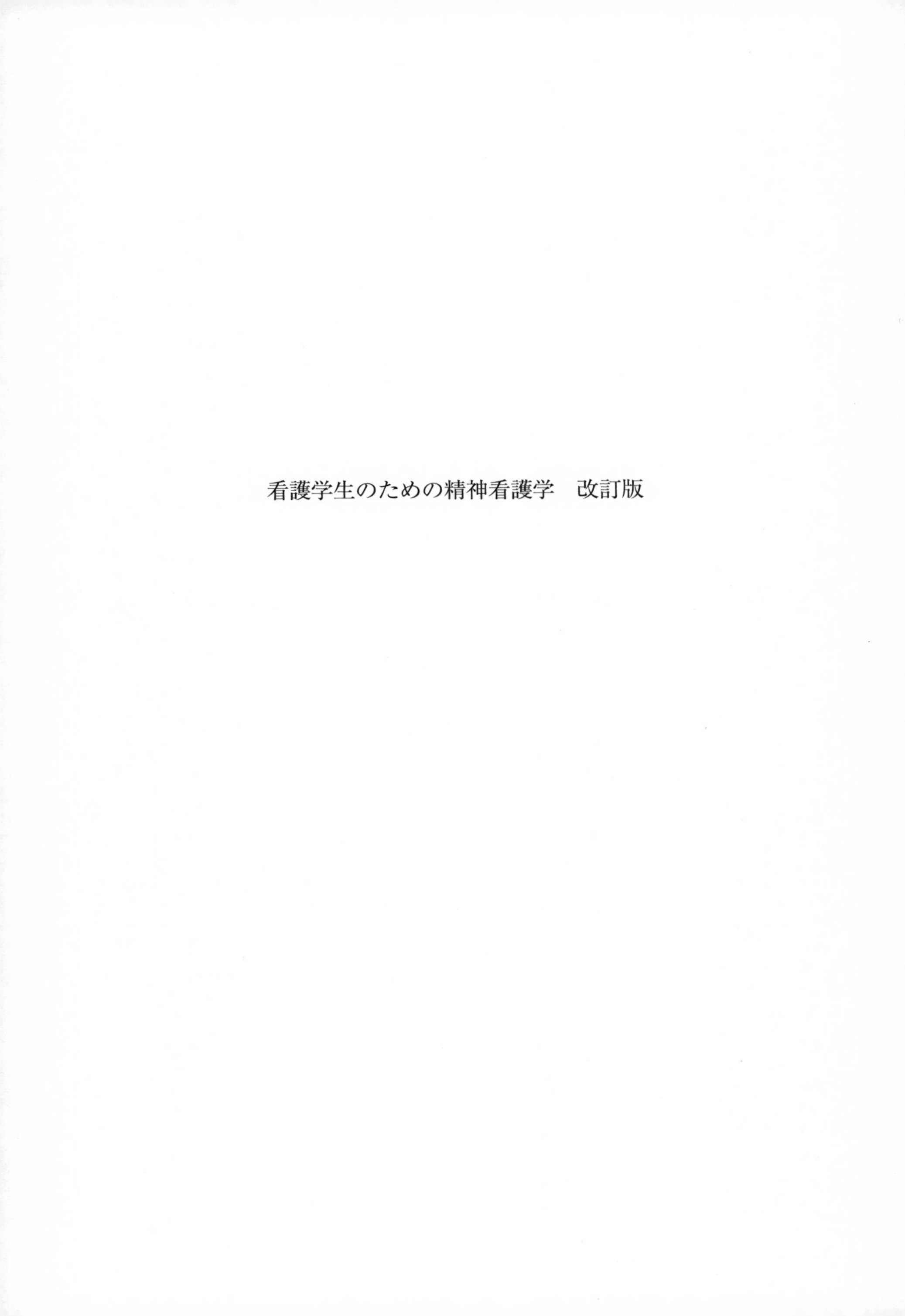

看護学生のための精神看護学　改訂版

第 1 章
精神を病むとは

Ⅰ．精神を病むことの理解

1．基本的理解

精神に障害を持つ人に医療者として接する場合、疾病を解剖学的機能的治癒に導くことのできない現在、精神疾患とは何かという基本的認識を問わなければならない。まず、精神疾患とはどのようなものなのか、例えば、統合失調症の原因と思われるものはいろいろ想定されるが、しかし、発症すると、現代社会では危険なもの、無能なものとし不当に差別され抑圧される。この差別視はさらに病気を悪化させ、社会復帰を妨げ、再発を容易にする。医療者として接する場合、このことを了解して障害をもつ人の生きにくさに共感しなければならない。

障害（disorder）とは、ある特定の生体機能の障害や個人的な苦痛があるものの病気の原因や病態が明らかにされていないものをさしていう。身体の疾患は諸検査や過去のデータを駆使し診断が確定する前の段階に用いられているが、一部の疾患を除いて病因が特定できない精神科診断において特定の病名として扱われている。病因や病態が不明で、医学的疾患を単位と見ることは困難であると考えられているのである。また、2013（平成 25）年 4 月に制定された障害（碍）者総合支援法においては、「継続的に日常生活や社会生活に相当な制限を受ける状態」という意味で用いられている。

精神医学においては、症状を持ちながらも社会に出て、人としてふさわしい生活と労働と自由などの人権を再獲得するよう、患者の自主的な努力と医療者の協力が必要である。精神科医療においては、この段階における努力をリハビリテーションと呼んでいる。

精神科リハビリテーションは1962（昭和37）年に日本精神神経学会で取り上げられたことが契機となり、その後10年間病院や地域社会が関心を寄せ積極的に実行されていた。精神障碍者の場合、その病気のために一時的に喪失または拒否されてきた、自由・生活・労働・教育などの憲法で認められたさまざまな権利を復権すること、そのため障碍者も自覚を持ち、努力するとともに医療者も十分な専門的援助を行うことが精神障碍者のリハビリテーションである。

しかし、1970年代になると精神科病院の内外をとりまく情勢の悪化により、精神科医療の中心が隔離収容に重点を移しかえだした。これまで患者の人権の復権にとって、精神科医療における隔離収容に重点をおいたサービスがいかに反医療的であったか。これを認識し、これを除去して行く地道な活動が必要であること、さらに、援助する人に対するリハビリテーションサービスも、基本的理念を明確にして、その上にたって理論化、技術化がなされなければ、その理論や技術が差別的抑圧に悪用されることになる危険もある。

2. 精神疾患の考え方

（1） 社会で精神疾患が問題になるのはなぜだろうか

我が国の精神疾患の診断は、これまで病因論的な考え方が主体であり、外因性・内因性・心因性に分けて考えられてきたが、現在、世界保健機構（WHO）によって作成されたICD（International Classification of Diseases：国際疾病分類）や、DSM（Diagnostic and Statistical Manual of Mental Disorders：アメリカ精神医学会の診断・統計マニュアル）によって診断が行われている。また、障害のとらえ方の視点を生活機能に移して、健康や生活を包括的にとらえようとする、ICF（International Classification of Functioning Disability and Health：国際生活機能分類）がある。

いずれも、一定の病因、病歴、病状、経過、場合によっては病理組織学的所見などを共通としている。いわゆる精神医学上の精神疾患のうちには、疾患単位であり病的な現象にまとめられているという特徴がある。

精神病は統合失調症をはじめとして慢性的な経過をとるか、またはある種の欠陥を残すかして、臨床的治癒にまで至ることが少ない。その数からいっても多いと推測される統合失調症についてその変遷をみると、その原因の不明さゆえに、その当時の文明、社会体制に従って悪霊悪獣がついたものとしたり、身体因による病気と見たり、または社会心理的なひずみ、特に乳幼児期の家庭の養育のあり方が問題だとするもの、または社会の体制そのものが主因であるというふうに変遷している。

これらの原因により社会内における不適応がおこり、平均値よりの偏りと判定され社会における生産活動に参加できない状態に陥ったとき、精神病と診断される。つまり、一般的な規範から逸脱したものをいっている。

正常とは、ある規範に当てはまるものをいい、その規範から逸脱したものを異常と判断する。さらに社会が体制を維持するために、犠牲者として差別し、そのことがさらに患者の治癒または社会復帰にとって著しい障壁となっている現状である。そこでの考え方は、平均的な見方と価値基準の両者が適応されていると考えられる。精神現象における正常と異常の概念は、その精神現象が病的であるのかそうでないのかという考え方と全く異なることは注目に値する。

また、精神疾患を平均的な基準によって判定できる例として、平均基準と価値基準がある。例えば、病的な精神現象として幻覚症状がある閉鎖病棟でのできごとであるが、誰もいないのに「母親が面会に来ている、あそこの木の下にお菓子を抱えて私の迎えを待っている、Oちゃん早く来てよと言っている。困っている様子だからドアを開けてほしい」と看護師に開錠を求める。誰も人がおらず音源がないのに人の声がするといった、統合失調症にしばしば見られる現象であり、この幻覚という現象は一般の人が見ることはない。つまり、平均的な基準によって、幻覚は異常であると判断することができる。

一方、ある人間の行動はその人の発達段階によって異なっている。その人の年齢からみて、精神発達上の障害があるとか、生活障害があるとか、または、適応行動上の問題があるとか評価されやすいものである。ゆえに精神疾患をもつ患者は身体疾患と異なって病因や病態、病理組織学的所見、症状、経過、予後などが一致して診断されることは困難であることなどから、当事者を含めてあらゆる関係者の共通理解のもとに健康状態をとらえることが意図される。

（2） 差別されたもの

差別は、患者の一時的な症状や行動による、社会にとって危険なもの、有害なもの、役立たないものという偏ったみかたによる。

過去に世界で起こった人種差別のように、差別することで誰かをスケープゴートとすることにより現在の体制を維持しようとする社会の仕組みによって発生したと考えられる。精神障碍者の差別の実例は多い。精神保健福祉法にもとづく入院形態の一つである強制入院や、各種免許や資格の不当な制限などもその類である。例えば、医療上でも一般病院に比べて入院患者に対する医師、看護者の数の低い比率などがあげられる。これらの差別は、患者が抑圧された存在となる。人は集団をつくって生活しなければならない生物である。社会の中でよりよく生きていくために人間がつくり上げた差別構造を、我々の努力によって改善していかなければならない。精神障碍者の地域支援を語る場合、もっとも根元的なものの一つとして検討されなければならないことが、人権の復権であり、精神障碍者の権利を擁護する役割を遵守するための主張は最優先に行わなければならない。患者の権利についての基本的な姿勢を理解しておく必要がある。

ここに興味深い逸話がある。

精神科病院に勤務するＡ看護師体験

10時頃、深夜勤務の帰りであったＡ看護師は、勤務する精神科病院を出て公道へ出た。

そこへ１台のタクシーが通りかかった。疲れていたＡ看護師はタクシーを止め、ドアが開いたので「ああ良かった」と後部座席に乗り込もうとしたその時、運転手の冷たい言葉に憤りを感じた。『ちよっとあんた、今どこから来た』Ａ看護師は「エーッ、どうしてですか」と問い返した。

すると運転士は『そこの精神科病院から出てきたんじゃないの』『治療が終わったんでしょう、私の車には乗せられんよ』そこで、Ａ看護師は「私はそこの精神科病院の看護師です。夜勤帰りです。」とたんに運転士の態度は豹変し『ああすみません。精神病者かと思いました。何されるかわかりませんからね』と、愛想笑いをした。

精神障碍者への偏った見方や危険だという判断は、人としての社会的価値を低くし人間としての尊厳を失わせるスティグマに繋がっており、精神障碍者の社会参加を妨げるものになることを知っておかなければならない。

（3） 治療とは、治癒とは何か

長い歴史を振り返ると精神疾患は過去に病気として理解されない時期があった。それは、特異な病態と経過が人々の理解を困難にしていたことが要因となっている。それは、精神病の場合病気の持つ特異性からくる不快な印象、例えば、奇異な動作や振る舞い、コミュニケーションが取れなくなる、着衣のだらしなさなどにあるが、病因が明らかでないことがあげられる。こうした背景から根本的な治療がない、生活上の問題などで人々の理解を拒んでいることは確かである。

それでも、解剖学的治癒や生理学的機能的治癒をめざして、薬物療法や電気ショック療法が試みられ、社会療法とあわせて相当の効果をあげている。しかし、統合失調症の場合は原因が十分明らかでないため、原因の除去や症状の軽減などの治療行為もそれほどの効果がなく、かつその治療のため副作用やホスピタリズムをきたして、臨床的治癒も望みえないことが数少なくなったし、今後もその可能性は否定できない。

この場合、一応病気の進行は停止し、症状も固定し多少の副作用は残っていても、社会において生活を楽しみ、労働をなし、生産性を取り戻すこと、すなわち社会的治癒を期待する。

少なくとも医療行為は原始の形では、病気にかかり、または異常な状態となり苦しみ悩んでいる人を見て、家族や友人・知人が回復させ苦しみを軽減させてやりたいという心情的な行為であった。それが自然科学の発展に伴い、病気の抽出、一般化さらに能率・合理化することによって、医学の発展に繋がった。しかし、医療の発展は患者を救うことではなくなっている。技術的にも専門分化した医療行為はチームワークの不手際さによる弊害を発生させているのではないだろうか。

特に、精神障碍者の治療の場合、病因の不明さと相まって、表している症状は、病気のための消極的な第一次症状であるよりも、社会内でのその人全体であり、ギリギリの自己防衛であり、何らかの意味を持った自己表現であることの理解と配慮が必要である。しかし、幾分変わった自己表現でもあることが少なくないので、むやみに症状のみを治療という名のもとに除去することはできない。近年患者理解に、患者の生活上の問題に視点を置く生活モデル、患者の社会心理面を重視する見方である社会的モデルが登場している。私たちは、患者の生活を通じ、症状を通じて了解的に患者の心を知る努力をすべきである。そのためには個々の患者の全体をよく知っていなければならず、また差別すべきではなく私たちと等しい人として、理解する心構えが必要でありまたそのことの可能な医療体制が不可欠である。

（4） 環境を整えること

昭和30年当初に起こった我が国の精神科病院の開放化は、従来の隔離収容、保護的な性格を減少させ、代わって患者の主体性、活動性の再獲得、社会化を目的とした精神科病院の本来の機能である治療の場へと転換し始めた。「看護師は患者の日常生活を整えることが責務である」とは、フローレンス・ナイチンゲールのことばであるが、看護師が専門的な援助を行うためには患者のおかれている社会環境を整えることが第一である。これは、看護師のみで行えることではなく、多くの人たちの協力が必要である。これまでの歴史的・社会的背景からみても、精神障碍者の差別は他に類を見ないほど悲惨であったし、体制的に差別抑圧され排除されてきた。この社会的な矛盾を正していかなければ、地域で生活することはなし得ない。この差別観は知らぬ間に社会全体に広がり、ことに自傷他害の恐れがあるとする精神障碍者の処遇は、社会防衛的な考えから危険、不気味、無能であると合理化されて排除されてきた。社会慣習として差別が実在している今日、これらを１つ１つ排除していかなければならないが、医療者もまた知らず知らずに彼らを差別してはいないだろうか。多くの精神障碍者が入院という形で治療を受けている現状において、病院の環境を整えることは当然実行されるべきことである。

近年のあまりにも産業化、管理化、情報化された社会の在り方は、医療の場へ資本の論理を持ち込み、低医療費と私的な病院の増設と相まって、人員などの不足や運営費の削減により精神科病院は質を低下させている。患者の日常生活は人としてふさわしいものでない場合が多い。このような状態に適応することは真の人権の復権にはならない。私たちは、いたずらにホスピタリズムを助長させ、狭い場所と低い水準の生活に満足感を得る援助をしているのではないか、日頃の支援をリフレクションしなければならない。

（5） 社会復帰に向けて支援する努力

できるだけ入院させず治療すること、早期退院などを考えなければならないが、ある程度社会復帰可能でも社会の受け入れが整わない場合、または急激に社会に復帰する場合においては再発などが多いのは事実であり、これを防止するため院内においても社会側においても適切な社会資源が望まれる。入院と地域生活の連続性の確保のためのサービスが行われなければならない。現在短期入院が促進されているが、ソーシャルワークに焦点を置いた支援が求められる。三省堂大辞林によると「ソーシャルワークとは社会的な問題の解決を援助するための社会福祉の実践的活動」であり、社会的機能、社会的診断、社会的環境調整の３つのプロセスからなっている。その過程で、特定の人的・制度的・専門的サービスを基盤とし、社会のあらゆる資源を駆使して行われる具体的な援助である。

一方、精神障碍者社会復帰施設は、在宅生活に支障がある精神障碍者を対象としている。訓練・指導を行って社会に適応できるようにする精神障碍者の生活訓練施設である援護寮、また、雇用に至らない者を対象とする精神障碍者授産施設、自立生活を送れるが在宅の確保が難しい者を対象にする精神障碍者福祉ホーム、その他に、精神障碍者居宅生活支援事業、精神障碍者ケアマネジメントなどがある。

（6） 統計と実態

現状を把握する手段として、歴史的把握と統計的把握、典型的な実例を通じての３つがある。それらは、患者の人権を守り、精神科医療の現状、精神看護の動向、将来の展望を予測することができる。

私たちが精神医療の現状を統計として、数字を通して把握しようとするとき、問題を明確にさせておかなければならない。理由を述べるなら、その第一に精神科医療がいまだに低迷しているということ、第二には精神医療が治療を保証するにはまだ到達していないこと、第三に地域社会が、さらには患者の家族まで巻き込んで、患者を地域社会で支えるのではなく逆に排除しようとする傾向のあることである。このように問題をあげると、精神科医療を否定しているように見えるが、これは決して精神科医療の発展を阻もうとしているのではない。現実をしっかり見据え看護者として役割を果たすために現実認知をしなければならないと考えるのである。世界に類を見ないほど病床数が多い我が国の医療現場は、法律や政策など精神科病院から社会復帰施設へ向けて、さらに脱施設化に向け急速に進んでいる。こうした動向を背景に、患者への影響や精神科医療への影響、看護への影響という側面から理解することができる。

Ⅱ．精神看護における看護実践

1．精神看護の目的

精神疾患は、精神機能と言われている思考や判断、知能や記憶、知覚や感覚、感情や情動、思考や行動に影響を及ぼす。症状の現れ方は考えや感じ方、広義には対人関係や社会的な活動へと幅広く、外から観察できる場合もあるが、一方ではその人の心の中の体験として存在することから、周りの人々には観察できない場合もある。精神看護における看護師の実践目的は、対象者の生活の質（QOL quality of life）を高めるための支援である。その人の暮らしに直接的に影響する生活の様式や文化を背景に、その人の自立（律）を促し支える役割がある。その人の意思決定を助け、励まし、支える、そして自尊感情を高めていく技術が必要である。症状によって失われたり低下した、一人ひとりの生活能力を回復するためその人の持つ強みを的確にアセスメンする能力が求められる。精神看護においては、そうした支援を行うための知識と技術の習熟が求められ、洗練化に取り組むことは人のQOLを高める援助技術へ繋がっている。

一方、1959年デンマークで初めて提唱された「すべての障碍者が他の市民と同じ生活条件、生活様式、生活環境を受け取る社会を実現すること」を意味するノーマライゼーション（normalization）の基本理念は、精神障害者の生活の質を考えるうえで欠くことのできない概念である。精神看護は、精神障碍によって日常生活や社会生活に支障をきたしている人に、専門的な知識と技術を用いて、精神的健康の回復とその人が望む生活の獲得に向けて援助を行う。その人が望む生活をその人らしく生きるという意味で、「自律」「自己決定」「QOL」「ノーマライゼーション」などの考えは重要である。

2. 精神看護の特徴

精神科医療の特殊性は、特定臓器あるいはその機能を対象として行えない点にあり、むろんこれは精神科に限られることではないが、他診療科では一般化に技術が優先しているように映る。精神科の技術はより多く患者の心に接近してゆく心理学的な洞察や、患者を理解することが要求される。それにこたえる看護活動は看護師の人間性と直接結びつくと考えられている。

例えば、患者がいつになく沈んだ様子で、廊下の片隅にたたずんでいるのを見たとき、「どうしたのだろう」「何か心配事があるのだろうか」「ほかの患者とトラブルがあったのだろうか」などその患者の背景や、これまでの経過について考え、患者に声をかけその反応をアセスメントする。患者の心の動きはその言動から知ることが多い。些細と思える患者の動きに目を向けることが必要であるが、患者に近づく際の看護師の暖かさや優しさ、受容的な態度がなければ患者の心に共感することはできない。また、看護師は感情的な言動を慎むことが必要である。患者は直接関わる看護師の言動に影響されることが最も強いため、看護師は常に患者を受け入れる姿勢を持ち続けなければならない。きびしすぎたり、無気力であったり、機嫌にはげしいムラがあったり、公平さを欠く等、好ましくない個人的な気分を持ち込まないよう、いわゆる自己調整する能力を学修して行かなければならない。このことは、関係が深くなればなるほど、患者の家族やその人と共感的に関わるその実践過程において、必要な援助技術となりうる。精神科医療・精神看護は知れば知るほど奥深い。患者は年齢、社会的地位、教育程度、その他いろいろの個人背景のちがう人々であり、看護師はその一人ひとりの人格にふれあって行くのであるから、専門職として自己の人間性を高めていかなければならない。

3. 精神看護学の知識と技術

アメリカ看護協会は精神看護を以下のように定義している。「精神の健康に関する顕在的問題や潜在的な問題を予防したり改善したりする活動である」。また、日本精神科看護技術協会は、「基本的人権の尊重を理念とし、専門的立場から患者を理解し、個々の状態に応じた全人的なかかわりあいをとおして精神的健康を回復させ、社会に適応できるよう援助することである。併せて、保健医療の一分野として精神保健の向上に寄与する」と定義づけている。つまり、人の心の健康を保持増進するための精神看護と、心の病気を抱えた人の精神科看護であり、看護の実践は、患者のQOL（quality of life）を目指している。

精神看護の目的を達成するためには、精神看護実践の基礎知識と知識と並行して実践に繋げる看護技術が必要である。精神看護実践には、様々な関連学問の知識が必要である。具体的には、精神保健に関する歴史・法律や制度、精神疾患や治療方法に関する知識、心の構造や機能に関する知識、人との関係づくりに関する知識、成長発達に関する理論、精神障碍のリハビリテーションに関わる知識である。人の気持ちはわからない、だからきちんと向き合って理解しようと努力することが大切なのである。

一方、精神看護実践に係る基本技術は、人間関係論など対人関係的技術と精神状態をアセスメントする技術がある。また、これらの技術を使って行われる生活援助の技術があるが、この技術は患者の疾患に伴う症状によって障害された日常生活援助であり、身体的健康を回復するための援助技術も必要である。

参考文献

松下正明他「精神看護学」医学芸術新社、2009

落合慈之他「精神神経疾患ビジュアルブック」学研、2015

萱間真美他「精神看護学」南江堂、2010

神郡博他「精神保健 ― 現代の視点と展開」看護の科学社、2009

第 2 章
精神医療の歴史

精神障碍は、身体疾患と異なり患部が見えにくいため、病気という見方よりも神のたたりとして見られ、偏見や誤解の対象となりスティグマ（社会的烙印）を負わされてきた長い歴史を有している。この章では、西欧と日本の精神医療の歴史をその時代の社会的・文化的・政治的背景などと関連させながら精神医療の歴史をみていく。

1. 西欧における歴史

（1） 古代ギリシャ・ローマ時代（B.C.300 年頃～ 200 年頃まで）

ギリシャ時代以前の古代では、精神障碍者は悪魔つき、神のたたりとみなされ、呪術や儀式の対象とされていた。

ギリシャ時代の医学は**ヒポクラテス**（B.C.460 年頃－B.C.377 年頃）に象徴されるように、理性的、科学的な考え方に基づいたものであった。ヒポクラテスは、「精神は脳にある」と主張し、てんかん、ヒステリー、せん妄、うつ病などを脳の病気とみて、身体疾患と同様に体液の不均衡によって病気になるととらえていた。当時、神聖病（神の仕業によっておこる病気）と言われていたてんかんをヒポクラテスは、身体の病気と同じく自然に起こる病気であり、呪術や祈祷による治療をして利益を得ようとする者を激しく攻撃していた。

哲学者**プラトン**（B.C.427 年頃－B.C.347 年頃）と**アリストテレス**（B.C.384 年頃－B.C.322 年頃）も精神障碍者の理解と保護を示していた。治療として、あへんなどの薬物療法と、休養、運動療法、音楽療法、新鮮な空気が有効という環境療法などが推奨されていた。

ローマ時代に入ると、精神医学の始祖といわれるギリシャ人医師の**アスクレピアデス**（B.C.124年頃〜B.C.40年頃）は、幻覚、妄想、錯覚について詳しく説明し、精神障碍者を機械的に拘束することに反対して、食事や環境の改善と、マッサージ、滝にあたるなどの水治療法、運動と入浴を薦めていた。

ヒポクラテスの学派であった**ガレノス**（130年頃－201年頃）は、ヒポクラテスの体液論に基づき、精神疾患の原因をどの体液が優勢かにより4型に分類した。

① 多血質：血液が優勢で、快活、敏感、耐久性に乏しいなど

② 胆汁質：胆汁が優勢で、短期、易怒、精力的など

③ 黒胆汁質：黒胆汁が優勢で、憂うつ、感動的など

④ 粘液質：粘液が優勢で、反応が遅鈍など

また、ガレノスは、心臓には男性的な霊魂、肝臓には女性的な霊魂があり、ヒステリーは子宮の充血によっておこると唱え、精神疾患は脳が直接に罹患したためと唱えました。

さらに、疾病は生理作用の障害であり、機能障害を除く治療（瀉血、下剤、吐剤、利尿剤など）があり、有害物を排泄する力を唱えた。ガレノスの考え方の根底にはまだギリシャ医学の科学性が残っていたが、精神障碍の治療には著しい変化はなく、医師は治癒へ向かう患者の自然治癒力を充分に発揮するよう仕向けるべきと強調していた。ガレノスの医学体系はその後1500年の間、ヨーロッパを圧巻していた。

1世紀末頃には問診法が完成し、2世紀末頃には家族歴の重要性がうたわれた。1〜2世紀には**ソラノス**（2世紀初め頃）によって持続浴や作業療法などの治療が進められていた。4世紀には病院の中に精神科病棟が開かれ、490年頃イスラエルの首都エルサレムに最初の精神科病院が建てられた。しかし、古代ギリシャ時代からローマ時代に伝承された西洋医学はキリスト教の台頭とともに衰退の道をたどり、独裁者による強権政治という時代背景もあり、特に精神医学の衰退は著しかった。

(2) 中世 (200年頃～1500年頃まで)

中世に入ると、西欧では精神障碍者にとって受難続きとなり、18世紀に起こったフランス革命まで第一の暗黒時代であった。その要因として、精神医学は古典科学の衰退に伴って宗教の支配下に置かれていたことがあげられる。キリスト教がローマ帝国によって公認され、キリスト教の影響力が拡大するに伴って精神障碍に対する偏った考え方が広まっていった。当時のキリスト教、ユダヤ教では、精神病はエホバの神の許可のもとに悪魔が人間に乗り移り起こり、人間の罪を罰するために悪魔が憑くと考えられていた。精神障碍を治療するため患者は自ら懺悔し信仰を持ち、教会ではイエスの名のもとに悪魔祓いの儀式が行われていた。その結果、精神障碍者は社会的な偏見やスティグマ、差別、迷信の対象としてみられていた。精神の異常は魔力によるものと考えられ、「拷問、呪い、魔女狩り、死刑などにすべし」として治療の対象とはならなかった。魔女裁判はその最たる例であった。ローマ・カトリック教会の背後にヨーロッパ独特の強い社会意識があり、精神障碍者は社会の異分子とみられ、異分子の存在は許さず魔女狩りが起こったのである。3回の南フランスアルビジョア派異端征伐の十字軍の失敗をみたローマ法王庁は、異端の目を早めに摘み取る目的で異端尋問制度を整備した。異端尋問制度には、ローマ法王直属の異端尋問官の配置、裁判の非公開、密告の推奨、拷問による自白の強要、火刑などがあった。魔女狩りが起こったのは、旧約聖書の中に「魔女を生かすなかれ」「魔女に取りつかれた者は石を持って打殺すべし」とあり、教会や牧師たちの中には先に立って実行に移していた。魔女妄想による魔女や魔男の魔術やそれに対する魔女裁判といった社会病理現象を起こしていった。このような中世の封建的支配や宗教的理由による精神障碍者への迫害は当時としてはヒューマスティックな行為とみられていた。魔女迫害期には約10万人から約100万人の死者が出たと推定されている。精神障碍者にとっての暗黒時代は長く続いていたが、この間には9～15世紀にかけて欧州の各国では精神障碍者への境遇に同情が寄せられ、少数の慈善病院が設立されていった。15世紀にはスペインのサゴラスで精神科病院が設立されているが精神障碍者の収容所であった。

一方、ヨーロッパ各地では僧院などに古くから精神障碍者を収容・監禁していた。1410年にヨーロッパで最初の精神病院がスペインのヴァレンシアに設立された。当時の精神障碍者に対する治療はなく、患者は鎖、強制衣などによって自由を束縛され、生涯を病院に監禁されて過ごした。また、中世から近世にかけてヨーロッパ各地に自然発生的に精神障碍者の集落ができていった。精神病者とその家族は、精神病が治癒できるという言い伝えを聞いてコロニーという集落で生活・居住するようになった。13 世紀以降、多くの精神病者と家族が**ベルギーにあるゲール**の教会に身を寄せるようになり、町の人々が里親となって精神病者の家族看護を行っていた。19 世紀にはゲールコロニーとして世界的に知られるようになり、19 世紀半ばに国営化された。現在もゲールコロニーは宗教的伝統を残しつつも存続し、病院をはじめ、地域看護のシステムが整備されている。

（3） 16 ～ 17 世紀

16 ～ 17 世紀には欧州全体が多くの精神障碍者は放置され家畜小屋や納屋に収容されていた。1547 年には**イギリスにベツレヘム癲狂院**（てんきょういん）が設立され、その後各国に精神病院が設立された。しかし、当時の治療は患者を人間として尊厳されるものではなかった。ケシのエキスなどが鎮静薬として使われ、冷水を頭からかける灌水療法、患者をかごの中に入れたり、椅子にくくりつけて回転させる回転療法、池の上から患者を突然落として精神的なショックを与えるなど非人道的な治療が行われていた。オランダの医師**ワイヤー**（1515 ～ 1588 年）は、魔女狩りに反対し、精神病はほかの身体病と同じく病気であると主張したが、ワイヤーに同調する者は少なかった。

（4） 18 ～ 19 世紀

1784 年にウィーンに「狂人塔」といわれる精神病院が設立され、患者は監禁・拷問を受け、鎖につながれ虐待を受けていた。「狂人塔」では見物者から拝観料を取り、患者を見世物にしていた。18 世紀後半の 1789 年に人間の自由・平等・博愛をスローガンにフランス革命がおこり、18 世紀は「博愛の時代」ともいわれた。フランス革命（1789 ～ 1799 年）に代表される市民革命によってもたらされた自由・平等の市民権的人権思想によって不幸な人たちを救うための人道主義的活動が活発に進んでいった。18 世紀後半から 19 世紀かけてこうした人道的活動は市民的人権思想を背景に市民の自発的組織的共同事業へと発展していった。その代表的なものとして「博愛教会」などが組織され、医療などの分野にも幅広い活動が展開され、中世の宗教活動に代わるものとなっていった。精神障碍者においても人道的な処遇が進み、人間性の回復が推進され、**道徳療法**（精神患者の人権を尊重し、様々な作業への参加、規則正しい生活を送らせることが健康につながるという、現在の作業療法の基盤となった）という治療法が取り入れ始めた。

このような背景の中で、「魔女狩り」は終焉を迎え、精神医療にも画期的な変化をもたらした。中世の非道な精神保健医療に反する扱いに大きな警鐘をもたらしたのがフランスの医師**フィリップ・ピネル**（1745 ～ 1826 年）であった。彼は、フランス革命中の 1793 年に精神病者の人権を擁護する精神病院を改革する委員会の要請によってパリのビセートル国民病院の院長に就任した。彼は就任後に精神病院の改革に着手し「患者を鎖から開放して、自由に、拘束せずに治療する。精神障碍者を病人としてみて人格を尊重し、人権を認める」と自説し、患者として見下すのではなく、しかるべき尊厳を備えた人間として関わり、ビセトール精神病院の元患者であり、後に同院の監護人となった**ジャン・バティスト・ピュサン**とともに、患者を拘束していた鎖から解き放した。ピネルの医療は、純粋に**人道的な心理学的臨床を重んじる精神病理学医療**であり、『精神病の医学的・哲学的論述』の著書では精神病を科学的に研究すべきと強調した。彼は人道的精神医学の創設者となり、かつ、フランスの人道医療の礎となった。そして病院精神医学の発達は医学校での精神医学教室（後の大学精神医学教室）と密接な関係のもとに発達していった。

イギリスの紅茶売人**ウィリアム・テューク**（1732 ～ 1822 年）は、1792 年、ヨーク市に精神患者を同胞として扱い、自分たちの手で運営するヨーク療養所を設立した。患者には沐浴と自由な食事を提供し、運動が行われ、茶会などが開かれ、人道的な治療が行われていた。テュークの人道的な治療は子孫に受け継がれ、**ヨーク療養所**はイギリスにおける精神病院の原型となっている。

ピネルの弟子 **J. E. D. エスキロール**（1772 ～ 1840 年）はフランス革命後にサルペトリエールやシャラントンの精神病院につとめ、病院の設計とフランスの精神障碍者に関する「1838 年法（フランス精神病者法）」の法律制定に参与した。この法律は、入院施設、入院方法、費用、人権と財産の保護などを規定し、現在の任意入院などの入院形態の基礎となるものを規定した。1830年代のイギリスでは、**G.ヒルやJ.コノリー**により**無拘束運動**が提唱され、欧州各国に伝わり保護衣や拘束具が徐々に廃止されていった。しかし、その反面19世紀後半から第二次世界大戦に至るまで国家権力の強化などの要因により、社会の保安中心の考え方が強まり、精神障碍者は非生産的存在で再起の見込みがなく時には社会に害を及ぼす者として危険視され郊外の精神病院に収容されるようになった。並行して道徳療法も衰退し、経済的な変動を主とする社会変動の中で精神障碍者は第二の暗黒時代を迎えた。

18世紀後半から精神病者を人道的に処遇する運動が高まる中、19世紀の前半にかけて精神障碍の本質について身体論（精神障碍を病理学的・疾病論的に理解しようとするもの）者と精神論（精神障碍を心の病として心理学的に理解しようとするもの）者の間で激しい論争が行われていた。ドイツの**グリーンジンガー**は1845年に「精神病は脳病である」との説を唱え、1850年ごろからヨーロッパ各地の大学医学部が精神医学講座としてこれを設置しはじめ、治療・教育と脳病理の研究を始めた。**ドイツのエミール・クレペリン**（1856～1926年）は、精神病を**早発性痴呆（統合失調症）と躁うつ病（双極性障害）に分類**し、現代の『精神障害の診断と統計マニュアル』（DSM）まで続く影響を与えることになった。ドイツの精神分析学者、精神科医**ジクムント・フロイト**（1856～1939年）は、治療技法にさまざまな改良を加え、自由連想法を毎日施すことによって患者はすべてを思い出すことができると考え、この治療法を**精神分析法**と名づけた。

（5） 20世紀

19世紀後半から第二次世界大戦まで国家権力の強化などの要因から保安処分の考えが強まり、精神障碍者は非生産的で再起の見込みがなく社会に害を及ぼすものとして危険視され郊外の精神病院に収容されるようになった。1933年～1945年にドイツではナチスによって、精神障碍者は多大な努力と多大な出費をかけて扶養しているので生存の意味はないとされ27万人あまりの患者がガス室で殺害されるなど、命を奪われた。

20世紀に入り、**マラリア療法（1917年）、カルシゾールけいれん療法（1937年）、電気けいれん療法（1939年）、インスリン・ショック療法**

(1933年)、**ロボトミー**（**前頭葉白質切截術、1935年**)、**持続睡眠療法**など各種の身体療法が開発され、ある程度の治療効果も見られ、精神障碍者も身体疾患と同様に**入院治療**、**通院治療**が受けられるようになってきた。

1908年、アメリカの**クリフォード・ビアーズ**（1876～1943年）は精神病院入院中に受けた非人道的な対応を訴え『**わが魂にあうまで**』を出版し、精神障碍者の理解と人権擁護および病院の改善を啓蒙してコネチカット精神衛生協会を設立した。

ドイツの**H.ジーモン**（1867-1947年）は、1927年に**作業療法OT**(Occupational Therapy）を初めて体系化し、作業療法によって患者の中に残存する健康な面を強化・増進させ障害された病的な部分が克服されることに意義を唱え、各国に普及していった。精神障碍者や精神病院には明るい兆しが見えてきた第二次世界大戦以降、精神障碍者の人権を見直し、精神科病院のあり方についても開放的に考えられるようになりつつあった。このことをより促進したのが向精神薬の開発による薬物療法の発展であった。

1952年、フランスの海軍外科医、生化学者**アンリ・ラボリ**（1914-1995年）によって**クロルプロマジン**が発見され、フランスの**J.ドレイ**と**P.デニカー**はクロルプロマジンを抗精神病薬として使用しはじめその効果をみて精神科治療の中で薬物療法が注目されるようになった。抗うつ薬イミプラミンや抗不安薬クロルジアゼポキサイドの発見も相次いであった。このような一連の向精神薬の開発は薬物療法の発展のみならず、精神障碍者への**精神療法**、**作業療法**、さらに絵画療法、音楽療法などの**レクリエーション療法**、**生活療法**の発展も加わり、社会復帰の基盤作りとなり大きな成果をもたらした。一方、フランスの哲学者**ミシェル・フーコー**（1926～1984年）は、ピネルは確かに精神障碍者を身体的には鎖から開放したが、精神的にはかえって彼らを道徳的に鎖で縛る結果となり、病院内で寛解状態にある精神障碍者の社会復帰を遅らせていると述べた。第二次世界大戦後、イギリスでは精神病院から患者を退院させ地域社会での生活を優先させる精神保健対策（脱施設化運動）が始まった。アメリカでは1946年に国民精神衛生法が成立したが、多くの患者が州立精神科病院に収容されていた。

(6) 現 代

1952年、フランスのドレイとデニカーによる抗精神病薬クロルプロマジンの開発はその後の薬物療法の発展を遂げている。薬物療法（生物学的療法）の発展は、精神療法、作業療法、レクレーション療法、生活療法などの心理・社会学的療法の可能性を広げ、**入院治療から通院治療への社会復帰の基盤づくり**となっている。

1960年代にアメリカの精神分析医**G.カプラン**は、第二次世界大戦後のイスラエルで地域の精神保健に関する環境改善を試みた経験から3つの予防概念を提唱した。

第一次予防：精神障碍の予防を目的として、精神保健の知識の普及、啓蒙活動、精神障碍が予測できるハイリスクグループのへのメンタルサポートで（たとえば災害時など危機に直面した対象への支援）をいう。

第二次予防：精神障碍の**早期発見・早期治療**をいう。

第三次予防：再発予防、リハビリテーション、社会復帰の促進をいう。

このころより、欧米では精神障碍の予防と回復のための地域精神保健活動と生活支援活動が展開されてきた。

1950年代、アメリカ精神医学協会等が大統領諮問委員会を通して長期入院患者の脱施設化の計画をケネディ大統領に提出した。脱施設化の計画を受け取ったケネディ大統領は、1963年に国会で「精神疾患および知的障害に関する特別教書」**（ケネディ教書）**を発表、地域精神保健センター法を成立させ、長期入院患者らを州立精神科病院から**脱施設化（退院促進）**する活動が始められた。この活動の中で、総合病院精神科や地域精神保健センターは精神障碍に関する相談、早期発見・早期治療がはかられ、長期入院患者数も減少していった。

1970年代からアメリカでは入院期間を短縮させ、退院後は**ACT**（Assertive Community Treatment：包括的地域生活支援）を始めた。重症な精神障碍者でも地域社会の中で自分らしい生活を実現・維持できるよう、看護師・精神保健福祉士・作業療法士・精神科医等からなる多職種チームによって24時間訪問型支援を提供している。このモデルは世界各国に広がり、日本にも取り入れられ、**ACT-J**（Assertive Community Treatment-Japan）として活動している。

1970年代からイタリアのトリエステ市では精神科病院を廃止し、精神保健センターを設立して通院医療のみの治療・訪問看護・住居探し・就労支援などの活動を続けている。精神科病院は完全に閉鎖したが、総合病院や大学病院の中に精神科の病床が少数用意されている。このように世界の精神保健医療が従来の入院医療から地域の中で治療を行う地域医療の体系に変化を遂げているのが現状である。

精神障碍の分類は、1990年に異なる国や地域から、異なる時点で集計された死亡や疾病のデータの体系的な記録、分析、解釈および比較を行うため、世界保健機関憲章に基づき、世界保健機関（WHO）が作成した分類である**疾病および関連保健問題の国際統計分類ICD**（英：International Statistical Classification of Diseases and Related Health Problems）、略称：**国際疾病分類ICD**（英：International Classification of Diseases）がある。その後10版まで改訂されているが、1992年に改正されたICD-10では、精神障碍を第5章「F.精神および行動の障害」11項目の大項目に分類している。

一方、ICDとは別に**精神障碍の診断と統計マニュアルDSM**（英語：Diagnostic and Statistical Manual of Mental Disorders）は、精神障碍の分類（英語版）のための共通言語と標準的な基準を提示するものとして1952年アメリカ精神医学会によって出版された。DSM第1版から第2版は統計調査のために作成されたが、第3版より第5版は明確な診断基準を設けることで、精神科医師間での精神障碍の診断が異なるという診断の信頼性の問題に対応したものである。DSM-5とICD-10はともに国際的に広く用いられている。

2. 日本における精神医療の歴史

我が国では、古くから精神障碍者は「狂い病み」「もの狂い病み」などと言われて病気としてみられていた。702年の**大宝律令**には精神障碍者を「癲狂（てんきょう）」として医学の対象としてみられ、明治期以前までは比較的穏やかな扱いを受けていた。日本における精神保健医療の歴史は、欧米のような大量に殺害された歴史はなく、個別に偏見と差別を受けてきた。非人道的な扱いを受けてきた歴史は長く、社会的な事件をきっかけに法律が制定され、精神障碍者の人権保護と治療の形態も変化してきた。

（1）古　代

西欧に悪魔つきの思想があったのと同じように日本でも動物霊・精霊がのり移る**憑きものである**との迷信があり、一部の精神障碍者は虐待を受けていた。憑きものはきつね、へび、犬神などがり、動物霊、悪霊、悪魔にとりつかれた者として見られ、とりつかれたものを落とすために、**祈祷**や、**滝にあたる**、**寺院に監禁**されていた。治療として、漢方薬の下剤を服用して排便を促し身体からとりつかれたものが出ると考えられていた。吐き気を起こす**漢方薬**も用いられ吐くことによって身体からとりつかれたものを出していた。702年の大宝律令にはてんかんと精神障碍は「癲狂」という精神疾患とみられ、精神の重い障害のある者が犯した犯罪に対しては罪を減じ、その供述を証拠と認めないといった規定が載っている。

（2）中世～江戸時代

平安時代、後三条天皇の佳子内親王女は精神病をもち、**京都の岩倉大雲寺**で井戸水の灌滝と参籠により精神病が癒えたことから岩倉村は精神病者とその家族が多く住んでおり、寺院中心に医療と里親制度による**家庭看護**が行われていた。「医心方」という医学書には、狂病者の描写があり、多くの医学書で、**癲狂**、**ふう狂**、**ものくるい**、**もの狂わし**と呼んでいた。精神病を癒すために加持祈祷、滝に当たる、漢方薬などの**民間療法**が行われていた。各地の日蓮宗、真言宗などの仏閣や神社では患者を参拝させて、治療効果を挙げようとしていた。寺院や仏閣を中心とした地域が自然と収容所となり、家庭看護の場所となっていた。岩倉村のコロニーは昭和の時代まで続いたが、その後精神病者の多くは放置され浮浪者となっていった。

江戸時代に定められた**御定書百箇条**には、「殺人、放火する乱心者」の犯罪に対する減刑や赦免の規定があった。江戸時代に行われた裁判の記録には、乱心のゆえに罪を減じ、特別な処遇を受けた事例が多く残されている。減刑された「乱心者」は、入牢、入檻（私宅監置）などの処遇を受けた。これらの処分には、年寄り同心の監督、許可、医師の診断書などを要したという。こうした処分は、「乱心者」の犯罪行為を予防することが主な目的であったため、隔離された「乱心者」は、十分な医学的な治療を受けたとは言えないが、わが国の歴史の中では、比較的古い時代から、精神障碍者の犯罪行為に対して、かなり合理的な配慮がなされていたということがわかる。

このころから、「もの狂い」は医学として研究されるようになり、きつねつき、かえるつきなどは摂食障害、不安神経症、不眠と研究されていた。漢方医の**土田献**は現在の東京・江戸で多くの精神障碍者の治療にあたり、1819年に「**癲癇狂経験編**」を発刊し、「もの狂い」は精神疾患であることを記した。漢方医学ではおおよそ癲はてんかん、癇は子どものひきつけ、狂は精神病を意味している。土田の著書はわが国で最初の精神医学の専門書であると考えられている。当時は漢方の下剤、催吐剤による治療、仏閣での滝にあたる**水治療法**、**鍼灸術**などの民間療法と私宅監置の処置がとられていた。**1818年**、**座敷牢の制度**ができ、1950年の精神衛生法が成立するまで私宅監置の処遇は続いていた。

（3） 明治期〜明治期以後の精神医学

江戸末期から続く村全体が家庭看護を行うコロニーが全国的に増加したが、**1890年**に岩倉のコロニーの中に岩倉病院が設立された後、明治時代に入ってから各地に私立の精神病院が開設された。1874年、日本初の**近代的医療制度の法律「医制76条」**が公布され、癲狂院（現在の精神病院）の設置も言及されたため、1874年に東京衛生病院に65坪の精神病室が設けられた。**1875年**に我が国最初の公立の**京都府癲狂院**が設立され、続いて、**1879年**に**東京府癲狂院**（後巣鴨病院、現在の都立松沢病院）が設立された。設立当時の東京府癲狂院は患者50〜60名に対して精神看護の専門知識のない男子看護人が7〜8人で患者の世話に当たり、食事を与え離院を防ぐために手錠・足錠等の拘束具を使用し、病室内は不潔・乱雑を極めていた。

また日本の各地に西欧の近代医学、おもにドイツ医学が導入され、医学教育機関が設立された。ドイツ人内科医師**E.ベルツ**（1849〜1913年）は1976年から東京医学校（現東京大学医学部）で**生理学**と**薬理学**の講義をし、1879年には**内科学**を担当してその講義の中で精神疾患に関する講義を始めた。また、**1886年**、東京大学医学部に日本で最初の**精神病学教室**が設置され、1901年には、精神病学教室の教授に**呉秀三**が就任しE.クレペリン（1856〜1926年）の**臨床精神医学**とF.ニッスル（1860〜1919）の**脳組織病理**学を導入し、我が国の精神医学の基礎を築いた。東京府癲狂院内に精神病学教室が置かれた。その後、各地の医科大学に精神医学教室が設置され、**森田正馬**（1874 ～ 1938 年）による**森田療法**の開始、**下田光造**（1885 ～ 1978 年）による**うつ病の病前性格と執着性格の提唱**、内村祐之（1897 ～ 1980 年）による日本の精神障碍の疫学的調査や双生児研究の導入など多くの精神医学者が活躍した。

1900 年、精神障碍者に関する日本初の法律として「**精神病者監護法**」が制定された。この法律は精神障碍者の治療というより社会防衛的色彩が強くみられていた。この法律によって、精神障碍者を許可なしに監禁することは禁止されたが、地方長官（現在の知事）の許可を得て、**精神病者監護の責任者として家族が「精神障害者を私宅に監置できる（私宅監置）」**とした。1900 年当時の精神病院は少なく、多くの精神障碍者は私宅に監置され、民間療法を受け、十分な治療は受けられず悲惨な状況であった。図 2-1 にみるように私宅監置等された精神障碍者を抱えた家族の負担は長期に続き、2013 年精神保健福祉法の改正では医療保護入院の保護者としての家族は削除され、家族への負担は軽減されるようになった。

1901 年ドイツの留学から帰った当時の東京大学教授の**呉秀三**（1865 ～ 1932）らの精神医学者は、全国各地の私宅監置を視察し、欧米に比べて悲惨な精神障碍

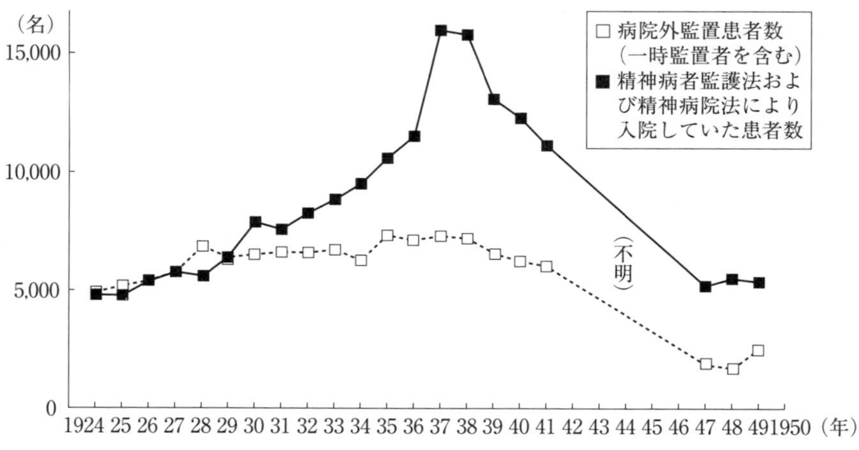

図 2-1　私宅監置の推移

出典：【公益社団法人 日本精神神経学会 事務局】

者の状況を**「精神病者私宅監置の実況及びその統計的観察」**（東京医学雑誌 1918 年）という論文にまとめた。その論文の中で、呉秀三は全国の精神障碍者が約 14 ～ 15 万人いるのに対して精神病院は 5,000 床に満たないこと、私宅監置の現状が悲惨であることから私宅監置の廃止を述べ、欧米に比べて我が国の精神医療の著しい遅れを訴えた。「我が国の精神病者は精神病という不幸を背負っているだけでなく、日本にいる不幸（精神医学が遅れている日本にいる）を背負っている」と精神病者監護法および国家・社会の無策を厳しく指摘し、当時の精神病院の設備や治療・看護の改革と精神衛生運動を推進した。

呉らの努力の結果、**1919 年に「精神病院法」**が制定され、公立の精神病院設置が可能となったが、国の予算不足で公立病院の代わりに私立の精神病院が設立されていった。また「精神病院監護法」も廃止されずに存続していたので私宅監置は公認されたまま残っていた。その後、精神病院も次第に増加し、精神障碍者に対しては私宅監置ではなく、入院して医療を行う考え方が認められつつあるところに第二次世界大戦が始まると精神障碍者に対する国の政策は停滞し、食糧難の危機によって、精神病院入院中の患者の多くが栄養失調で亡くなった。

東京大学教授であった**呉秀三**は、その後巣鴨病院（現都立松沢病院）の院長となり、拘束具による患者の手かせ、足かせを禁止するとともに、拘束具を全て焼却させ隔離室の使用を制限した。彼は日本における強制具の廃止、**無拘束と治療の理念**を導入して患者の処遇改善に取り組んだ。そして、彼は看護師の教育にも関心を持ち **1903 年東京府巣鴨病院に看護師の養成所**を開設した。

（4） 第二次世界大戦後

第二次世界大戦後に日本の精神医療の大転換が起こった。欧米の精神障碍者に対する治療・考え方が導入され、1950 年に**「精神衛生法」**が制定され、「精神病者監護法」や「精神病院法」が廃止された。私宅監置の禁止によりようやく近代的な精神衛生対策が始まった。

「精神衛生法」により都道府県に**公立精神病院設置が義務**づけられ、**措置入院や同意入院の制度化、精神鑑定医制度の制度化、都道府県に精神衛生相談所の設置および訪問指導の規定**が明示された。

1955 年～1970 年頃にかけて多くの民間精神病院が新設され、閉鎖・拘束性のある民間病院への依存が強まった。1952年、**クロルプロマジン**はフランスで開発、使用開始されていた画期的な向精神薬で、**1955年頃に日本にも導入された。クロルプロマジンによる薬物療法は急速に進展した**。同時に、精神病院の解放的な治療が盛んになり多くの閉鎖病棟から鍵が取り除かれ、**生活療法、作業療法**も盛んに行われるようになった。しかし入院治療が中心であり**病床数は増加**していく傾向であった。

経済協力開発機構（OECD）は、2012年の調査（図2-2）で人口1,000人当たりの精神科の病床数が、日本は加盟国平均の4倍と突出して多い、とする報告書をまとめている。先進諸国では、精神疾患の患者が病院ではなく地域で暮らしながら治療を受ける流れにあり、報告書では「日本は『脱施設化』の傾向が遅れている」と指摘している。報告書によると、人口10万人当たりの加盟国の平均は68床に対し、日本は269床と世界で最も多かった。次いで、ベルギー175床、オランダ139床と続いた（病床数は2011年を中心に比較）。また、経済協力開発機構OECDによる調査によると、世界で精神病床の入院日数の平均が50日を超えているのはポーランドと日本だけで、150日を超えているのは日本のみである。世界中のほとんどの国で、精神病患者が50日以内に退院しているのに、日

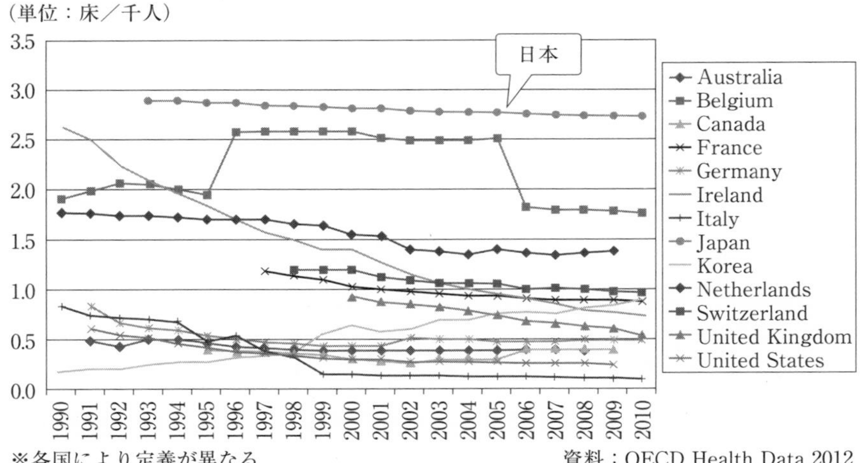

図2-2　精神病床数※（諸外国との比較）

本では 296 日もかかるというのは国際的にみると退院推進が遅れている国と言える。イタリア、ドイツ、フランスなどでは、精神科の平均在院日数は 1 週間から 3 週間程度である。

また、諸外国では精神疾患を持つ人たちも早期に退院し、社会の中で生活しながら回復を目指している。これに対して日本では入院加療が必要でなくても、退院する場所がないという理由で、長期入院をさせられている「社会的入院」患者が少なくない。厚生労働省の調査によると社会的入院患者は 7 万人ほどと推定されている。

2017 年（平成 29 年）の厚生労働省「患者調査」から、受療率を傷病別にみると入院では〈精神及び行動の障害〉、〈循環器系の疾患〉などが高く、外来では〈消化器系の疾患〉、〈循環器系の疾患〉、〈筋骨格系及び結合組織の疾患〉などが高い。〈精神及び行動の障害〉の入院患者では統合失調症、気分障害（躁うつ病を含む）の認知症がある。外来の〈精神及び行動の障害〉では気分障害（躁うつ病を含む)、統合失調症が多い。平成 14 年から 29 年の精神病床入院患者の疾病

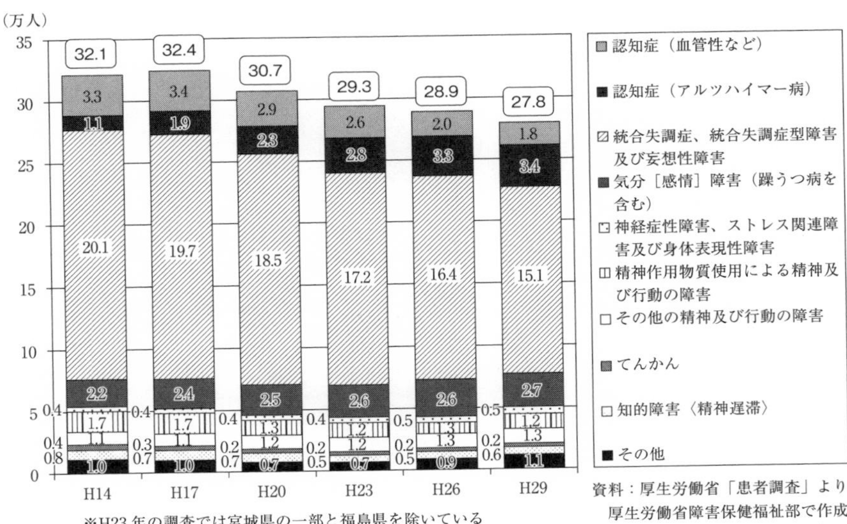

図 2-3　精神病床入院患者の疾病別内訳

出典：平成 30 年厚生労働省「患者調査」より　厚生労働省精神・障害保健課で作成

別内訳（図 2-3）をみると、半数以上を統合失調症が占めている。精神病床数は約 4 万床減少している。WHO（世界保健機関）の行った世界メンタルヘルス調査（2001 年～ 2003 年）によると、メンタルヘルス障害の有病率は、日本は 8.8%でイタリア 8.2%に次いで低い水準であった。フランスは 18.4%とわが国の倍以上、アメリカは 26.4%と 3 倍で、日本は決して精神障碍が多い国ではない。しかし、ベッド数だけは世界でも突出して多いという実態にある。厚生労働省によると、精神科の入院患者のうち、1 年以上入院している人は 3 分の 2 の約 20 万人いる。厚生労働省は有識者検討会で議論を進め、入院の必要性が低い患者に退院を促し、病床数を削減する方針を提示している。

図 2-4 は、平成 25 年の病床種類別のベッド数を示しているが、日本の病院の病床数は約 157 万床、そのうち約 34 万床は精神科病床であることを示している。21.6%が精神科病床で満床と仮定すると、入院患者の 5 人に 1 人以上は精神科の入院患者ということになる。

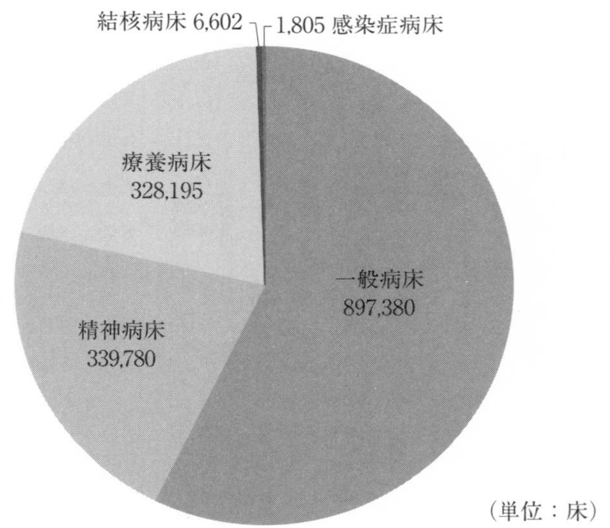

図 2-4　病床種類別の病床数

出典：国民衛生の動向 2015/2016、p.222 表-31 病床の種類別にみた病床数の推移、厚生労働省「医療施設調査」より作成

(5) 社会の動向と法律

1964年、精神障碍の少年による米国の駐日大使ライシャワー氏の障害事件がおこり、精神障碍者の管理・医療が問題化し、1965年、「精神衛生法」が改正された。保健所は精神衛生行政の第一線機関とされ、保健所等を支援指導する技術的中核機関として、都道府県に精神保健センターの設置が始まった。

1984年、宇都宮病院で看護職員による入院患者の暴行死事件がおこり、国内外から人権軽視が批判され、精神障碍者の人権擁護、社会復帰促進をうたった「精神保健法」が1987年に制定された。1993年、障害者基本法が成立し、精神障碍者も障碍者の中に含める考え「精神障害者への福祉」が法的に明示された。1995年「精神保健法」も改正され「精神保健福祉法（精神保健及び精神障害者福祉に関する法律)」が制定された。「精神保健福祉法」は５年ごとに見直しする規定があり、1999年に「精神保健福祉法」の見直しが行われた。主なものとして、仮入院が削除され、医療保護入院などにおける精神障碍者の移送制度が新設された。精神障碍者の自傷他害行為を防ぐための保護者の監督義務が廃止された。2006年に「精神保健福祉法」は障碍者自立支援法の施行に伴い、一部改正した。改正の内容は、精神保健福祉法に規定されていた精神通院公費が自立支援医療費に、精神障碍者居宅生活支援事業が障害福祉サービスに、精神障碍者社会復帰施設が障害福祉サービスに移行した。2012年に「精神保健福祉法」の見直しが行われた。そして、精神障碍者の地域生活への移行を促進するため、精神障碍者の医療に関する指針（厚生労働大臣が告示する）の策定、保護者制度の廃止などが決まった。

2002年、第98回日本精神医学会総会において精神分裂病の呼称変更が決議され、「統合失調症」と病名が変えられた。精神医学会等で「精神分裂」という人格を否定するような病名の変更が検討され、社会的にも差別されない治る病気として見直していく動きがみられていた。

2003年、厚生労働省は「精神保健福祉の改革に向けた今後の対策の方向」の中で、入院医療中心から地域生活中心へと今後10年間の方策を示した。地域ケアの充実、住居の確保、雇用の促進、当時約32万人入院している患者を受け入れ条件が整えば退院可能な72,000人の退院促進などを示した。精神病床の平均在院日数は短縮傾向にあり、平成元年から平成29年の間に約230日短縮して、

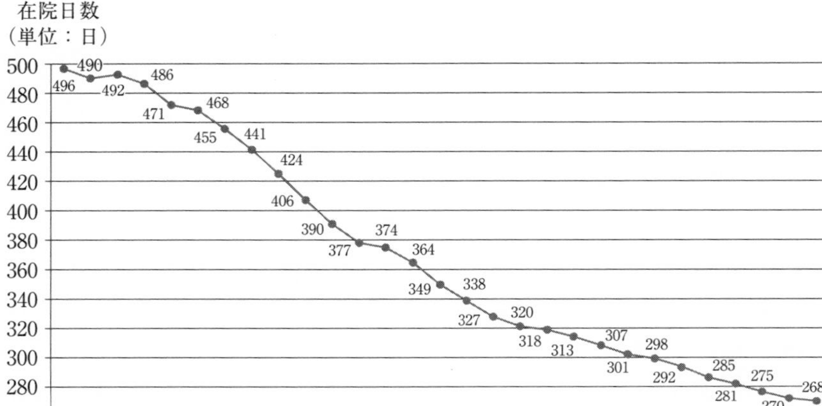

$$※平均在院日数＝\frac{\text{年間在院患者延数}}{\frac{1}{2}\times(\text{年間新入院患者数}+\text{年間退院患者数})}$$

資料：厚生労働省「病院報告」より作成

図 2-5　精神病床の平均在院日数の推移

出典：平成 31 年厚生労働省「病院報告」より　厚生労働省精神・障害保健課で作成

268 日と減少の一途をたどっている。(図 2-5)。

精神障碍者の社会復帰や自立に関して「精神保健福祉法」に規定されているが、その多くは、精神・身体・知的などの障害を区別しない、2013 年に改正された障害者総合支援法（障害者の日常生活及び社会生活を総合的に支援するための法律）が担っている。

相模原障碍者施設殺傷事件　2016 年 7 月、神奈川県相模原市にある神奈川県立の障碍者福祉施設で元職員 A は、夜間同施設に侵入し「障害者の安楽死を国が認めてくれないので、自分がやるしかないと」と刃物による大量殺傷事件を起こした。同日中に 19 人の死亡が確認され、26 人が重軽傷を負った。A は同年 2 月まで精神科病院に措置入院していた経歴を持ち、退院後の通院は中断していた。この事件によって、措置入院のあり方について、解除の判断や解除後の支援体制、警察・関係団体との連携などが十分ではなかったとの指摘が出ていることから、政府は再発防止に向けて措置入院の制度や運用が適切であったか再検証し、必要な対策を検討していくとしている。精神障碍者の退院促進を図りつつも、通院治療の継続と地域での生活が安全に送れるように医療の連携、多職種との連携、社会資源の活用などを考慮し、社会で見守っていく必要がある。

3. 現在の精神医療

1）現在日本も世界の各国と同様に、精神疾患の診断や分類は「ICD-10：国際疾病分類第10版」や「DSM-5：精神疾患の診断と統計のための手引き第5版」で行われており、世界共通である。また、精神疾患を生物学的要因、心理的要因、社会的要因の3つの要因が関与しているという視点から、これら3つに働きかける治療が焦点化されている。

19世紀初め、クレペリンに批判されるまで精神病は単一疾患とされていたのに対しDSM-5は精神疾患を22コード化してDisorder（障害群）に分類し治療を施そうとしている。特に生物学的な治療に関して、薬物療法は核となる治療法であるといわれている。薬物療法の第一の目的は幻覚、妄想、不隠、興奮、抑うつ、躁、焦燥、不安、緊張、強迫、不眠などのさまざまな症状の改善にある。第二の目的は、症状が安定した後の再発予防で、薬物の不用意な中断は再発につながりやすく、薬物療法の継続を図っている。こうした薬物療法の治療と合わせて、作業療法、精神療法などの心理・社会学的な治療は、精神障碍者の早期社会復帰を促進するものである。

2）人道主義に基づき、患者の人権を尊重した処遇がなされ、医学的治療から社会復帰へ至る一貫した精神科医療体系の確立が求められている。

精神障碍者は有史以来、長く人権を尊重されずに社会から隔離され、尊い命も生活も剥奪されてきた。医学の祖ヒポクラテスが提唱したように「精神疾患は脳の病気」であり、誰もが罹患する他科の疾患と同じく身体疾患とみて治療・処遇されるべきと考える。精神障碍を抱えながらもその人らしく、その人の生きる希望に沿った地域精神医療が行えるようさらに精神科医療体系を整えていく時期であると考える。

3）ターミナル患者、他科患者に対する精神医療の寄与、相談・連携精神医学（リエゾン精神医学）や心身医学、その他の関連領域との協力が求められている。

Consultation-liaison Psychiatry：CLP　リエゾン精神医学とは、身体疾患と精神疾患との関係を研究、診療、教育を行う分野である。主にアメリカ合衆国の総合病院を中心に発達してきた。日本では、移植医療の臓器提供者と提供を受ける患者への精神面でのサポート、緩和ケアにおける心理的サポート、ターミナル期の心理的サポート、他科からの相談と精神科治療、他科の医療スタッフ・看護師・臨床心理士・家族等と連携して、患者の安寧と回復に寄与している。今後、リエゾン精神医学とともにリエゾン精神看護も「精神の安寧、健康、回復」に求められる分野である。

4. まとめ

有史以来の精神障碍者に対する処遇をみるといかに悲惨であったか理解できる。中でも「魔女狩り」「鎖による拘束」「座敷牢・監置室による監禁」などは精神障碍をもっているために人としての扱いを受けてこなかったといえる。そうした不遇な歴史の中で、20世紀に入るとクロルプロマジンの薬物療法の登場と作業療法などの各種の療法は精神障碍の回復をみるものであった。

また、古代から現代までの精神疾患をみるとそのほとんどは統合失調症で、統合失調症をもった患者の医療と保護は病院と家族で行われていた。最近20年くらいの間に気分障害を中心とするうつ状態の患者とアルコール依存症などの依存症の患者が増え続け、同時に入院医療から通院医療への社会からのニーズも高くなってきている。精神病床は減少傾向にあるものの長期入院患者の退院できる受け入れ先が十分整っている状況とはいえない。街中にある精神科診療所・精神科クリニックは増加傾向となり、病院治療から通院治療へと変化していることがうかがい知れる。精神障碍者の人権擁護や社会復帰の促進などが波及してきたと考えられ、精神科デイナイトケア、地域活動支援センターなどの社会資源が増加している。諸外国と比較すると我が国の精神障碍者の社会復帰は遅れているが、行政をはじめ医療機関、保健、福祉等が精神障碍者の社会復帰を進めている。精神障碍を持ちながらも〈その人らしい生活〉ができることをその人と共に考え、地域での生活を実現することが、現代の精神医療・看護であると考える。

参考文献

長尾博『図表で学ぶ精神保健』培風館、2008
吉浜文洋他編集『学生のための精神看護学』医学書院、2010
日本精神保健福祉士養成校協会編集『精神保健学』中央法規、2009
武井満『司法精神医学の現在』日本評論社、2012
大熊一夫『精神病院を捨てたイタリア捨てない日本』岩波書店、2009
大熊輝雄著『現代臨床精神医学』金原出版、2008
白石大介『精神障害者への偏見とスティグマ』中央法規、1994
小林司『精神医療と現代』日本放送出版協会、1971
武井麻子他『精神看護の基礎、精神看護学 1 』医学書院、2017
厚生労働統計協会編『2016/2017 国民衛生の動向』厚生労働統計協会、2016
川野雅資編『精神看護学』日本放射線技師会出版会、2007
岡上和夫他編『日本の精神障害者 ― その生活と家族 ― 』ミネルヴァ書房、1989
矢中輝夫『生活支援～精神障害者生活支援の理念と方法』やどかり出版、1996
ジャック・オックマン著、阿部惠一郎訳『精神医学の歴史』白水社、2007
石井厚著『精神医学史ノート』医学出版社、2006
大熊輝雄『現代臨床精神医学』金原出版株式会社、2010
出口禎子他編『精神看護学①情緒発達と精神看護の基本』メディカ出版、2017
朝田隆他編『精神疾患の理解と精神科作業療法第 2 版』中央法規、2012
OECD（経済協力開発機構）報告書『人口当たり精神病床数』OECD Health Data 2012
融道男他監訳『ICD-10 精神及び行動の障害臨床記述と診断ガイドライン新訂版』医学書院、2005
高橋三郎他監訳『DSM-5 精神疾患の分類と診断の手引』医学書院、2014

第３章
精神看護が展開される場と看護師の役割

1. 精神科看護師の役割

（1） 患者理解

精神科看護師の役割として最も重要なことは、親のような温かいまなざしで対象を理解し、対象に寄り添った支援を追求することである。精神看護は、患者理解を追求することであるといっても過言ではないと筆者は考えている。

しかし、「患者を理解する」この当たり前のことがいかに難しいか、看護の現場に携わった人であれば多かれ少なかれ感じていることであろう。

なぜ、患者理解が難しいのか、それは自分自身ではないからである。一人ひとり事象に対する受け止め方は千差万別であるからである。当たり前のことではあるが、自分と患者は、生まれてから現在まで時代背景をはじめとする社会環境、成育歴、生活過程が違うため、当然、生活の中で培われた思考パターンもそれぞれに違ってくる。つまり、どこまで行っても自分というフィルターからは逃れられず、相手のフィルターと違うために患者理解が困難なのである。

しかし、人の反応は個々によりある一定のパターンをもっていることが多いため、それを手掛かりにしながら対象理解につなげることもできる。患者がどのような生活をどのくらいの期間送ってきたのか、ライフイベントにはどのようなものがあり、どのように乗り越えてきたのかなど、患者の背景を知ることで相手の思考のフィルターを知る手掛かりになる。

また、看護を展開する上で患者を理解するということは、患者の治療経過に大きく影響を与える。特に精神科においては、長期の入院治療が必要であったり、長期に継続した外来診療が必要であったりという疾患的特徴が多くみられる。その患者とのかかわりの中で、患者を理解するということは、治療経過や、ひいては地域移行後の定着にも大きな影響を与えるものである。ここでは、患者を理解する方法について実践の中でのポイントを述べる。

1）信頼関係を築く大切さ

精神看護において、まず良好な患者 ― 看護師関係、つまり信頼関係を築くことが重要になる。

精神科の疾患の症状は客観的なデータでわかるものが少なく、患者が自分の中で体験していることが症状である。患者を理解するためには、患者の体験していることを表現してもらうことが必要になる。しかし患者は今まで他者の目には見えない事を表現し、理解してもらえなかった体験をしていることが多いため簡単に表現しないことがある。例えば声（幻聴）が聞こえる、声（幻聴）が邪魔をしてくる、食事に毒が入っている、と言っても他者に理解されず、話すことをやめてしまうのである。そのため、看護師は心を閉ざした患者に心を開いてもらえるよう信頼してもらい、患者の困りごとを表現してもらうことで共に問題解決に向かって支援していけるようにすることが必要である。

つまり、相互関係の質が看護の質そのものであり、対人関係のプロセスそのものが看護になりえるのである。

前述したように、精神科疾患の症状は、本人の内面（精神・心）で起こっていることであるため、援助の際、看護に求められることは患者の内面（精神・心）の理解である。内面を看護するということは直接目に見えるガーゼ交換や尿量測定等を行うのではなく、看護師の言葉や態度が看護行為となるのである。

想像してほしい。自分が他人の言葉を受け入れるときにどのような人の言葉であれば受け入れられるだろうか。自分の役に立ってくれる人、自分のためになる人、この人は信頼できると思う人の言葉ならば抵抗なく受け入れられるだろうが、この人は自分の不利益になる、ためにならない、害になる、脅かされる、信頼できないと思う人の言葉は受け入れないであろう。「あなたには言われたくない」と思った経験はないだろうか？

まずは、患者に援助を受け入れてもらえるような存在になる必要がある。

したがって、看護師の言葉や態度が医療行為になるのであれば、看護師のことばや態度はガーゼや薬液と同じように道具となりえる。つまり、看護師は自分自身が道具となるのである。自分自身が医療行為に必要な道具となるのであれば、自分という道具を知らなければならないし、道具としての自分自身のメンテナンスを行う必要がある。

自分はどのような価値観を持っているのか、自分はどのようなコミュニケーションのパターンなのか、今自分はどのような精神状態であるのか、目の前の患者にどのような感情を持っているのか、などいくつも自分について知っておく必要がある。

2）受　容

①　患者が示している現象をありのまま捉える。

患者はときおり奇異な言動を見せることがある、たいていは病気に影響された言動であると考えられるが、患者を理解する前にその考えを持つことは非常に危険なことである。病気という先入観で患者を捉えようとすると、障害されていない部分まで病気として扱ってしまうことになる。

例えば、学生が受け持った初日に患者のもとを訪れると、患者はベッドに横臥し静かに窓の外を眺めているようであった。学生が挨拶しても上の空の返事が返ってきただけであった。この時点で学生は「統合失調症の陰性症状だ」と判断してしまうことがある。しかし、友達がこんな状態であったならどうだろうか？ 何かあったのかな？ 体がしんどいのかな？ などと推察し、さらにどうしたの？ と確認をするのではないだろうか。そして初めて落ち込んでいる原因が分かったり、身体的な病気に気付いたりできるのである。したがって、私たちは先入観と言う余計なものをもたず、目の前にある患者の現象をありのままに捉え、患者が抱いている、患者にとっての現実世界を素直にとらえることが必要になるのである。すなわち「受容」が大切なのである。

この際、「自分ならこう思うけど…」「ふつうならこうするのに…」など様々な思いがこみ上げてくる。しかし、そのような思いは表出せず、「そうか、そのように考えているんだな」「そのような価値観を持っている人なんだな」など他の考えや価値と比較することなく、そのままを受け取るのである。

②　患者の生まれた時代背景を捉え患者の価値観を捉える。

人を理解する上でその人が生まれた時代を知ることは大変重要である。なぜなら、その人の価値観を形成する上で大きく影響を与えるからである。

例えば、戦後復興期や高度経済成長期、安定成長転換期などと社会や経済を象徴されているが、その世相を探ると、どんな時代で人々が何に価値を置いていたのかなど垣間見ることができる。時代は人の心理に影響を及ぼし、その時々に特徴的な価値観が存在していたのではないかと容易に想像できる。

それらを知ることはその人が影響を受けた社会生活（社会の価値観）を知りその人が持つ価値観を想像することにつながるのである。

③　患者の成育歴を知り、認知の在り方を捉える。

人を理解する上でどういった成育歴をたどっているのかは、その人の認知の在り方（コミュニケーションのパターン）にも大きく影響するものである。成育歴を知るということは患者がどのように成長・発達をとげてきたのかを知る手がかりとなる。

それゆえ社会化が進む幼少期の遊びであったり、学歴であったりさらには宗教等、物事の価値の置き方や信念の持ち方を知ることは重要である。また、家庭や社会における役割や関係性を知ることでその人の対人関係能力といったことなどをもうかがい知ることができる。

例えば、社会性を拡大していく時期に不登校で他者との関わりを持つ機会が少なかったとしたら、他者との関係性の中で自己中心的な思考の段階から他者の人格を認めていく思考の段階に達していないかも知れない、他者との関わりが少なければ、人との関係性を築く力が少ないかもしれない。そのように患者の成育歴を知り想像することは、患者の現在の困りごとを理解し解決する上で重要な手がかりとなる場合もある。

さらに、どの発達段階の時期に、どのように発症したのかを知ることは、患者がどのような時に葛藤が大きくなるのかを理解する上でヒントとなる。

④　家族とのつながりを知る

患者を捉えるもう１つの要素として家族の中での患者と他の家族の関わり方（繋がり方）にも着目していきたい。患者は誰と濃厚に関わり、誰と希薄な関わりになっているのか、その家族の中でのキーパーソンは誰になるのかなど捉える必要がある。これは、今後医療を継続していく上で家族の中にどの程度支える力があるのかを知ることにつながる。

3） 共感的理解

共感的理解とはＣ・ロジャースのクライアント中心療法の中で使われる言葉である。

他者の体験する感情などを、あたかも相手の気持ちになったように自分も同じように感じたり理解したりすること。相手の感情に巻き込まれることなく、相手を内面から捉えようとすることで、いわゆる同情や共鳴とは根本的に違う。その基本的な姿勢として①相手の事を無条件に肯定する。②共感的に理解する。③理解したことを相手に伝えると言うことを意識しておくことは重要である。

4） 傾聴すること

Ｃ・ロジャースが、カウンセラーが備えるべき基本的態度として掲げた概念の中に徹底的傾聴という言葉がある。カウンセラーの意見や考えは最小限に抑えクライアントの訴える内容を丁寧に傾聴する。カウンセラーは途中で口を挟まず、クライアントが十分に話すことができるよう配慮し、話したいことが話せなかったというようなことがないよう心掛ける必要があるとしている。

また傾聴とは患者の話に耳を傾けることであるが、木田[1)]は傾聴を次の３点で捉えている。

① 患者さんの言うことに耳を傾ける

② 患者さんの言いたいことに耳を傾ける

③ 患者さんがあえて言わないことに耳を傾ける

患者を理解する上で、以上の３点を意識して関わることは大切なことである。特に③については大変困難であるが重要な要素であるため意識しておく必要がある。

治療的に関わる場合においては、傾聴が必ずしも良い関わりとなるわけではないが、関係性を構築する場合には必ず必要である。

（2） 医療チーム

1） これからの精神医療

近年の精神科医療の動向をみると、2004年の精神保健福祉改革ビジョンでは「入院医療中心から地域生活中心へ」との基本方針を掲げ、2014年までに受け皿が整えば退院できるであろう社会的入院と考えられる７万2,000床の精神科病床の削減目標を公表した（約35万床から約28万床へ）。しかし、2013年の精神保健福祉資料（630調査）によると1万8,000床程度の削減にとどまっており、地域移行、地域定着が進んでいないことが浮き彫りになっている。これからの精神科医療においても病院や地域がそれぞれに活動するのではなく情報の共有と連携が必要なことが分かる。

1987年の精神保健法以前の精神科医療では精神衛生法による運用を行っており、ようやく私宅監置の廃止が明文化された時代で、長期の精神科病院への入院が当たり前であり、看護ではなく監護が中心となっていたのである。現在、1995年に施行された「精神保健及び精神障害者福祉に関する法律（精神保健福祉法）」により精神科医療においても地域移行、地域定着が求められ、過去の精神科医療のように長期入院（社会的入院）はありえないと言える。

そのために行政は、〈資料1〉に示した地域相談支援（地域移行支援、地域定着支援）を行っているが、2015年の各都道府県の平均利用者数は地域移行支援において3.19人（人口100万対）、地域定着支援において10.39人（人口100万対）とまだまだ活用されていないことが分かる。特に長期入院となっている患者の地域移行を促進していくためには、今までのような院内完結型の医療ではなく病院と地域の医療専門職（※2）の連携が大変重要になってきているのである。

2） 病院内における医療チーム

医療チームは大きく分けると治療を中心とした病院内における医療チームと、前述したように患者を地域で支えるための医療チームとに分けられ、それら医療チームの連携によるチーム医療が必要不可欠である。

病院内における医療チームは医師、看護師、精神保健福祉士、作業療法士、栄養士などの医療専門職により構成されており、各々に重要な専門職としての役割がある。

①　医師の役割

入院治療を必要とする患者は精神症状の悪化に伴い病院を訪れる。それ故、医師の役割は患者の診断および疾患・症状に対して薬物療法を中心に精神療法を行いながら治療を行う。また、医師はチームリーダーとしての役割も持っており、他の医療専門職からの情報を集約し、退院後の患者の生活に合わせて、訪問看護の導入や、デイケアセンターへの通所などを検討して地域定着に向けた指示を出していく。

② 臨床心理士

臨床心理士は医師の診察の前に患者や家族に対して予備診察を行ったり診断材料となる心理検査を行う。また、医師の精神療法を補完する形での心理療法（カウンセリング）などを行い、診療の手助けを行う。近年はチーム医療が重要視されるようになって、心理的な治療においても他の専門職と連携を取ることが増えてきている。

2015年公認心理士法が成立し2018年には国家資格となる。

③ 作業療法士の役割

作業療法士は1965年に国家資格化されたリハビリテーション職の一つである。

作業療法は様々な作業を通じて運動機能の向上や社会生活への適応を図ることが大きな役割である。特に精神科医療における作業療法は、金銭管理や服薬管理など日常生活技能や就業などの社会参加、対人関係など社会生活技能の向上を図り日常生活や生活のしづらさなどの社会生活上の障害の軽減を図ることで、患者の地域移行に向けた働きかけを行うことを目的としている。

④ 精神保健福祉士の役割

精神科病院において精神保健福祉士は入院病棟、デイケアセンター、医療福祉相談室などに配属されている。最近では2014年の精神保健福祉法および診療報酬の改定に伴い療養病棟にも退院後生活環境相談員、退院支援相談員（※4）としての配置が義務づけられ精神保健福祉士の活躍の場が広がっている。精神保健福祉士は1997年に国家資格化され、障害を持った方が生活のしづらさなどの少しずつ改善していけるよう関わっている。

精神保健福祉士は経済的問題、利用可能な各種社会資源や制度など社会生活における生活の不安などを福祉的な視点からも捉え支援を行っていくため、病院と地域の連携を行う、橋渡し的な役割を担っている。

⑤ 看護師の役割

継続して患者とかかわる看護師は、前述した患者理解をもとに現在の問題、また退院後の生活および問題を総合的に評価し、必要な技能や支援を想定し、他の医療専門職との連携を行い退院および地域移行に向けた看護を実践する。

また、看護師は24時間患者の身近に存在し他の専門職よりもはるかに多くの時間患者と接する専門職であり、患者に関する情報も多岐にわたり持っているため、チーム全体をコーディネートしていくという役割も担っている。

これらの医療専門職がそれぞれの役割を自覚し実践することで精神障碍者を支える大きな力となり、地域の医療専門職と連携を取ることで地域移行をよりスムーズに行うことができるようになる。これこそが医療チームと言える。

〈資料１〉

※１地域相談支援

地域移行支援…障碍者支援施設、精神科病院に入所または入院している障碍者を対象に住居の確保その他の地域生活へ移行するための支援を行う。

地域定着支援…居宅において単身で生活している障碍者等を対象に常時の連絡体制を確保し、緊急時には必要な支援を行う。

※２医療専門職とは

医師、看護師、臨床心理技術者（認定心理士）、薬剤師、精神保健福祉士、作業療法士、理学療法士、言語聴覚士、栄養士、検査技師など

※３心理検査には知能検査、性格検査、認知機能検査に分類することができる。この中でも性格検査や認知機能検査は数値化することにより標準化することができる。

※４退院後生活環境相談員・退院支援相談員

退院後生活環境相談員（精神保健福祉法）は、すべての医療保護入院者に選任される。退院支援相談員（診療報酬上）は、精神療養病棟に入院となった患者１人につき１人以上指定。

（３）　病棟の環境と環境づくり

精神科における病棟の環境とはどのようなものであろうか。他の科とどこが異なるのであろうか。2000年に入り、先の精神科病院の開設ブームの後を受け、この15年くらいの間に精神科病院の建物が次々に新しく建て替えられてきている。日本精神病院協会2010年10月協会紙巻頭言によれば、以下の通りである。

昭和29年7月に全国精神障害者実態調査が行われ、精神障害者の全国推定は130万人、うち要入院は35万人で、病床はその1/10にも満たないことが判明した。このため同年、法改正により非営利法人の設置する精神病院の設置および運営に要する経費に対し、国庫補助の規定が設けられ、これが重要な契機となって、病床は急速に増加、いわゆる精神病院ブームの現象を呈し、5年後の昭和35年には8万5千床に達するなど、精神障害者に対する医療保護は飛躍的に発展することになった。その後、精神病床は昭和40年に17万床、昭和50年には28万床と整備が進んだ（日本精神病院協会2010年10月協会紙巻頭言　会長　山崎學）。

精神障碍者に対する処遇の考え方の変化や法律の改定などの影響で、建物についての考え方も大きく変化してきている。鉄格子や有刺鉄線の張り巡らされた病棟は次々と姿を消し、開放的で明るい環境へと変わってきている。それはモダンなデザインであったり、落ち着いた色合いの病棟であったりと様々な工夫や意図が盛り込まれている。病院内には売店や自動販売機、食堂やカフェなどが設置され、中庭やエントランスなどでは患者や家族が憩えるような場所が工夫され設けられている。

病棟の中は大きな窓でしっかりと採光が図られ、広いホールが設定されている。そこには新聞や雑誌、大型テレビなどが設置されたりして患者が閉塞感を感じることなくゆっくりと日常生活を過ごす環境が整えられている。過去の何十人もの患者が暮らした大部屋は姿を消し、4～6人部屋、2名1室の少人数部屋、個室などが設定されている。個室では冷蔵庫やテレビ、ロッカーや机などが設置され、患者個人のプライベートな空間をしっかりと確保できる環境が設定されている。過去の精神科に多く見られた収容・隔離、そして暗い・臭い・汚いといったイメージは大きく変わってきている。

しかしながら、そのすべてが開放的環境ということはなく閉鎖された病棟が多く残っているのも事実である。広く明るく清潔な印象の病棟に代わっても、大きな真鍮の鍵が家の鍵と同じ小さな鍵に代わったりナンバーロックやカードキーに移り替わったりしても、鍵のかかった病棟であることに変わりはない。それは、患者の治療と安全の確保のためという理由で安易にとらえられてはいけない一面である。

そして急性期の患者を受け入れる病棟では隔離室（保護室）も存在している。小さな窓と和式便器のみだった隔離室から、しっかりとした採光が図られたり、目隠しの配慮された洋式トイレが設置されるなどその造りも変化してきている。とはいえ、その使用には十分な配慮が必要である。

建物が新しくなり環境が良くなってきて、より一般的な社会生活に近い環境で患者の人権に配慮した対応を行うことは最近の流れである。そのような中で患者の安全をどのように確保していくのか、患者の人権と安全は裏腹な側面でもある。

このような建物の環境の中で、看護を行う我々はその雰囲気にも配慮していかなければならない。患者が安心して治療・療養を受けることができるような配慮が必要である。それは、急性期では混乱に適切に対処し早期に回復が図れるようにしたり、急性期を脱したらできるだけ早く一般の部屋に移すなど、日常の環境に戻してあげることが「守られている」といった安心感につながり、患者と職員との信頼関係をつくることに繋がる。また、療養病棟では植物やOTの作品を飾ったり、患者のベッド周りに家族の写真や患者の好きな小物を飾るといった配慮をしたりして、無機質で殺風景な病棟になってしまわないような工夫も大切である。

（4） 代理行為

代理行為とは、行動制限を余儀なくされたり、セルフケア能力が低下している患者の日常生活行為を看護者が代行することをいう。

精神科病棟に入院が必要となる患者の中には、日常生活における様々なことを自分できちんと管理・調整・実行することができない患者も多くみられる。例えば、“お金を持ったら無駄遣いをしてしまう”とか“着替えをしない”とか、その原因は元々の性格であったり、病気によって左右されたりと様々である。看護師は、患者に起こる様々な問題に対応を求められる。その中でも管理的側面を求められるような場合に、患者の人権を尊重し、患者の意思や思いをきちんと汲み取る配慮を忘れてはいけない。患者にとって良かれと一方的に押し付けるような援助や管理は、患者が持つ健康な部分にまで影響を及ぼし、本来できうる能力を奪ってしまうことになりかねない。

看護師は患者の観察やコミュニケーションといった基本的な技術を駆使し、患者にとって適切な管理や援助であるかを見極めて代理行為を行っていかなければならない。単に患者のできない部分を代理的に援助していくというだけでなく、代理行為を行う中で患者の社会性が成長できるような配慮が重要である。

1）所持品・貴重品の管理

入院に際して、様々なものを持ち込もうとされることがある。しかしながら、入院は治療の場であり、今までの環境からリセットして治療に専念してもらう場所である。不必要なものはできるだけ家族に持ち帰ってもらうほうがよい。特に貴重品や高額な品物は、入院生活に必要でなければ原則持ち帰ってもらう。

貴重品の判断は難しいが、最近ではラジオや腕時計などは貴重品扱いをしないことが多い。高額なブランド物の時計や指輪といったものは持ち帰ってもらうのがよい。また、携帯電話も使用時は院内での約束事を守ってもらうことを原則に所持してもらっている。ただし、ほかの患者の人権やプライバシーの問題もあるため、写真やメール、ブログなどの取り扱いについては十分にその使用方法について説明しておくことが必要であり、他の患者の治療環境やプライバシーの保護に影響を及ぼすことがあれば直ちに対処しなければならない。

衣類などは、必要な分だけを用意してもらい、紛失や取り違えの無いよう記名してもらう。できるだけ自己管理をしてもらい、自分で更衣や洗濯をしてもらうのがよい。自己管理のできない患者には、家族に依頼するか代理で管理を行うことになる。衣類の管理は他の患者のものと間違えたり、紛失したりしないように台帳など書面に記帳し管理する。定期的に家族に連絡を取り、古くなったものや季節に応じた衣類に交換してもらうことが望ましい。

最近では、服や肌着・タオルや靴下など入院生活に必要な衣類・タオル類をセットにして貸し出してくれるリース契約があり、仕事や遠方のため病院に再々訪れることができない家族には、リースで一括して委託されるケースも多い。リース契約は外部業者との契約であるが、その手続きや変更、リース衣類の配布等には、しっかりと把握・管理が求められる。

2）通信物の取り扱い

通信については、精神保健福祉法第37条第1項にて次のように定められている。

信書に関する事項

(1) 患者の病状から判断して、家族等からの信書が患者の治療効果を妨げることが考えられる場合には、あらかじめ家族等と十分連絡を保って信書を差し控えさせ、あるいは主治医あてに発信させ患者の病状をみて当該主治医から患者に連絡させる等の方法に努めるものとする。

(2) 刃物、薬物等の異物が同封されていると判断される受信信書について、患者によりこれを開封させ、異物を取り出した上、患者に当該受信信書を渡した場合においては、当該措置を採った旨を診療録に記載するものとする。

書簡など、通信物は基本的に制限できない。ただし、前記のように症状を悪化させるなど治療効果の妨げとなる可能性が予見できる場合には、制限することがある。届いた信書について、その中に危険物や異物が入れられていると思われる際には、医療者の前で患者に開封してもらい、危険物や異物が入っていれば引き取る。発信についても制限することはできない。病的な体験から同じ内容の手紙を再々送ろうとする場合などもある。そのような場合には、しっかりとコミュニケーションをとり患者にその理由などを聞いてみる。内容によっては別の対応手段をとったり差出相手への配慮や病状の理解を求めたりすることも必要となる。

いずれにしても通信の制限はできないが、患者に協力・理解をしてもらう努力を怠らないようにしなければいけない。

3） 家族連絡

家族との連絡は、その連絡先をきちんと把握し、できれば定期的に連絡を取るようにしておきたい。入院時には必ず家族や親族など連絡先を確認しておくことが重要である。家族の連絡先は、単に患者が“連絡をしたい”という以外にも、患者の急変や入院形態の変更・病院からのお知らせやお願いなど家族に連絡を行う場がたびたび起こりうる。

長期の入院患者であればその様子を定期的に伝えることで、家族に安心感を与えることができる。面会などが疎遠となっている家族に、季節のお便りを送ることで患者とのつながりを再確認していただく。それらは、精神科にありがちであった、“入院したら、あとは任せきり”といった患者と家族が疎遠になっていく状況を少しでも変えていくために、非常に重要な事といえる。

ただし、患者とのつながりを望まない家族がいることも事実である。患者と家族のこれまでの背景を考慮し、治療者と家族との関係性を悪化させないように配慮しなければならない場合もある。

4） 金銭管理

金銭についても、一般科の入院と同様に患者本人がその管理を行うことが原則である。しかし、現実には浪費や他の患者との金銭のやり取り、集団での療養生活の中で現金の紛失や盗難など、現金をきちんと管理できる能力があるかどうかといった問題が発生する。環境的にも貴重品と同様に現金を保管できる鍵付きの場所が確保できているか？ などの問題がある。

自己管理が可能な患者であっても、入院生活に必要でない高額の現金はできるだけ所持を控えてもらう。所持を希望される場合には、病院では紛失や盗難などによる責任を負えないことを本人や家族に説明し、その旨を記録に残しておくのがよい。

退院・社会復帰を目指している患者には、現金を所有し、その管理を自分で行うことは重要な生活スキルである。したがって、できるだけ本人の意思によって金銭を管理してもらうよう指導することも必要となってくる。その際、お金の価値が理解できているかがポイントになる。適切な買い物や出資ができるかなどが金銭自己管理への移行の判断となる。自己欲求に任せて次々とお金を使い（浪費）、他の患者から借金をしたりしてトラブルになることがある。社会生活を行えていた患者でも、同様の問題を起こし借金が返せなくなると症状が再燃し入院となるケースなどもある。また、お金に固執せず他人に物を買ってあげたり、寒い真冬の日でも靴下や靴を購入せずスリッパで生活するなど自分の生活に必要なものすら極力買わずに暮らす患者もいる。そのような患者にも適切な金銭感覚、買い物の感覚を身に着けられるように指導することが求められる。

指導においては、月々の生活費・お小遣いをどのように使っていくのかを一緒に考えてみる。その際、よく用いられるのが家計簿や小遣い帳である。不必要なものを買いすぎていないか？ お菓子やジュースなどに偏っていないか？ など、目に見える形にして確認していくと患者にもわかりやすい。退院して社会生活を目指している患者では、食費や日常生活用品の購入以外にも、長いスパンで予測される様々な出費を考えられるようになりたい。例えば、夏服や冬服の購入、友達付き合いの際の急な出費などを考慮して貯蓄を計画するといったところまでできるように指導したい。

一方、どうしても自分で金銭の管理ができない患者には、家族に一任するか看護者がその代行を行うことになる。家族が面会や同伴外出で買い物を行うといった時は、帰ってきた際に家族とのコミュニケーションをしっかりと図りたい。外出や買い物の時の様子はどうであったか、危険物や不適切な購入物の持ち込みはないか？ などの情報を家族と共有できるとよい。

看護者が代行する場合、現金の管理（預り等）は事務職員など第３者を交えて行うのがよい。間違いや勘違いで患者との信頼を損なわないために、伝票の確認などは確実に行う。院内での買い物、注文においては患者の希望などにすべて応じるのではなく、常識的な範囲を逸脱するような場合には、よく話し合い患者の理解を得て購入を取りやめたり数や金額を調整するなどの指導を行う。

５） 日用品の購入

精神科における入院生活は、一般科の入院に比べ、その期間が圧倒的に長い。厚労省によれば、精神科の平均在院日数は年々減ってきているものの平成14年で364日と、やっと１年を切った。その後、毎年減少し平成23年で298日となっている。そのような中で、治療・療養生活に必要なものをどのように調達すればよいのであろうか？ もちろん、短期の入院の場合であれば家族に依頼することで対処できる。しかし、今だ300日近い入院期間を家族がサポートすることはかなり負担となる。さらに患者やその家族が高齢であったり遠方に住んでいればなおのこと、その援助は困難を極める。そこで病院側で代理行為を行うことになる。

その役割を担うのは看護師や補助者であることが多い。

30～40年前の病院では、自由に外出もできず、売店もない。売店があっても品物が限られていた。そこで週に２回程度、患者から注文を取り、ほしい品物を病院の担当者が一括で調達し患者に提供していた。看護者は注文を受ける際に、その患者の状態や体調、金銭状況、家族の意向、そして購入の品数などが適切かなどを考慮しながら、患者と相談を行い物品の購入をしていた。

現在では、外出して買い物をしたり看護者と共に売店に行って買い物をする。売店もその内容が充実してきており、直に品物を手に取り選ぶことができる。症状にもよるが、自分で現金や院内カードなどを利用して好きなもの・必要なものを自由に購入することができる。ただし看護師は患者に任せきりにするのではなく、観察を行い、常識的な範囲を逸脱しないようにし、場合によっては指導や管理が必要となってくる。何らかの理由で患者がどうしても売店に行けないような場合には、看護者が患者の意向を聞き、その代行を行う。

2. 患者の安全を守る

（1） 事故防止と事故発生時の処理

1） 精神科病棟での事故

① 患者の安全を守る

患者の安全を保障し、安心できる治療環境を提供することは、精神科看護において援助関係形成の最も大切な基礎である。患者や家族、そして、我々援助者にとっても安全な治療環境を築くために事故に対する危険予知能力を身につけ、万が一事故が起こってしまった場合でも強い不安に苛まれることなく、適切に対処するための知識をもち、事故に備える必要がある。

② 安全管理

精神科病棟における安全管理は、保健医療全般の共通点である患者の高齢化による事故の他に、精神科医療独特の側面を併せ持つ。長期入院患者の高齢化による事故は、転倒転落や誤嚥、行動制限に関する事故などが挙げられる。

その一方で、日常生活技術レベルの高い患者が、精神症状を行動化することにより、自殺や離院、暴力行為などの生命の危険となる重大な事故や、無関係な他患を巻き込むケースなども残念ながら起こりうる。精神科病棟では、このような面から患者の行動上の安全管理が求められるという特徴がある。

③ リスクのアセスメント

看護師は患者の状態に応じ、事故のリスクについて常にアセスメントする必要がある。患者に関する全ての情報と患者が置かれている現在の環境から、どのような事故が起こりうるのかを考え危険を避けるための援助を行う。患者との関わりの中で、普段と何か異なる点やささいな変化であっても、危険性を感じた現象は援助者同士で情報共有し合い、安全管理体制を整えることが重要である。

④ 事故の前兆を知る

患者が関わる事故が起こったとき、事故の本質となる患者の状態把握よりも、起こった出来事の対応に業務が追われてしまいやすい。患者にとっての行動の意味を理解し、行動の背景を知り、身体的・精神的な今後のフォローをしていく必要がある。行動化の前兆や、患者が今どのような状況に置かれているのか、何を訴えようとしているのかといった患者の非言語的メッセージを捉え、今後同様の事故を防止するための足掛かりにしていく。

⑤　看護師のメンタルケア

事故に直接的・間接的に関与した看護師はショックや怒りなどの感情を強く抱きやすく、特に患者から暴力を受けた場合や患者の生死に関わる事故では大きな精神的負担を感じることがあるため、サポートが必要である。適切にサポートが受けられない場合、心的外傷後ストレス障害（PTSD）や何か月経過しても当時の情景がよみがえるフラッシュバックが起こったり、睡眠障害などを生じることがある。自分が直接の当事者でなくとも、最後にその患者を目撃した看護師もまた、なぜそのときに気付けなかったのだろうと自身を責め深刻な心的外傷を残すことがある。

そのような事態を防ぐために、看護師へのケアとして看護カウンセリングやリエゾン精神看護専門看護師へ相談する場合もある。ショックが大きな場合は、しばらくの公式に休暇をとらせたり、患者との直接的な接触を避けるなどの措置が行われる。普段の援助からも、患者とのやりとりについて自身がどのような感情を抱いたのか、恐怖や不安に感じたこと、怒りや陰性感情を持ったことなどについて、自己を振り返る時間を持ち、周りの人に相談するなどして溜め込まないようにすることが大切であるが、緊急事態の際は、十分な休養はもとより、必要に応じて他病棟からの応援体制を整え、支援チームを組むなど組織的に個人または集団への支援を行う必要がある。

⑥　観察の方法

観察は患者の行動上の安全管理を行う上で、重要な要素である。患者の自殺企図や、無断離院の防止、あるいは他者に危害を及ぼす行為などの防止のために観察を行う。観察の方法は、患者への会話などの関わりのなかで観察していく**参加観察**が原則である。患者にとって「監視されている」という印象を抱かせ、不安や緊張など患者をおびやかすことのないよう注意し、見守られている、気にかけてくれている、という感覚がもてるような関わりを行う。患者のリスクが高い場合には看護師が交代で患者のそばに寄りそい、見守ることもある。

⑦　自傷行為のある患者の観察

特に自傷行為・自殺のリスクの高い患者や混乱状態にある患者には、時間を決めて１人、できたら２人の看護師を割り当て、集中的なケアを行う。その際のケアとしては、患者の話を傾聴したり、そばにいるなど安心感を持たせるようにする。受け持ちの看護師がすべて一人で責任を持ち関わることはストレスフルであるため、他の看護師とも協力しながら患者の観察を行う必要がある。

⑧　看護計画の立案

看護計画の立案の際には、どのようなリスクがあり、何分おきに観察する必要があるのかなど、状態を慎重にアセスメントする必要がある。万が一、事故が起きてしまった場合には病院の責任となり、訴訟問題に発展することもある。このようなことから、観察の頻度などのレベルを決定する際には主治医の判断も重要であり、カルテ上に観察の指示を明記する必要がある。

⑨　行動制限時の観察

日本医療機能評価機構の病院機能評価の評価項目では、観察と記録の時間を「隔離」の場合は１時間に２回、「拘束」の場合は１時間に４回としている。これは最低限の基準であり、個々の患者の状態に合わせて観察しなければならない。病棟の忙しさや看護師の都合によって、患者に付き添うことができないからという理由で、隔離や拘束をすることは許されない。

⑩　リスクマネジメントとは

リスクマネジメントの概念

リスクマネジメントとは、「事故防止活動を通して、組織の損失を最小に抑え、『医療の質を保証する』こと」[2]と定義づけられている。医療従事者は医療の質を向上させる努力をして社会に還元させるという役割がある。患者や家族の障害や経済的損失、病院の信頼の損失や病院経営への損失を最小限に抑え、費用効果を上げる組織経営の手法でもある。現在、ほとんどの病院組織では事故が起きた時に速やかに各部署のリスクマネージャーに報告し、その経緯と実際の対処・改善策などの分析結果をインシデント・アクシデントレポートなどとして、各組織における事故防止委員会に提出することが決められている。

政府は病院組織でのリスクマネジメントの体制づくりを推進するため、「医療安全管理体制の整備」を診療報酬における入院基本料の算定要件としている。また、公益財団法人日本医療機能評価機構における**病院機能評価**でも、リスクマネジメントの視点として「患者の安全確保」「病院の危機管理」が示されている。

対象が人間である医療の現場では、ヒューマンエラーは必ず付きまとうものであり、リスクマネジメントは看護師だけではなく、事務職も含めた多職種のチームで取り組むものである。チーム全体でリスクを情報交換し、定期的な話し合いをもつなど、協力体制をつくることも重要である。

⑪　安全管理と人権

安全管理における注意点として、過度に患者の入院生活に制限を強化することは、患者のもつ権限や自尊心を傷つけ、自主性を失わせてしまうなど、症状の悪化にさえ繋がる可能性がある。たとえば、患者の私物の取り扱いについて、何でも安全のためにと、病棟内の持ち込みを禁止したり、自己管理を制限したりするのではなく、適切なリスクの判断あるいは医師の指示に基づき、リスクマネジメントを行うことが重要である。制限される物事が患者にとってどのような負担が生じることであるのかを考え、なぜ制限の必要があるのか、患者との信頼関係を傷つけることのないように慎重に説明していくべきである。

このように、危険予防の視点と患者の人権擁護は利益が相反することが多く、行き過ぎたリスクマネジメントとならないよう、法律的にも制限がかけられている。安全のために予防的な管理ばかりに傾倒し、患者の人権侵害となってしまうことのないよう、安全管理の整合性や患者の人権について考えながら、援助していく必要がある。

2）　鍵と取り扱い

①　精神科における鍵の役割

精神科における鍵は患者、援助者の安全を守るために使用されている。閉鎖病棟の出入り口や隔離室だけではなく、それ以外の場所についても細かな施錠場所が決まっている。非常口、浴室、患者の私物庫、ナースステーション、汚物庫などがある。鍵の閉め忘れは重大なインシデントに繋がることがあるため、扉の開閉時には必ず施錠確認を行い、鍵の閉め忘れを防止する。また、患者が扉の影に隠れており、急に外へと飛び出す可能性もあるため、出入りの際は離院や怪我につながらないように配慮する。施錠箇所は鍵が施錠されていることを定時点検し、破損や開閉が円滑にいかない場合は、ただちに上司に報告し鍵の交換、修理を依頼する。

② 閉鎖病棟と開放病棟

閉鎖病棟とは、精神保健及び精神障害者福祉に関する法律に基づき、病棟の出入り口が常時閉鎖され、基本的に患者や面会者が自由に出入りすることができない病棟の構造を指す。患者の入院形態は措置入院、医療保護入院を主に構成され、任意入院の患者は原則として開放病棟に入院するものとされている。ただし、閉鎖病棟への入院の希望を患者が申し出た場合は、本人の意思による入室である旨の書面を得なければならない。

開放病棟とは1日8時間以上の開放処遇のある病棟のことであり、夜間は基本的に施錠されている。

③ 隔離

隔離とは、内側から本人の意思によって外に出ることのできない部屋の中に、1人だけ入室させることによって、その患者を他患から遮断する行動制限を指す。隔離は、患者の症状として、本人または周囲の人々に危険が及ぶ可能性が著しく高く、隔離以外の方法ではその危険の回避が困難であると判断された場合に、危険の排除と患者の医療または保護を目的として行われる。制裁や懲罰、見せしめのために行われるようなことはあってはならないことである。隔離室への入室手続きは、精神保健福祉法第36条第3項に基づく場合、第37条に基づく場合、患者本人の申し出による場合の3つの方法がある。第36条第3項に基づく場合：精神保健指定医の診察により行われ、時間制限はない。第37条に基づく場合は、精神保健指定医以外の医師の診察により行われ、12時間までの制限がある。患者本人の申し出による場合は上記の手続きが別に行われない限り、本人の申し出により、自由に退室できることとされている。

《隔離の対象となる患者（「行動制限の基準」より引用）》

(1) 他の患者との人間関係を著しくそこなうおそれがあるなど、その言動が患者の病状の経過や予後に著しくわるく影響する場合

(2) 自殺企図または自傷行為が切迫している場合
(3) 他の患者に対する暴力行為や著しい迷惑行為、器物破損行動が認められ、他の行動ではこれを防ぎきれない場合
(4) 急性精神運動興奮などのため不穏・多動・爆発性などが目だち、一般の精神病室では医療または保護をはかることが著しく困難な場合
(5) 身体的合併症をもつ患者で、検査及び処置などのため隔離が必要な場合

④　薬品の管理

薬品や注射針の盗難や紛失を防ぐためにも鍵は使用されている。向精神薬については麻薬及び向精神薬取締法により、鍵のかかった場所での厳重な取り扱いが定められている。

《向精神薬の保管方法（「病院・診療所における向精神薬取扱いの手引」厚生労働省医薬食品局監視指導・麻薬対策課　平成24年　2月）より引用》
＊第４保管（法第50条の21・施行規則第40条）
(1) 譲り受けた向精神薬は、次により保管しなければなりません。
(2) 病院・診療所の施設内に保管すること。
(3) 保管する場所は、医療従事者が実地に盗難の防止に必要な注意をしている場合以外は、鍵をかけた設備内で行うこと。

〔例〕
a) 調剤室や薬品倉庫に保管する場合で、夜間、休日で保管場所を注意する者がいない場合は、その出入口に鍵をかけること。
日中、医療従事者が必要な注意をしている場合以外は、出入口に鍵をかけること。
b) ロッカーや引き出しに入れて保管する場合も、夜間、休日で必要な注意をする者がいない場合には、同様に、ロッカーや引き出しあるいはその部屋の出入口のいずれかに鍵をかけること。
c) 病棟の看護師詰め所に保管する場合で、常時、看調剤室や薬品倉庫に保管する場合で、夜間、休日で保管場所を注意する者がいない場合は、その出入口に鍵をかけること。
日中、業務従事者が必要な注意をしている場合以外は、出入口に鍵をかけること。

使用時の配慮

鍵は、外出することのできない患者にとって大きな心理的重圧であり、刺激を与えるものである。目立たないように取り扱い、鍵を使用しないときは、ポケッ

トの中など見えないところにしまう。常に身につけ、落としたり、置き忘れたり紛失しないように注意する。貴重品であるため、他人との貸し借りも許可なくしない。万が一、鍵を紛失した場合は、速やかに探すと同時に上司へ報告し、施錠場所の施錠確認、患者の人数確認を行う。

鍵および、鍵を入れているポケットは感染の温床にもなりやすい。感染予防のためにハンドソープを用いて丁寧に鍵の洗浄を行うことも重要である。(参照)

3) 自　殺

自殺とは、自分自身の生命を絶つ自傷行為である。自殺は、自殺既遂・自殺未遂・自殺企図・自殺念慮などがある。自殺既遂とは死に至る自殺行為であり、自殺未遂とは自殺行為を行ったが結果として死に至らないもの、自殺企図とは自殺する行動であり、自殺念慮とは自殺したいという考えのことである。自殺に対して様々な言葉があるが、上記の言葉において、自らの意思に基づいて、自分自身の命を絶つことを目的としている。また、自殺演技という言葉もあり、これは死亡する可能性が非常に低い自殺未遂の行為である。

① 精神科における自殺の割合

内閣府・警察庁より発表されている自殺死亡率（人口10万人あたりの死亡者数）は、平成30年度では、16.5%となり平成22年以降、9年連続の低下となっている。

新潟県精神保健福祉センター・新潟市こころの健康センター（2013）の報告によると、A都市の入院患者の自殺死亡率は、A都市の自殺死亡率より有意に高い。それは自殺未遂者は未遂後も同じように自殺行動を起こすリスクが高く、そのため入院中にも自殺を図る傾向がある。また、入院患者は精神的な症状が重い患者が多いことから、自殺行為を行う事例が多いため、入院患者の死亡率は高くなる。しかし、実際には入院患者の自殺には、それ以上の自殺未遂数があり、精神科での観察・介入により多くの自殺を未然に防いでいることがいえる。

② 自殺を起こしやすい疾患

<u>統合失調症</u>

統合失調症では、幻覚・妄想・幻聴の症状が自殺を促す。幻聴によるさせられ感など、精神症状のために自殺をしてしまう場合や直前の自殺のサインが明

らかでないものが多い。統合失調症の患者は、他者への関わりが薄くなっている場合が多く、周りにサインを出すこともできないまま、自殺行動に及ぶリスクが高い。その他自殺に陥りやすいといわれている疾患とその特徴を述べる。

気分障害

うつ病において、抑うつ状態が続いている状態での自殺より、気分の回復・落ち込みといった自身の行動ができる状態時に自殺が起こりやすいといわれている。また、躁うつ状態の躁時期には衝動的に行動を起こしやすいため、橋やビルから飛び降りるなど自殺行動を行う。

パーソナリティ障害

パーソナリティ障害にはさまざまなものがあり、特に自傷行為や自殺企図といった行為が出やすい境界性パーソナリティ障害に見受けられる。また、他の疾患と合併した場合には、自殺率は高率となる。

アルコール依存症（薬物障害）

アルコール依存は、人間関係の破綻（離婚や家族の離散など）が起こる可能性が高い。そのことが契機の一つとなり自殺行動を起こす可能性が考えられる。また、アルコールを摂取した状態での死亡原因として、身体的疾患のほか事故による死亡が高く、死亡事故として処理されている中に自殺行動からの死亡の可能性があり、アルコール依存症者のおいても自殺のリスクは高いと考えられる。

③　自殺の手段

精神科病棟で発生する自殺手段のの多くは、縊首、リストカット、飛び降り、入水などである。精神科病棟には危険と考えられる物の持込はできないが、死のうと強い意思を持った患者は、医療者の予想を超えた行動を取ることがある。縊首では、ベットの高さでも自殺行動を起こすことがあり、またドアの取っ手やカーテンレール、トイレのフックにタオルをかけ自殺行動を起こすこともある。

④　自殺の時間帯・場所

自殺の場所として、最も多い所は病室であり、またトイレも自殺が発生する場所である。その他では外出・外泊や無断外出時の院外でも自殺行動を行っている。

自殺の発生時刻は、看護の申し送り時間、看護の巡視の合間、準夜帯から深夜帯にかけ特に明け方に実行する場合が多い。新潟県精神保健福祉センター・新潟市こころの健康センター（2013）の報告では、自殺発見時間は朝方の6時・10時で、明け方や看護の申し送り時間に実行されている。

⑤　自殺予防について

自殺念慮や自殺を繰り返している患者は、自殺のリスクが高い。患者の自殺をほのめかす会話のみだけでなく、日常の会話を意識し、患者の精神状況に注意する必要がある。また、睡眠状況・日中の様子などを観察し、医療者間で情報を共有する必要がある。上記で記載されているが、自殺行為は外出・外泊中にも起こり得る事柄である。そのため、外出・外泊を予定している患者の精神状態を意識し、必要時医師に報告する。

自殺手段に用いられやすいもの（ひも類・鋭利な刃物・ガラス製品・薬物など）は、入院案内時に家族に説明し理解してもらう必要がある。自殺のリスクを理解できていない家族が、面会時に渡してしまう可能性があり不用意に取り上げてしまうと、余計患者の不安を増悪させてしまうことが考えられる。

自殺をほのめかすという行動は、患者は“苦しい”“絶望的”といった気持ちを表現している。看護師は患者の心に正面から向き合い対応することが望まれており、安易な対応を行うことは、患者に医療者に対して拒絶といった行動を取らせてしまう危険がある。そのため、共感・傾聴を行い、患者に寄り添うことが大切である。

自殺リスクが高い患者と“死なない約束”（契約）を行うことも一つの方法である。また、より具体的に個別的な安全計画を作るといった考え方もある。自殺とは、“苦しい状況”に対しての対処行動の一つであるという考え方に基づき、対処行動“自殺”の代替案を患者と一緒に探るといった方法である。大切なことは、患者の会話の中などから出てきたこと（例えば、“少し楽になった”などといった例外）を基に代替案を患者と一緒に探り、患者に即した計画を立てることである。また、会話の中から、患者が生きる希望を見いだすことが大切である。

⑥　自殺時の対応

自殺者発見時、まず周囲に応援を求め救命救急処置を行う。他の患者への影響を考え行動することも大切であるが、まず救命を最優先とし行動することが望ましい。そのため可能であれば、必要に応じ周囲の患者に医療者を呼んでもらうなどといった行動も必要である。そして、救急救命処置は自殺手段により変わるため、各手段の救急救命処置の方法を学んでおく必要がある。

次に、各施設に定められた緊急時マニュアルに沿い行動、ドクターコールをし集まった医療者で救命を行う。また、発見時からの状況・処置等を記録する。そして、状況により医師あるいは看護管理者から患者家族に連絡を行う。

また、自殺未遂に出会った場合には、「TALK の原則」にて対応する。すなわち、誠実な態度で話しかける（Talk）、自殺についてはっきりと尋ねる（Ask）、相手の訴えを聴く（Listen）、安全の確保（Keep safe）である。その後、管理者および医師に報告する。

⑦　事故後の対応

・自殺、自殺未遂後の他患者への対応

入院患者にとって、自殺患者は知り合いである可能性があり、どうなったのか？ など、情報を欲することがある。そのため、自殺患者についての情報についてどこまで話すのかなど、医療者で意思統一を行い一貫した態度で接する必要がある。もし、情報の統一を行っていない場合、医療者に対しての信頼が低下し、またもともとの自殺の精神的影響により、群発自殺を起こすリスクが高まってしまう。必要に応じ、患者に医師の診察・カウンセリングなどが必要となる。

・家族への対応

家族にとって患者の死とは突然なことであり、強いショック・混乱を生じることが大いにある。また、近年、精神科の事件のニュースも見受けられ、医療に対しての不信感を生じやすい。家族に対しての対応は主に管理者が行い、事故に対しての状況を説明を行う。また、医療者は家族に誠実に接し不安をあおる行動は慎む。

・自殺を発見した看護師について

自殺を発見するということは、発見した看護師に対しさまざまな強いストレスを与える。発見した看護師は自分のストレスを自覚しないこともあり、適宜カウンセリングを受けることも視野に入れる。また、そのような看護師に対して、不用意な言動は慎む。

4） 薬品の管理

精神科病棟の保管薬品は、内服薬・注射薬・消毒薬など様々な薬品があり、品質の保持、盗難、破損等の事故防止のため種類別に適正な保管・管理に努める必要がある。

病棟の保管薬品は必要最低限とし、常備薬の管理は薬剤師が定期的に行うことが望ましいが、難しいときには看護師と薬剤師が連携をし、管理を行う。例えば、有効期限の確認、定数の見直しなどである。有効期限切れ前の薬品に関して薬剤部に回収を依頼することや、使用頻度の少ない薬品に対して定数を少なくするなどを行う。また、中止薬などの残薬は、薬剤部に回収を依頼する必要があり、むやみに破棄をしてはいけない。なぜならば、向精神薬の破棄は許可や届出の必要はないが、第１種向精神薬および第２種精神薬を廃棄した時には記録が必要であり、この記録を最終記載した日から２年間保存しなければならないと定められている。（麻薬及び向精神薬取締法（以下、「法」）第 50 条の 21 及び 23）また、向精神薬の廃棄について、焼却その他の向精神薬を回収することが困難な方法により行わなければならないとしている（麻薬及び向精神薬取締法施行規則（以下、「施行規則」）第 41 条の 3）。

次に、向精神薬・劇薬・毒薬の取り扱いや保管に関して厳重に注意し実施する必要がある。例えば、退院に向けた自己管理服薬指導時において、患者が意図して服薬せず溜め込み、自殺目的で大量服用する危険や、患者間での依存性を有する向精神薬の授受が行われたりすることがある。そのため、看護師は、患者の所持している内服薬の残薬を確認や忘れずに服薬しているかの援助を行う。また、患者の精神状態の変化や言動の変化、薬を内服していないときの症状の出現の有無の観察を行い、常に患者の状態を把握する必要がある。

【麻薬及び向精神薬の保管について】

「麻薬及び向精神病薬取締法」により対象となる薬剤について、管理が必要である。

・麻薬

麻薬施用者（医師・歯科医師など）により麻薬処方箋に記載された麻薬は、麻薬以外の医薬品（覚せい剤を除く）と区別し、施錠できる専用金庫に保管を

行う。(法第34条の2)

・向精神薬

向精神薬は、第1～3種に分類され、病棟においては鍵の掛かる所に保管管理する（施行規則第41条の2)。

(2) 離　院

非自発的入院治療を余儀なくされる患者の中には、入院環境におけるストレスや精神症状などによって無断離院を試みようとすることがある。精神科医療機関では、患者の無断離院を予防するための対策がとられてはいるが、それらの対策が患者の療養環境をより閉鎖的な空間としてしまう場合や、患者の自由性が損なわれるような対応となる場合がある。そのことを十分に認識し、適切な無断離院の予防のあり方を考えることは、精神科看護における倫理的看護実践に通ずるものでもある。

〔事例1〕

Aさんは26歳の男性で、統合失調症と診断されている。デイケアに通っていたが、他の利用者との関係に悩み、不眠が増強したため、休養目的で精神科急性期治療病棟に任意入院することになった。入院後、睡眠状況が思うように改善せず、デイケアへ復帰できないのではないかといった焦りを看護師に話すことがあったが、担当医には具体的なことを相談できずにいた。入院して約2週間が経過したころ、面会に訪れた家族とともにAさんは中庭へ散歩に出かけることになった。Aさんは、病棟の出入り口で対応した看護師Bに笑顔で手を振っていたが、中庭で家族の制止を振りきって病院の外へ走って出て行ってしまった。離院の直前、家族には「入院しても（睡眠が）よくならない、同室の患者とも仲良くできない、病棟に居場所がない、退院したい」と漏らしていた。当日、Aさんを担当していた看護師Cには、「気分がすぐれない、入院生活がいやになった、逃げだしたい気持ちがある…」とAさんは話していたことが、後で明らかになった。

●離院のリスクアセスメント

✓　Aさんには、過去の入院時にも無断離院を図ったエピソードがあった。

✓　不眠や焦りなどが続いており、精神的に不安定な状態だった。

✓　逃げ出したい気持ちがあることを看護師に伝えていた。

✓ 病棟内に居場所がなく、孤立を感じていた。

✓ 現実的なストレスへの対処方法のレパートリーが少ない可能性があった。

［無断離院の原因］

離院はさまざまな要因が、複合的に絡みあって発生する（図 3-1)。その要因は、大きく「患者が抱える課題」と「病院側の状況」に大別できる。「患者が抱える課題」には、幻覚や妄想、多動、衝動統制力の不良などの精神症状や、同意のない入院治療を余儀なくされる状況、安心して相談できる人が病棟内にいない場合や社会的孤立などのソーシャルサポート不足等が関連している。また、「病院側の状況」としては、医療スタッフの観察不足、漫然とした療養環境に医療スタッフが慣れてしまうことによる施錠忘れなどが関連している。また、設備上の問題として、閉鎖的な療養環境によって患者の閉塞感を強めることや、設備不良によって閉鎖ドアの施錠が壊れていることなども挙げられる。さらに、離院のリスクがあるにもかかわらず、医療スタッフ間の連携不足によってその情報が共有されないといったケースも少なくはない。

先に挙げた事例 A さんの場合は、不眠や焦り、対人関係の悩み、医療スタッフ間の連携不足などの要因が、離院の発生に関連していた可能性があるといえよう。

［無断離院の防止］

精神科で発生する無断離院は、離院の後の患者の行動の予測が難しいといっ

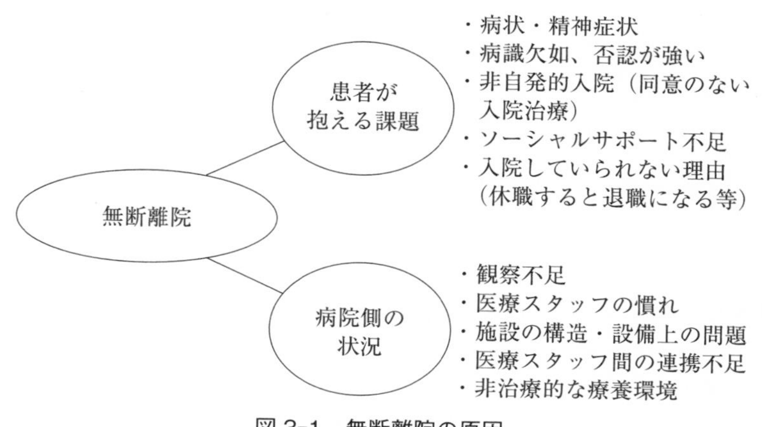

図 3-1　無断離院の原因

た特徴がある。場合によっては、離院後の自殺企図や、第３者を傷つける行為など、自傷他害の深刻な事態に至ることもある。そのため、適切な無断離院防止策を講じることは精神科看護師の責務でもある。離院防止策の検討においては、先に示した無断離院の原因を明確にしたうえで、それぞれへの対応策を施設の状況に応じて講じていく必要があるが、重要な点は、日頃から患者の言動や行動をよく観察し、ちょっとした変化に気づき、それを医療スタッフ間で共有することである。さらに、療養生活を送る患者が安全感や安心感を抱けるような治療的環境や、不必要に閉塞感を強めることがないような明るい病棟雰囲気の整備が肝要だといえる。

(3) 災　害

災害は予期せずに発生し、多くの人の命や健康を脅かすことに異論はない。災害発生時には、看護師自身の安全を確保したうえで、平常時の機能を超えたところで援助者とその役割を発揮し、患者を守り支援する必要がある。

1) 火　災

一般病棟とは違い、精神科病棟では出入り口が施錠されており、患者だけではなく鍵を持たない精神科病棟以外の医療スタッフも自由に出入りができない構造となっている場合が多い。そのため、火災が発生した際に通常よりも避難経路の確保が難しく、被害が拡大することが懸念される。他にも病棟内に喫煙スペースが設けられている施設があることも火災リスクの一因と言える。加えて、保護室や抑制帯による身体拘束を受けている患者は、火災発生時に保護室の開錠や抑制帯の解除がないと速やかに避難することができない。また、認知機能障害をもつ患者の場合は、火災報知機が作動しても正しく火災の発生を認識できないこともあり、さらに向精神薬・睡眠導入剤の使用による覚醒不良によって避難が遅れるといったことも十分に考えられる。

火災が発生した際には、人命第一が原則である。被害の拡大をおさえるためにも、速やかに安全なエリアへ患者を誘導する必要がある。それには、日頃から防災の意識を高めておくことはもちろんのこと、施設の特性に応じた対応策を医療スタッフ全員で共有しておくことが望ましい。定期的に実施する避難訓練や避難マニュアルの見直しなどはその絶好の機会でもある。

2）自然災害

大規模災害の発生においては、看護師自身も被災者となり、自らも災害によるストレスを体験することが知られている。被災者を救出できなかった場合には、看護師としての役割意識から自責感を抱き、二次的トラウマに晒される。ここでは、自然災害発生後の経過に沿って、精神科病院で実践される看護をまとめた。(図 3-2)

［災害発生時の心理的負担］

心理的負担は被災状況によってさまざまであり、一般的な反応を《表 3-1》に示したが、精神疾患をもつ人は、それらの一般的な反応に加え、複雑な精神症状を伴うことがあるため、より細やかな観察によって早期にその変化をとらえる必要がある。

［DPAT（Disaster Psychiatric Assistance Team：DPAT)］

自然災害や人為的な集団災害が発生した場合、被災地域の精神保健サービスの機能が一時的に麻痺（あるいは低下）する場合がある。それにより、被災地域の精神保健医療ニーズの把握が困難となり適切な医療サービスが提供できなくなっ

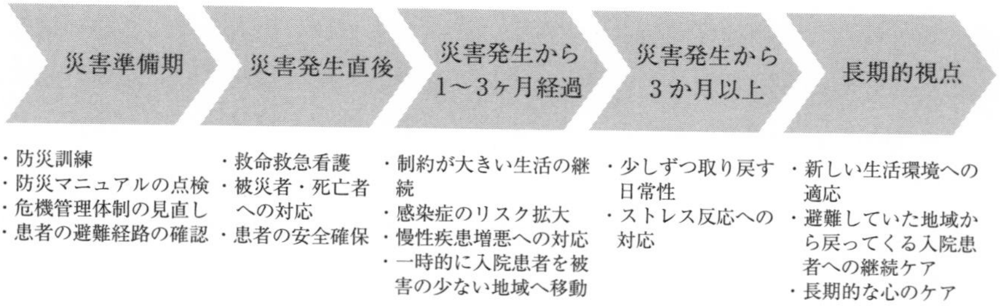

災害準備期	災害発生直後	災害発生から1～3ヶ月経過	災害発生から3か月以上	長期的視点
・防災訓練 ・防災マニュアルの点検 ・危機管理体制の見直し ・患者の避難経路の確認	・救命救急看護 ・被災者・死亡者への対応 ・患者の安全確保	・制約が大きい生活の継続 ・感染症のリスク拡大 ・慢性疾患増悪への対応 ・一時的に入院患者を被害の少ない地域へ移動	・少しずつ取り戻す日常性 ・ストレス反応への対応	・新しい生活環境への適応 ・避難していた地域から戻ってくる入院患者への継続ケア ・長期的な心のケア

図 3-2　自然災害発生後の経過

表 3-1　災害発生時の一般的な心理的反応

・災害による直接的な被害や被災状況の目撃などは心的トラウマの最も大きな要因である。 ・死別などの様々な喪失体験による悲嘆、サイバーバーズギルト（自分だけが生き残ったことへの罪悪感)、周囲への怒りなどの心理反応がみられる。 ・日常性の破綻によってさまざまな生活上の負担やストレスを強いられる。 ・身体の不調が増大し、不定愁訴や不眠などの症状が目立つ。

た場合に、他の保健医療体制との連携や関連機関におけるさまざまな調整、専門性の高い精神科医療の提供と精神保健活動の支援を担うリソースとして、最近では災害派遣精神医療チーム（DPAT：Disaster Psychiatric Assistance Team）が被災地域に派遣されるようになった。

DPATのメンバーは、精神科医師、看護師、業務調整員で構成されるが、被災地域のニーズに合わせて、児童精神科医や薬剤師、保健師、精神保健福祉士、臨床心理技術者等を含むこともあり、精神科の専門性の高いサービスの提供が期待されている。

［自然災害発生後に精神科看護師として取り組めること］

先述のDPATの活動は、組織的な活動であるが、そのような活動の他にも、精神科看護師として貢献できることは多い。災害発生後に活動する際には、被災地域の状況に適した介入の在り方や被災者にとっての健康課題の見極め、さまざまな厳しい環境の中で活動することを見据えて看護師自身の健康管理を行い、活動中に自らの健康を損ねないように留意することなどが重要である。

精神疾患をもつ人たちの中には、危機に直面しても、自らの力で救助を求めることすらうまくできない場合もある。また、それらが幻覚や妄想、躁状態といった精神症状、易怒性や攻撃性の高まり、そわそわと落ち着かない行動となって顕在化し、それによってより一層災害後の生活が不安定となりやすいことを念頭に置き、少しでも安心感や安全感を取り戻せるような関わりが維持できるように努める必要がある。

3. 精神科病棟と入院環境

（1） 建物の管理

1950年代～1980年代にかけて精神科医療においては病院の建設ラッシュであった。いわゆる精神衛生法を背景とした病院収容時代での出来事である。現在、当時建設された精神科病院は、30年～60年の年月が経過し治療施設とし様々に論議される対象となり建て替えが進んでいる。部分補修や部分改築、建物の増築など患者の快適な生活環境とするため工夫がされている。近年では移転新築などで建物の一新を図る病院も見られている。「古い建物」と「新築」の違いは何か。もちろん外観が変わるとともに安全面や機能面そして倫理面にも大きな変化が見える。

1） 安全面

「古い建物」ではビニル床が多く、見た目の綺麗さは持続し汚れは拭き取りやすいが、安全性では劣る。「新築」では廊下にクッション材を使用したり、クッションマットを敷いて転倒転落時のダメージを最小にするような工夫がなされている。また、自室内の衣文かけなどは磁石で、一定の荷重がかかると落ちるなど縊首行為予防に配慮された部品も使用されることがある。閉鎖病棟では鍵を使用し入棟しているが、近年では声紋、指紋、電子キーなど多様な鍵の形状により鍵の閉め忘れ防止策がとられるようになった。

2） 機能面

「新築」では浴室や洗面所など高齢者や障碍者対応の機能を持ち、介助入浴のための機械の導入や、浴室を浅くしてスロープや階段を多くすることで患者が入浴しやすいようになっている。

3） 倫理面

「古い病院」ではナースステーションを中心とし全体を見渡せるような部屋の造りが多かったが、「新築」では見張られ感やプライバシーの薄さを解消するように、少し入り組んだ部屋の間取りにされているなど患者中心の造りがみられる。スタッフの導線は広がるが、患者の被収容感を払拭し入院施設としての印象を造る努力がされているところもある。もちろん格子などの存在はなく、特に隔離室においては部屋の構造が行動制限の段階に応じた造りとなっている。最重度対応の隔離室では、トイレの形や蓋が無いなどの工夫が見られる。軽症対応では、トイレの蓋やトイレットペーパー、手洗い台などが設置され患者自身で使用できるといった造りになっている。このように、倫理性を考えた隔離室への工夫が図られてきている。

しかし、前述したように大きく変わるものばかりではなく変わらないものもある。それは入院する患者である。治療法や治療期間も大きく変わりながらも患者の症状は今なお多彩である。幻聴や妄想に影響を受けたり、まとまりなく混乱した状態や何かの考えに執着したり、そしてその苦しみを理解してほしいとアピールするように問題をおこすなど、多様に表現される中、今も昔も部屋の壁などに

《古い病院の保護室》

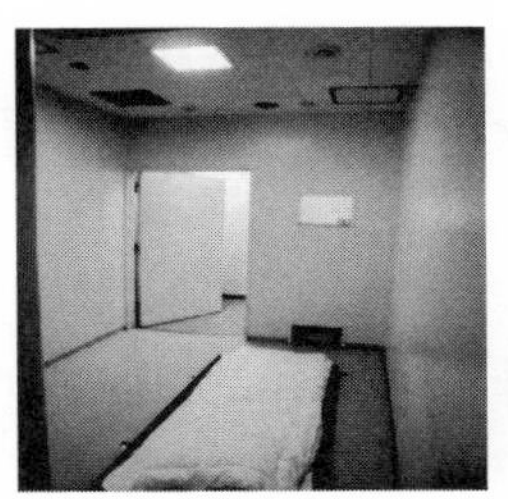

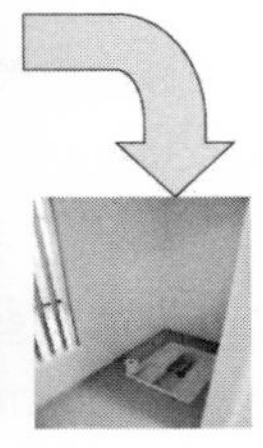

《新築の保護室》

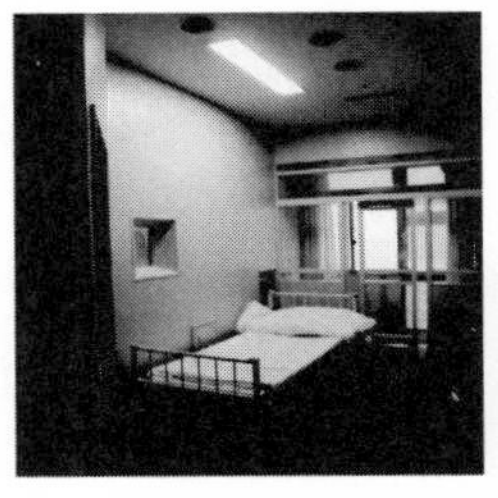

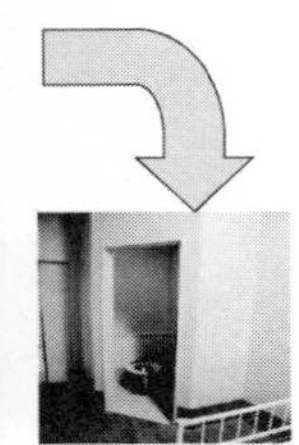

落書きであったり、自分の気持ちを何かで書ききざむなどの行為が確認されることがある。この時、個人で書いた落書きの有無を確認し消去する作業は必須であり、時に壁の塗り替えなどを配慮しなければいけないこともある。また、そのような症状からの行動化を受容し、生じる弁償の説明や自制力を待つ支援など、医療者側の根気よさが求められることも少なくない。

精神科では古くからの治療状況や収容といった社会的排除を受けた時代の印象を、今なお強く受ける現状を少しでも払拭し、より治療を受ける人の人間らしさが護られ、精神科の受診に抵抗なく早期に治療開始できるよう、建物の管理が考えられているのである。

（2） 環境整備（整理整頓）

1） 環境整備（整理整頓）の目的

① 環境整備がもたらす患者への影響

環境整備は、快適性を高めることで治療に集中でき、治療への積極性を高めることになり、有意義な意味をもつ。また感染症や事故・２次障害を予防するためにも必要である。特に精神科病院においては、危険物の認識や個人の管理不足、あるいは他患者の自己所有に伴う紛失や勝手使用によるトラブルなどのリスクの高さから、はるかに厳しい持ち物の制限を受けることがある。患者の幻覚・妄想による物への執着や、その患者のパーソナリティによるこだわりや独自が持つ価値観により危険物を持ち込むといった行為がある。このことにより安全が図れず、時には自傷他害行為を経て生命への影響を招くことにつながる。このように環境整備は整理するということだけでなく所持品の把握の機会にもつながる。

また自閉性や清潔観念の低下、意欲減退などの陰性症状や急性症状に伴う生活困難からの不衛生は、皮膚疾患やその他感染やアレルギーへの影響を高めるなど、身体的影響から生命への影響にまで発展するリスクをもつ。

② 環境整備がもたらす家族への影響

家族にとって入院中の患者の生活や治療状況は大きな気がかりとなっている。患者が安心・安全・安楽を得ながら、人間らしい療養生活を過ごしているかは当然の心配である。また、ベッド周囲の状況を目の当たりにすることで患者の生活機能回復を家族が感じる機会にもなる。家族は患者を入院させたことについて、これでよかったのかと後悔の念により自問自答しているケースも少なくない。しかし生活機能回復を認識できると、家族の不安が払拭でき治療参入や協力そして入院への動機づけを高めることにつながる。さらに病床環境を見ることで、患者だけでなく家族までもが私たち医療者に対する信頼を査定し、患者のより大きな回復を期待することになる。これらのことから患者の環境を整備することは、目に見える質の高い看護行為として患者だけでなく家族を踏まえたラポールの形成に際しての大事なファクターになる。

③ 環境整備がもたらす医療者への影響

環境整備は患者側だけでなく、医療者側にとっても安全で安心を得ることができる働きやすい環境を得ることにもつながる。医療従事者は患者の社会機能の回復や治療への積極的な参加・協力を感じ、そこに支援する医療従事者自身のやりがいや達成感を高めることになる。また精神科において重要な所持品の把握などについては、医療者の労働環境としての安心感の獲得に大きくつながり、患者を信頼し余裕を持った対応が生まれ、お互いの信頼関係に大きく寄与する可能性を持つ。

これらのように環境を整備することは、患者またその家族そして医療者などすべての視点から大きなニーズを持ち期待されるべき看護行為であることが言える。特に患者家族間、患者医療者間、家族医療者間のそれぞれの関係の中に安心と期待が生まれ、これらが互いの関係を高め信頼関係の構築を可能にし、より良い治療環境、そして治療効果へと発展するものになる。

2） 環境整備（整理整頓）の問題点

精神科における環境整備の大きな問題点は①個人の荷物量と収納スペースとのアンバランスが生じやすい。②病的体験による清潔観念の欠如を生じやすく、食べ物を食べ散らかしている、ゴミを置いたままなど不衛生になりやすい③患者自身での積極的な整理整頓、清掃がされにくいことである。

①　荷物量と収納スペースとのアンバランス

精神科に入院する患者は近年早期社会復帰を目指し、３か月以内での退院を促進されているが、すでに慢性期の残遺症状をもつ患者の中では長期入院となっている場合も多い。症状からの回復については患者の精神状態の安定化へのプロセスが、個々それぞれで、必要とする時間も画一なものでなく長期化することも多い。また精神科でも高齢化問題は大きな問題としてある。家族が同じく高齢であるため面会に頻回にこられず、また家族の足が遠のくなどの問題がある。それにより多くの荷物を持ち込むことになり、収納スペースがないという問題が発生する。また患者のこだわりや物への執着、収集癖といった精神状態により入院に即さない物が荷物に含まれやすい。

②　清潔観念の欠如から不衛生になりやすい。

精神科では自閉、意欲低下などの陰性症状や急性症状による不潔行為が多く見られる。特に自閉性からの無為好褥や活動意欲の低下はベッド上で過ごす時間が長く、ベッド上での間食行為なども多く見られる。また薬物治療による手の振戦や嚥下障害、遅発性ジスキネジア様症状などの、口周囲の不随運動などに起因する食べこぼしも多くベッド上は食物で汚染される。

③　患者の積極的な整理整頓、保清行為が困難

②に前述したように患者は、自ら意識的に整理・整頓、清掃など行うことが困難となっていることが多い。このため患者の精神状態に配慮したタイミングにおける根気良い介入が必要となる。特に理解しておかなければいけないことは医療者側の価値基準で患者の私物を扱ってはいけないということである。医療者にとっては不要と考えるものでも患者にとってはそこに法外な価値があることもいなめない。しかしそのものが悪臭を放ったり、量が多いまた大きいなどの状況から容易に他者の目に触れ、不衛生を着想させるものであれば他者への迷惑として本人に整理を強く促していく必要がある。

（3） 食事（食事環境）

精神科における食事環境は多くの病院でホールもしくは食堂といった共有スペースでの提供が多い。これは社会生活を養うための生活指導の一部を担うものである。しかし必ずしもそこで食事をしなければいけないといった絶対的ルールではない。急性期の対人関係上の緊張感を強く持つ患者や、慢性期であっても症状の悪化により共同生活を一時的にも送れなくなった際、また抑うつ気分による食欲低下、パーソナリティ障害による非定型うつ病を中心とした、対人関係上の疲労回避理由などに即し自室で食事をすることもある。患者は自我が脆く過敏にストレスに反応してしまうことから、自我を脅威から守るべく引きこもるという手段を持つことも多い。引きこもりは１つの防衛手段であり、これを護ることすなわち部屋での食事を見守ることは患者の自我機能の回復を護ることにつながる。大切なことは、まずは食事を食べてもらい治療や活動に必要な栄養や水分を摂ってもらうことである。統合失調症では幻覚・妄想から食事に毒が入っているという被毒妄想や、幻聴をはじめ「食べるな」など行為を中傷し命令されたり、させられ体験などといった病的体験がある。また摂食障害では「太るから食べない」といった認知の歪みからくる食事への抵抗や、気分障害のように気力や意欲がなく「食べられない」といった食欲低下など、様々な障害から拒絶の理由が存在する。その患者が何故食事を拒絶するのかを知り、適切な食事場所や食事介入をアセスメントすることはとても重要なことである。また、他者の食事風景を見るからこそ安心して自身の食事への努力を見いだせるグループダイナミクスが存在することを理解し、目の前の患者にどういった場所で食事を提供することがよいのかを判断することも大事である。

次に理解すべきことは、薬物療法はほとんどの患者に行われているということである。薬物療法の副反応として嚥下困難が存在する。若年の患者であっても機能を衰退させ、気道閉塞といった大事故につながることも精神科ならではの問題として熟知する必要があり、食事場所の選択を行う必要がある。このような事故防止に対して注意観察できる環境となると食堂やホールといった集団の場となる。しかし観察しやすい場であっても嚥下障害がなくなるわけではない。咀嚼せずに食事をかきこみ丸呑みするといった光景をよく見ることがある。このため窒息はより高率で考えられる事故であり、食事摂取量や摂取場所の判断だけではなくそういったリスクへの発展に即し迅速に対応できるよう BLS/ACLS や、ハイムリック法・タッピング法などを正しく行える技術の習得が必要である。

その他知っておきたい精神科の特徴をここにあげる。まず危険物の観点から箸・フォークなどの持参は控えてもらうことも多い。特に医療観察法病棟では、準備する箸、フォークを定数管理し数を常に確認している。では割り箸はどうなるのか。使用を容認せず、病棟配置している箸を貸し出し回収したり、使用を許可している病院もある。このように危険物の認識をどこまで広げるかはその病棟における考え方にゆだねられていると言える。また病棟内には給湯器が設置されお茶やお湯を使用できるが、これについても不穏患者が他者もしくは自身に熱湯をかけないよう設定温度を低くして微温湯での取り扱いに限局する病棟もあれば、しっかりしたお湯が飲めるように、リスクはあまりないものとして高温を取り扱う病棟もある。

最後に食事を提供する際、患者一人ひとりに医療者側からの食事場所（席）の指定があるわけではないが、環境の変化にストレスを持ちやすい患者、こだわりある患者など摂取場所に自らの指定席を設け他者の使用を受け入れられず、誰の席かの論争によりトラブルに発展するケースも珍しくない。患者はそういった変化へのキャパシティが狭いことを特徴と捉え、トラブル発展への防止に努めていかなくてはいけない。以下に環境整備時の観察項目を示す。

《資料　環境整備時の観察項目》

①　環境調節

観察項目	観察内容
騒音の有無	同室患者、近隣の患者の独語や行動時の物音が許容できる範囲であるか。
臭気の有無	①収集物、放置されたゴミから悪臭や異臭が放たれていないか。 ②尿失禁・便失禁などの跡がシーツや下着に付着していないか。 ③汚染したおむつ、下着などをしまっていないか。
適切な湿度	居心地の良い湿度（夏季：45 度～ 65 度、冬季：40 度～ 60 度）が保たれているか。
適切な室内温度	居心地の良い温度（夏季：20℃～ 24℃、冬季：17℃～ 21℃）が保たれているか。
適切な室内照度	居心地の良い明度（昼：50 ～ 200 ルクス、夜：1 ～ 2 ルクス）が保たれているか（ただし主観的な範囲でよい）。

② 清潔管理

観察項目	観察内容
シーツや寝衣の汚染の有無	血液、尿、便の付着はないか。その他の汚染や異臭はないか。
食器類の汚染の有無 ベッド周辺の汚染の有無	コップの内側の茶渋やコーヒーの飲んだ跡の有無や臭い、小スプーンの汚染などしていないか。 床頭台や床に食べ物や飲み物の跡がないか。飲食物がベッド上、または床、床頭台に広がって落ちていたりゴミを置いたままになっていないか
ゴミ箱の管理	ゴミ箱の中は廃棄できているか。またゴミ箱がきちんと用意されているか
尿排泄物の停滞の有無	ポータブルトイレ、尿便器が適切に破棄、処理消毒されているか。

③ 事故防止

観察項目	観察内容
ライン類	ライントラブルは精神科ではその事故率が高く安静や処置を要する状態では患者が自己抜去や危機管理の不足から何らかの動きで事故的にラインがはずれてしまうこともある。このためラインが何かにからまっていないか。適切に固定・配置されているか。
コード類	コード類は患者の状態により自己管理状況は様々である。希死念慮を持つことで企死行為に発展しないようアセスメントされて自己管理しているのか。電気コード類に破損はないか。まとめられているか。
ベッドの高さ	精神科では睡眠薬の使用も多く夜間途中覚醒などの際ふらつきなどが起こりやすい。せん妄などの出現に際し高齢患者は転落の可能性を高める。
ベッド柵	ベッド柵がしっかりと固定されているか。ベッド柵に破損はないか。粗暴性や自殺企図のある患者ではベッド柵の使用は控えるなど毎日アセスメントし使用の是非を考える必要がある。
危険物	ベッド上またはベッド周辺に針や刃物、ライターなどの火気類、その他指定危険物や個別的に危険物として扱われるものが置かれていないか。
床浸水	病室や廊下の床がぬれていないか。ベッドサイドに水やジュースがこぼれていないか。
ギャッジアップベッドのレバーやタイヤ収納	ギャッジアップベッドのレバーおよびベッドのコマが内側に固定収納され転倒や打撲防止に努められているか。

④　整理・整頓

観察項目	観察内容
ベッドサイドの履物 患者の私物	履物が邪魔にならず整理されているか。希死念慮のある患者に靴紐のついた靴を持たせていないか。 床頭台や棚などベッド周囲の患者の私物が整理されているか。
使用済み品の散乱	危険物を置いていないか。 タオル、衣類、オムツなど使用したものがそのまま放置されていないか。
器械管理	歩行器や車椅子など、使用後の機器がそのままに置かれていないか。 ストッパーなど固定はされているか。ナースコールが押しやすい位置に配置されているか。 センサーマットが適正場所に設置されているか。
ベッド周囲のスペース確保	日常生活動作しやすいように、ベッド周囲のスペースがしっかりと確保されているか。

⑤　医療機器・物品の管理

観察項目	観察内容
医療機器が適切に設置されているか	重症患者について心電図モニターや吸引器などの必要な医療機器が適切な位置に配置されているか。
医療機器が正常に作動しているか	使用中、セット中の医療機器が正常に動作しているか。
医療物品が業務しやすい位置に配置されているか	ベッド周囲の医療物品が不足・散乱していないか。作業・業務を迅速に行える位置に配置されているか。

⑥　プライバシー管理

観察項目	観察内容
ドアーの開閉によってプライバシーが保たれているか	適切な時間に病室のドアー開閉されているか。 ドアーが開いたままになっていないか。
カーテンの開閉におけるプライバシーが保たれているか	適切な時間にカーテンが開閉されているか。 ※精神科では近年首吊り防止用にカーテンにいろいろな工夫がされており、マジックテープなどを使用し個人の体重の付加がかかれば外れるといったものも多く見られる。
同室患者間に対人トラブルはないか	大声・不穏など同室患者間における対人関係に問題はないか。

（4） 病棟行事

行事とは予定された日に行う行動であり、伝統的な年中行事はもちろんのこと、学校や地域で行う体育祭や文化祭、コンサートなどもこれにあたる。医療機関においても、長期入院患者を抱えるさまざまな施設で、入院中の気晴らしや楽しみを目的とした病棟行事が行われている。精神科病棟において、病棟行事はレクリエーション療法のひとつとして位置づけられ、看護師が中心になって生活療法の一環として行ってきた。しかし、1965年に理学療法士及び作業療法士法が制定され翌年には作業療法士が資格化した。さらに1974年よりレクリエーション療法が精神作業療法として診療報酬を得られるようになり、レクリエーション療法は作業療法士を中心として行われるようになっている。また、精神保健福祉法の改正や障害者自立支援法の施行により、患者の社会復帰が促進され入院期間も短縮化され、看護師が病棟行事に費やせる時間も減少してきている。しかし、病棟行事の場で見られた患者の健康的な部分を治療の場や生活の場面に生かしていくことができるのは、患者の療養生活の援助を行っている看護師である。

以上のことから看護師は、病棟内で短時間で行えるよう内容を工夫したり、作業療法士や栄養士と連携するなどの考慮をして今後も病棟行事を継続していくことが望ましい。

1） 病棟行事の目的と概要

① 病棟行事の目的

病棟行事は他の治療プログラムと違い、看護師が患者と同じ視点に立って楽しめる治療プログラムである。同じ視点に立って楽しむことで、さまざまな効果が期待できる。(表3–2)

② 病棟行事の対象となる患者

治療的に有効と考えられ、病棟行事の場で過すことができる、または活動に参加することができる、すべての患者が対象となる。短時間の参加者や、見学のみの者も対象とすることで、多くの患者が参加することができる。

③ 病棟行事の活動内容

活動の場は、参加者が適度に移動することができ、参加しない患者もいることができるように配慮する。

内容は、高度な技術を必要としないで誰でも参加しやすいものを、患者の

表 3-2　主な病棟行事の目的と効果

<table>
<tr><th>目　的</th><th>効　果</th><th>プログラムの内容</th></tr>
<tr><td>患者の健康的な部分を引き出す</td><td>・楽しむ体験
・離床を促し活動を向上する
・現実感を取り戻す
・喜びや笑いあるいはがっかりするなどの情緒的発散の機会と感情の共有
・患者間の交流の促進
・集団への適応
・集中力、持続力の向上
・自発性および主体性の向上
・役割遂行を通して自己効力感や貢献感を感じる</td><td rowspan="4">・スポーツ（卓球やボーリングなど病棟で行えるもの）
・カラオケ
・ビデオ鑑賞
・楽器演奏、合唱
・飲食物を作る（かき氷、たこ焼きなど簡単なもの）
・ゲーム的な活動（クイズ、ビンゴ、将棋、テレビゲームなど）
・創作活動（俳句作り、書道、絵を書く、ペーパークラフトなど）
・季節感を味わえるもの（クリスマス会、ひな祭りなど）
・園芸
・栄養科と連携した行事食の提供、バイキング食</td></tr>
<tr><td>普段は見られない患者の状態を観察する</td><td>・患者の状態の客観的評価
・健康的な部分や強みへのフォーカス
・作業遂行能力、コミュニケーション能力、身体能力、集中力、ストレス耐性の評価
・集団への適応、集団内行動、対人関係、他者との協調性、リーダーシップ、責任感の評価
・プログラム前後の状態の変化</td></tr>
<tr><td>患者と看護師の関係性の発展</td><td>・楽しむ場の共有
・共に作り上げていく達成感の共有
・信頼関係の確立</td></tr>
<tr><td>その他</td><td>・生活リズムの改善
・入院生活・社会生活への般化</td></tr>
</table>

希望や状況などを考慮してその時どきに応じて決定する。

2）　病棟行事の実行手順

当院の精神科病棟における病棟行事を例に挙げ、実行手順について説明する。

病棟行事の企画・運営はスタッフだけでなく、患者からも実行委員を選出して一緒に行うとよい。実行委員は役割遂行能力の高い患者だけではなく、患者の能力や治療課題も考慮して選ぶ。患者はやりたいことや希望を出せても、具体的な計画を立てることや段取りを考えることが苦手な場合が多い。看護師はそれらを

表 3-3　病棟行事の実行手順

準備
1. スタッフだけでおおまかな計画を立てる 日時の決定予算　患者から実行委員の選出 2. 実行委員も含めての具体的な企画 具体的な内容、アナウンス方法、スケジュールの決定 当日の役割の決定（挨拶を述べる、個人のコーナー、準備など）
当日の運営
1. スタッフだけでの打ち合わせと準備 2. 実行委員も参加して役割とスケジュールの確認 3. 病棟行事の開催 開会・閉会のあいさつは患者が行う 行事内容とスケジュールの説明は看護師が行う アナウンスや進行は患者とスタッフが共同で行う 行事終了後や休憩時間に、栄養科と連携して行事食を提供する 飲み物の配布は患者が行う 後片付けはスタッフで行う
振り返りと評価
患者の疲労や気分変動を考慮して、振り返りは後日に行う 1. 実行委員も参加しての振り返り 反省ではなく病棟行事の感想、実行委員をした感想を述べてもらうことで、今後の治療モチベーションにつなげていく 2. スタッフだけの振り返り 病棟行事全体の評価と改善点、患者の状態の評価

考えていけるように援助していく。(表 3-3)

3）看護師の役割

治療として多くの効果がある病棟行事だが、まず看護師もその場を本気で盛り上げ、楽しむことが大切である。そのうえで『患者が参加できるように調整する』『安全に実行できるように運営する』『情報共有を行い今後の看護ケアにつなげる』などの役割を担っていく。(表 3-4)

4）今後の病棟行事

今日の精神科医療を取り巻く環境や制度の変化により、看護師が病棟行事に多くの時間を費やすことは難しくなっている。しかし、病棟の中庭を利用した園芸

表 3-4　看護師の役割

多くの患者が参加できるように調整する
・患者の状態を観察し参加が可能か判断する ・途中参加や見学であってもなるべく参加できるように調整する ・参加患者の人数把握と居場所の把握 ・患者同士の関係性を配慮して配置に気を配る
安全に実行できるように運営する
・企画への参画、行事の責任者 ・使用物品の管理 ・患者の状態把握と患者同士の関わりの状況把握 ・途中からの参加者や途中退場者への配慮 ・患者同士のトラブル等の回避または発生時の対処
情報共有を行い今後の看護ケアにつなげる
・病棟行事の前、参加中、後の状態を把握して、病棟で情報を共有する ・活動のなかで得られた効果や、治療課題を看護にいかす

活動や、栄養科と連携し行事食を提供する、簡単な創作活動などさまざまな工夫により、大掛かりな準備を必要としなくても、病棟行事を行うことはできる。

今後も療養の場で援助を行う看護師ならではの関わりを大切にしながら、病棟行事を行っていくことが望ましい。

（5）患者と家族間

1）面　会

精神保健及び精神障害者福祉に関する法律第三十七条第一項の規定に基づき厚生労働大臣が定める基準において「患者の自由の制限が必要とされる場合においても、その旨を患者にできる限り説明して制限を行うよう努めるとともに、その制限は患者の症状に応じて最も制限の少ない方法により行われなければならないものとする」とある。

また通信・面会についての基本的な考え方の中には「精神病院入院患者の院外にある者との通信及び来院者との面会（ 以下 「通信・面会 」という）は、患者と家族、地域社会等との接触を保ち、医療上も重要な意義を有する。とともに、患者の人権の観点からも重要な意義を有するものであり、原則として自由に行われることが必要である」と明記されていることからも面会は原則自由にできなければならない。

しかし、入院前に精神症状が悪化した患者に付き添っていた家族の疲労や心配は相当なものであると考えられる。患者の妄想や幻覚により、近隣住民に迷惑をかけていた場合や家族が患者から暴言や暴力を受けていた場合は、家族のショックや心労は計り知れない。もちろん家族は精神的ダメージが強いが、患者に対して心配している場合がほとんどである。したがって面会は家族の精神的疲労を考慮しながら無理強いをせず面会の設定や持ち込み物品などを相談しながら決めていくとよい。

また、面会によって患者の精神症状が悪化する場合には面会を控えてもらうことも治療の意義として必要であり、面会の時期を相談することもある。

・高 EE（High Expressed Emotion[注1)]）の家族との面会や、患者に対して家族が強い陰性感情を抱いている場合

・家族（特に母親）の過干渉により患者の自立度が低下してしまう場合

・医療保護入院の同意を保護者が行ったことに対して患者が家族に反感を抱いている場合

・折り合いが悪い家族との面会により易怒性が著しく高くなる場合や家族に対する暴力がみられる場合

・家族と面会をすることにより帰宅欲求が急激に強くなる場合

以上のように、急性期の患者への家族の面会や見舞品の持ち込みは患者の状態、家族の状態（入院時の情報、入院に対する患者や家族の反応、家族との関係性）を鑑みた上で医師と情報共有しながらすすめていくほうが良い。

医療保護入院や措置入院中の患者は、自ら入院を希望されておらず、予期せぬ入院となるケースが多い。突然の入院により今まで使用できていた物や嗜好品が制限されてしまう場合があり、居住環境も大きく変化してしまうため強い不安を感じる場合が多い。時には環境の変化や嗜好に合わないという理由で摂食量や飲水量が低下したり、不眠になったりすることも少なくない。また、家族と離れてしまうことに対して不安を抱えたり、強制的な入院によって家族に見捨てられたと絶望的に感じてしまう場合もある。

家族に精神的依存が激しい場合は殊更である。そのような場合には、家族の面

会や持ち込み物品は患者にとって安心できるものとなりセルフケアが充足することも多い。

急性期は患者の病的な拘りがある場合を除いて持ち物は必要最低限のものとし、生活習慣や行動もできる限り一般的な生活を送るほうが良い。しかし患者に拘りがあり、特定のコップを使用しないとお茶が飲めないといった場合や、お気に入りのものがないと眠ることができないといったような場合は家族に持参してもらう事もある。そのためにも家族から患者の嗜好などの情報を得たり、面会や持ち物を持参してもらうことなど、家族に協力を得ることもある。

①　面会時の注意事項

・持ち込み物品

ハサミやカッター、ライターといった危険物は患者の自傷や他害のリスクとなり、判断力の低下している患者にとっては大変危険なものである。私たちは患者自身や他の患者の安全を守る義務がある。そのため入院時には患者に対してボディチェックや持ち物チェック（危険物チェック）を徹底している。家族面会時も、持ち込み物品の確認を行っている。面会に必要なものは必要最低限にしてもらい面会者用のロッカーを利用してもらうなどにより持ち込み物品でのトラブル防止に努めている。しかし、病棟持込み不可の物品を家族によって意図的に持ち込まれることがある。例としては携帯電話、精神科薬、針、時にはお酒などがあり、持ち込む理由も次の様なものが挙げられる。

・患者に頼まれて（時には高圧的に患者から命令されて）隠し持って面会に来る
・病棟入り口での確認や、預けたりするのが面倒
・または持ち込み不可物品を把握されていない

２）外出・外泊

①　外出・外泊の目的

治療が進み症状も落ち着いてきたら、社会復帰を目的として外出・外泊をすすめていく。

医療保護入院時の外出・外泊は入院に同意した保護者の承認のもと実施される。外出・外泊時に家族は患者と共に過ごすことで患者に対する理解を深めることができる。先ずは短時間での外出を行い環境に適応できるか家族とともに計画的に進められる。問題がなければ半日、１日外出へと実施されていく。

数回繰り返して精神症状の悪化なく外での生活をイメージすることができれば徐々に外出・外泊時間を延ばして退院調整へと進めていく。退院しても症状が悪化することは往々にしてあることなので、症状悪化がみられた場合頓服薬を利用し様子を見ることができるか。早めに病棟へ連絡、相談をすることを説明し理解してもらう。症状が改善しない場合は外出・外泊を中断するという判断ができるか、症状悪化時における患者や家族の反応や対処能力も重要な評価のポイントとなる。また、患者や家族はその経験によって、退院後の生活に自信を持つことができるのである。

② 外出・外泊時の注意点

・無断退去

患者は外出・外泊の目的や期間について理解していても、外出・外泊時に無断退去、すなわち行方不明になってしまうことや、帰院を強く拒否する場合がある。無断退去によって患者に危険が及んだり、患者が他者を傷つけてしまうなどといった事象が発生することが最も危惧しなければならないことである。

初回外出・外泊の場合は事前にカンファレンスを実施し、患者の精神症状、離院リスク、自傷他害のリスク、同伴者の有無、同伴者との関係性、同伴者の責任能力や理解度（必要時や医療保護入院患者は常時患者と行動を共にすることができるか)、外出・外泊先や目的、時間などを話し合うようにしている医療施設もある。

また、外出・外泊前に注意事項の説明を家族に行って患者が問題なく外出・外泊を終え無事に帰院されるよう注意を払う必要がある。特に初回外泊時には定時連絡をしてもらうなどして患者の様子を把握し、患者が無事に外出・外泊を行うことができるよう考慮すべきである。

無断退去に備えて患者捜索が容易になるように患者の髪の長さや体型、連絡先など患者の特徴を記入した無断退去時情報用紙を入院時や医療保護初回外出・外泊時に作成している施設もある。入院中だけでなく、外出・外泊時の患者の無断退去に備えた工夫が必要である。

・持ち込み物品

外出・外泊より帰院した際は面会時と同様、持ち込み物品の確認を徹底し、患者の安全を守らなければならない。帰院時には入棟前にボディチェックを必

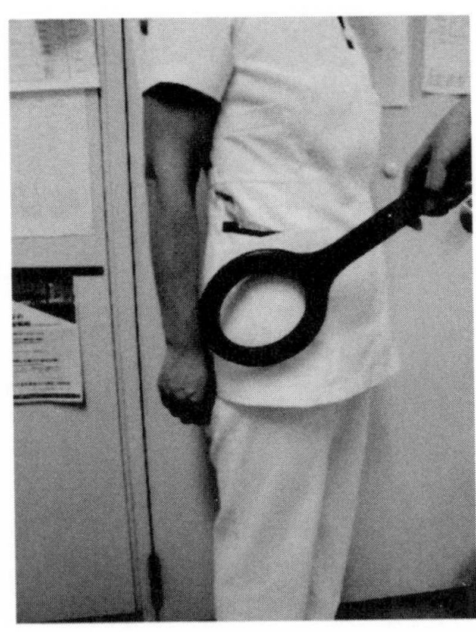
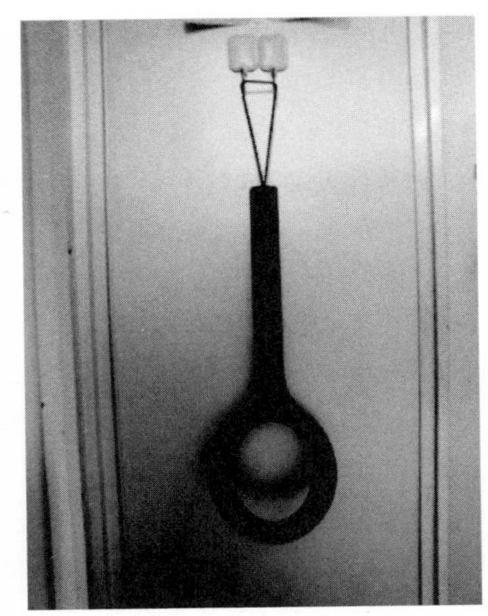

図 3-3　金属探知機における危険物持ち込みの確認

ず実施する。場合によっては金属探知機などを使用し危険物の持ち込みがないか確認する。

4. 医 療 施 設

（1） 通院医療

1） 通院医療の特徴

通院医療の特徴は、精神障碍者が地域で自分の暮らしを維持しながら医療を受けるのを支えることにある。治療継続のためには、本人の意思や努力が大きな要素ではあるが、その人を支える家族、医療スタッフ、友人などの支援も必要不可欠となる。看護師はチームの一員として対象者が自分自身の体調や健康管理が維持できるよう、対象者が望む地域での生活が続けられるよう支えていくことが必要である。

2） 外来の機能とその対象・外来看護師の役割

① 外来の機能とその対象

通院医療を主として担うのは外来である。外来を受診する患者は、地域で生活し外来通院している人、退院して治療を継続するため受診している人、他の施設からの紹介で受診している人、本人が精神的な問題を自覚し自分の意思で受診している人に分かれる。

精神科病院では精神障碍の早期治療や再発防止のため、一般精神外来のほかに思春期、発達障害、認知症、アルコール依存症など各種の専門外来を設置し、通院医療に比重を置いた診療が行われるようになっている。

外来には患者が救急搬送で運ばれてくる場合もある。精神疾患の急性増悪や、症状のために問題を起こして本人の意思に関係なく警察や救急隊、一般病院を経由してくる場合の応急処置は外来で行われることが多い。

② 外来看護師の役割

外来看護師には地域での生活を支える上で、患者とその家族の様々な生き方や価値観、仕事などの背景を視野に入れた総合的な対応が求められる。はじめて精神科を受診する患者は、相当悩んだ挙句に受診に至る場合も多い。そのような状態で来院し最初に出会う医療専門職が外来看護師である。

以下では外来の様子を少しのぞいてみよう。

〈小学校教員 A 子さんの話〉

A 子さんは、きちっとした身なりで、家族に付き添われてやってきた。小さな声でぼそぼそと話し始めた。「4月に入り転勤で新しい小学校に赴任しました。5年生のクラス担任になったのですが…… 着任早々お母さんたちから、なんでこんなクラス替えになったのかと苦情を言われました。…… クラスの生徒同士も、特に女の子たちがグループを作っており、グループ同士のいがみ合いなんかもあってクラス運営にも追われました。……そんな中、保護者のクレーム対応に対して上司より叱責を受けました。精神的に追い詰められていたせいもあり……自分のせいで学校に迷惑をかけてしまったと思い……一方で、どうすれば保護者への対応が円滑に行くのかわからなくなりました。気持ちが落ち込み、自分はだめだなあと…すべてに自信がなくなり…ここ数週間は眠れなくなっています…」。

〈高校生 B 男君〉

おとなしそうな青年。座席に座って静かに教科書を読んでいる。「しばらく前まで精神科病棟に入院していました。高校の授業中に、死ねとか声が聞こえてきてとても怖くなって、暴れてしまって先生が救急車を呼んだんです。入院中もしばらくは声が聞こえて、ホールですごしていても自分の考えが誰かに操られている気がしてとてもしんどかったです。入院して数週間薬を飲み続けていたら、そんな状態が和らいできました。最近ようやく本が読めるようになってきましたです。もうあんなしんどい思いはしたくないです」。

Ａ子さんは、着任するなり保護者の不満の受け皿となり、学級運営でも行き詰った。本来はサポートに回るはずの上司からも追い詰められ、心を病み、眠れなくなって家族に連れられて来院した。Ｂ男君は、実は今回始めて一人で外来を訪れている。退院後しばらくは家族が付き添って受診していた。

人々が精神科にやってくるのはその人の生活の日常性がなんらかの形で損なわれてしまったときであり、自分ではどうすることもできない「現実の問題」を抱えているからである[3)]。Ａ子さんが受診するきっかけになったのは、仕事での対応に自信がなくなり眠れなくなってしまったことである。また、Ｂ男君が受診をしているのは入院前のようなしんどい思いはしたくないという強い気持ちからである。

そういった「現実の問題」を抱えた人々が精神科に受診して、最初に出会う専門職が外来看護師である。外来は治療的環境の場であり、外来看護師には患者や家族の顔を見て表情から内面を推し量って、あるいは、話し方の印象や行動・態度などからも患者や家族のニードを読み取ることが求められる[4)]。継続して通院している患者に対しては普段の状態を把握しておき、普段と変わりはないかを観察し、声をかけ、必要時医師への報告を行う。また、退院後の通院者に対しては、入院中の様子や退院後の生活面で継続して観察する内容を把握しておき、退院後の生活状態の変化を読み取ることが求められる。

３）精神科デイケア

デイケアでは、治療を受けている精神障碍者が地域や家庭とのつながりを持ちながら、日中の一定時間を病院で過ごしさまざまな活動を行う。そして心の健康を取り戻したり自分なりの生活を見つけたり、生活をより楽しく豊かなものにしたり社会復帰の準備を行うこと等を目指す外来治療の１つの形である。デイケアでは看護師、作業療法士、精神保健福祉士、臨床心理士などからなる多職種チームが関わる。

デイケアには、実施時間が利用者一人当たり１日につき３時間を標準とする

表 3-5　精神科デイケア等の人員基準について[5)]

<table>
<tr><th></th><th colspan="2">小規模</th><th colspan="2">大規模</th></tr>
<tr><td>ショートケア</td><td colspan="2">利用者：20 人
○精神科医師　1 人（兼務可）
○看護師、作業療法士、臨床心理技術者、精神保健福祉士のいずれか　1 人（専従）</td><td colspan="2" rowspan="2">ア）利用者：50 人
○精神科医師　1 人（兼務可）
○作業療法士又は経験有する看護師　1 人（専従）
○看護師　1 人（専従）
○臨床心理技術者又は精神保健福祉士　1 人（専従）
イ）利用者：70 人
○精神科医師　2 人（兼務可）
○作業療法士又は経験有する看護師　1 人（専従）
○看護師　1 人（専従）
○臨床心理技術者又は精神保健福祉士　1 人（専従）
○精神科医師以外の従事者　1 人（専従）</td></tr>
<tr><td>デイケア</td><td colspan="2">利用者：30 人
○精神科医師　1 人（兼務可）
○作業療法士、精神保健福祉士又は臨床心理技術者のいずれか 1 人（専従）
○看護師　1 人（専従）</td></tr>
<tr><td>ナイトケア</td><td colspan="4">職　員：利用者：20 人
○精神科医師　1 人（兼務可）
○作業療法士又は経験有する看護師　1 人（専従）
○看護師又は精神保健福祉士もしくは臨床心理技術者のいずれか 1 人（専従）</td></tr>
<tr><td>デイナイトケア</td><td>ア）利用者：30 人
○精神科医師 1 人（兼務可）
○作業療法士又は経験を有する看護師 1 人（専従）
○看護師、精神保健福祉士、臨床心理技術者又は栄養士のいずれか 1 人（専従）</td><td colspan="2">イ）利用者：50 人
○精神科医師 1 人（兼務可）
○作業療法士又は経験を有する看護師 1 人（専従）
○看護師又は准看護師 1 人（専従）
○精神保健福祉士、臨床心理技術者又は栄養士のいずれか 1 人（専従）</td><td>ウ）利用者：50 人
○精神科医師 1 人（兼務可）
○作業療法士又は経験を有する看護師 1 人（専従）
○看護師又は准看護師 1 人（専従）
○精神保健福祉士、臨床心理技術者、栄養士のいずれか 1 人（専従）
○精神科医師以外の従事者　2 人（専従）</td></tr>
</table>

ショートケア、6時間を標準とするデイケア、午後4時以降4時間を標準とするナイトケア、午前から午後にかけて10時間を標準とするデイナイトケアの4種類がある（表3-5）。

デイケア等の実施目的としては、再入院の防止、再発の防止、慢性期の利用者の居場所、生活リズムの維持等がある。また、利用者の利用目的としては、生活する力を高める、周囲の人とうまく付き合うスキルを身につけるなどがある（表3-6）（表3-7）。

デイケア等は、入院治療と違い自宅からデイケア等に通ってくるだけでも十分意義がある。また、プログラムに参加するだけではなくフリーで過ごすことも可能である。一般にデイケア等では個別担当性がとられており、当面のデイケア等

表3-6　デイケア1日の流れの一例[6)]

時刻	内容
9：00～	開所・フリータイム
10：00～	朝の会（体操・グループミーティング）
10：30～	午前のプログラム
11：30～	昼食（食事準備・片づけ）
12：00～	昼休憩
13：00～	昼の会（体操・グループミーティング）
13：30～	午後のプログラム
15：00～	掃除・終わりの会（グループミーティング）

表3-7　デイケア週間プログラムの一例[7)]

	月	火	水	木	金
午前	散歩 カラオケ	室内ゲーム カラオケ	ドリームクラブ 卓球 カラオケ	サークル活動	ミニ園芸 カラオケ
午後	園芸 カラオケ	体操クラブ カラオケ	園芸 カラオケ	書道 カラオケ	金レク（全体レクリエーション）

週間プログラム（園芸・創作・調理・合唱・カラオケ・散歩・卓球・輪投げ・喫茶作業など）

年間行事（初詣・節分・観梅・ひな祭り・花見・七夕・バーベキュー・バスレク・クリスマス会・納会など）

での過ごし方や目標設定、今後の治療計画などを担当スタッフと一緒に考えたり確認したりしている。

デイケア等の利用者は年々増加傾向にあり、精神障碍者の退院後の生活支援を含め、地域移行における受け皿の機能を果たしている。最近では、発症早期、急性期等の利用者を対象に目的、利用期間等をより明確にしたデイケア等の取り組みが行われるようになってきているほか、うつ病患者への復職支援を行うプログラムなど多様なデイケア等が試みられるようになっている[8)]。デイケア等は、病院や診療所だけではなく都道府県の精神保健センター、保健所でも実施されている。

（2） 入院医療

1） 入院医療の特徴

精神障碍があるないに関わらずどんな場合であっても、一人の人間として「人権」が守らなければならない。自分の意思で自らの行動や生き方を選ぶことも人権に含まれる。しかし、精神疾患の状態によってはどうしても医療や保護のために必要な場合、治療のために自分の意思に反して入院したり、隔離や身体拘束といった行動制限を伴うことがある。このような処遇は、人権が適切に守られたうえで医学的な必要性にもとづく厳格な判断と、法律で定められた手続きに則って行われなければならない[9)]。このような観点から、**精神保健指定医**[*1]（以下、指定医）の制度がある（精神保健福祉法第18条および19条）。入院形態や入院中の処遇に関しても詳細な規定が設けられている。

精神科の入院形態には大きく分けて3つある。本人が自ら入院に同意する「任意入院」、本人の家族等[*2]の同意による「医療保護入院」、都道府県知事の権限による「措置入院」である。このうち「任意入院」が最も望ましいものである。任意入院以外の場合は「告知義務」があり、医師より十分な説明を受けることが定められている。

① 任意入院（法第22条の3）

本人が自ら希望しての入院であり退院も本人の意思に基づく。人権擁護の観点や医療を円滑に効果的に行うという点からも、原則的な入院形態である。ただし、指定医が本人の医療および保護のために退院が望ましくないと判断し

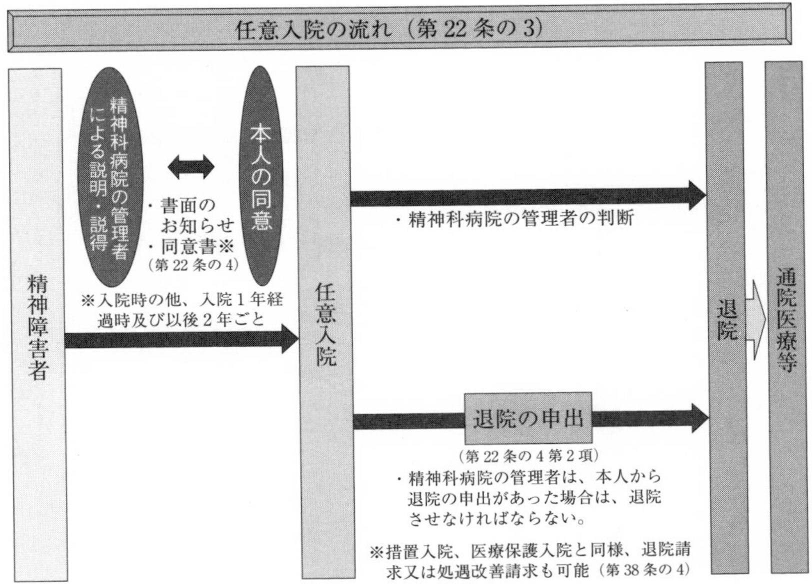

図 3-4　任意入院の流れ[10)]

た場合は、書面にて十分な説明をしたうえで72時間に限り退院を制限することがある。

任意入院の患者に対しては原則として開放的な環境での処遇が望ましい。

②　措置入院／緊急措置入院（法第29条／法第29条の2）

入院させなければ、自らを傷つけたり他者に害を及ぼす（**自傷他害**）の恐れがある場合、都道府県知事または指定都市の長の権限で行われる入院。入院には指定医2名以上の診察の結果が一致していることが必要である。なお、緊急を要する場合には、72時間に限って指定医1名の診察の結果に基づいて**緊急措置入院**が行われる場合がある。

措置入院で入院した場合も、症状の改善により医療保護入院や任意入院に切り替えられる場合がある。

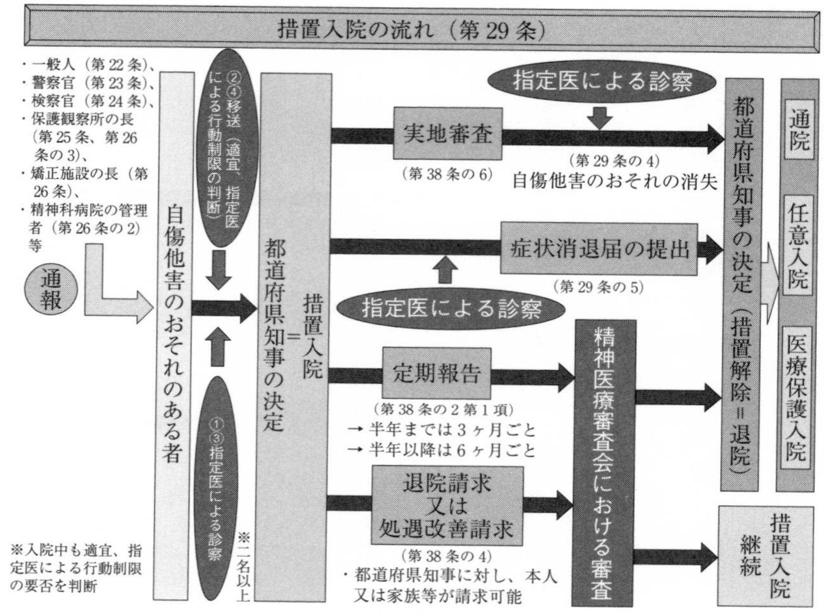

図 3-5　措置入院の流れ [11)]

③　医療保護入院（法第33条）

自傷他害のおそれはないが、指定医（または特定医師*3）が本人の医療および保護のために入院が必要と判断しており、本人が入院に同意しない場合、家族等のうちいずれかの者の同意により行われる入院である。ただし、特定医師の判定による入院は12時間までである。

医療保護入院は、平成11年を境に増加傾向に転じている。これは、平成11年の法改正により、医療保護入院の対象者が明確化された（任意入院を行う状態にない人）ことや認知症による入院患者の増加などが影響しているものと考えられている [13)]。

④　応急入院（法第33条の7）

指定医（または特定医師）の診察の結果入院を必要とする精神障碍者で、任意入院を行う状態になく急速を要し家族等の同意が得られない場合に行われ

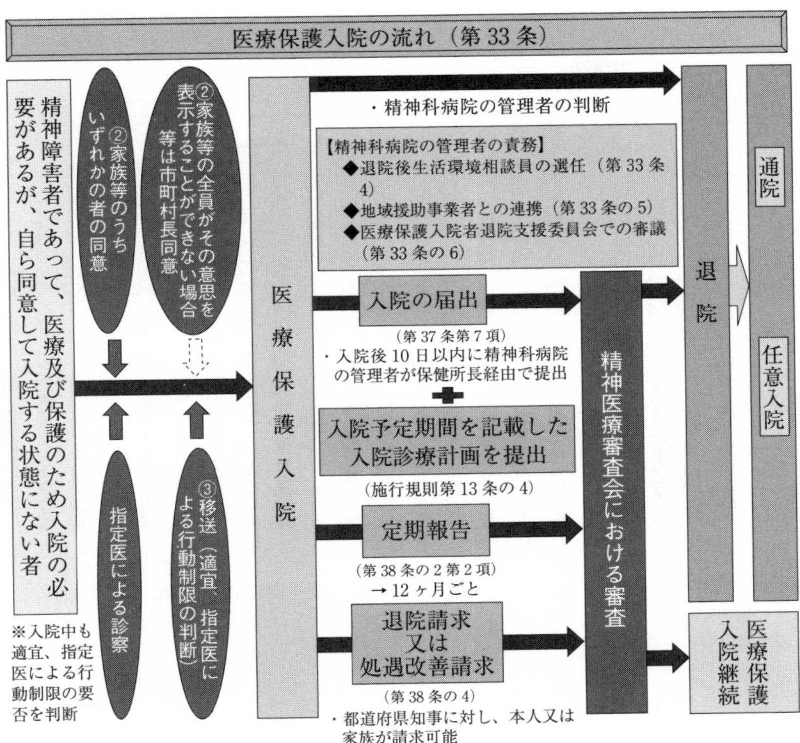

図3-6　医療保護入院の流れ[12)]

る入院である。入院期間は72時間に限られる。医療保護入院と同様、特定医師の判定による入院は12時間までである。

2）入院患者の処遇について（法第36条）

① 開放処遇と閉鎖処遇

精神科への入院は、病気の特性上病棟の出入りが自由にできない**閉鎖病棟**への入院となることがある。ただし、任意入院の場合は夜間を除いて病院の出入りが自由な**開放病棟**への入院や、たとえ閉鎖病棟であっても本人の希望で自由に出入りできる開放的な環境での処遇が望ましい。

② 入院患者の行動制限

患者が精神障碍のために混乱状態にあって、自傷他害の可能性が高く言葉

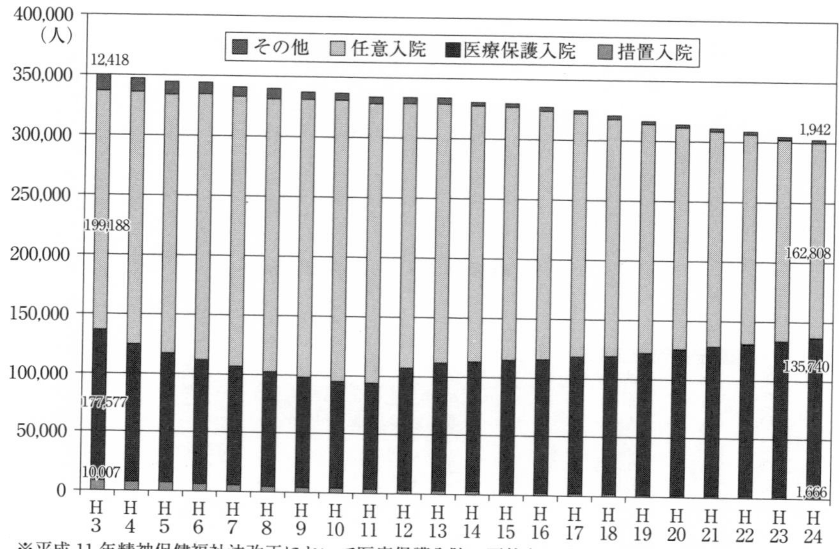

※平成 11 年精神保健福祉法改正において医療保護入院の要件を明確化（任意入院の状態にない旨を明記）

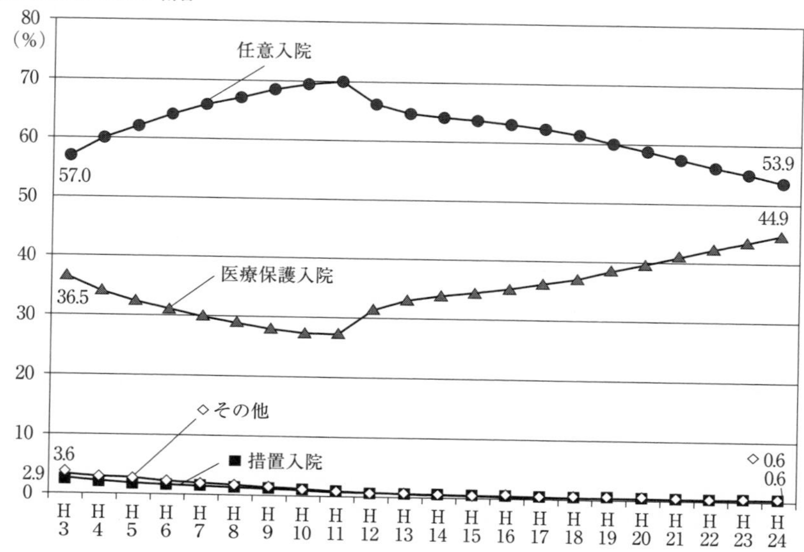

図 3-7　入院形態別在院患者数の推移

資料：厚生労働省障害保健福祉部精神・障害保健課調べ（各年度 6 月 30 日現在）

ですることができず代替方法がない場合で、指定医が必要と認めた場合に限り行動制限がやむなく行われる。

3）通信・面会の制限（厚生省告示第128号、130号）

入院形態を問わず、通信・面会は基本的に自由である。例外事項として患者の病状悪化や治療効果に悪影響を及ぼすと医師が判断した場合は可能である。この場合は、診療録に制限した理由を記載しかつ、制限した理由などを患者および家族等その他の関係者に知らせることが必要になる。

①　信書の発受（手紙を出したり受け取ること）に関する事項

家族等その他の関係者からの郵便物が、患者の病状や治療効果に悪影響を及ぼす場合に行われることがある。制限に至らぬようあらかじめ家族等と十分に連絡をとり、信書を差し控えさせたり、主治医あてに発信させ患者の病状をみて主治医が患者に連絡させたりするなどの方法に努めることが求められている。

刃物、薬物等の異物が同封されていると判断される場合にはスタッフ立会いの下、患者自身が開封し異物を取り出した上で信書を渡すことになる。医師はそのことを診療録に記載する必要がある。

②　面会に関する事項

入院後はできるだけ早期に患者に面会の機会を与えるべきであり、入院直後に一定期間一律に面会を禁止する措置をとることはできない。また、病院スタッフの立会いなく入院患者が単独で面会することが原則である。

③　通信および面会の制限に関する遵守事項

入院患者が退院や処遇改善の要求ができるよう、公衆電話等は患者が自由に24時間利用できる場所に設置する。閉鎖病棟内にも設置する。また、都道府県精神保健福祉主管部局、地方法務局人権擁護主管部局等の電話番号を電話機の側に掲示する。これら人権擁護に関する行政機関の職員、患者の代理人である弁護士との電話、面会に関してはたとえ措置入院や隔離をされていたとしても制限することはできない。

4）隔離（厚生省告示第129号、130号）

隔離とは、内側から患者本人の意思によっては出ることができない部屋の中へ1人だけ入室させることによってその患者を他の患者から遮断する行動の制限をいい、12時間を越えるものに限る。隔離は指定医が必要と認める場合に限り行うことができる行動制限である。ただし、12時間以内の隔離は医師が必要と判断すれば指定医でなくとも行うことができる。隔離は制裁や懲罰あるいは見せしめのために行われるようなことがあっては決してならない。

隔離を行うに当たっては、その患者に隔離を行う理由を知らせるとともに隔離を行ったこと、その理由、隔離を開始した日時、解除した日時を診療録に記載する。

隔離室には2人以上の患者を入室させてはならない。また医師は原則として毎日1回診察を行い、診療録に診察結果を記載する。隔離を行っている間も、定期的な会話等による注意深い臨床的観察と適切な医療および保護が確保されなければならない。患者は自らの意思で扉の開閉ができないため、隔離中は室温、日光、照明を調節し、食事・水分補給・洗面・入浴・掃除など患者のセルフケアと部屋の衛生の確保に配慮することが重要である。

表3-8　隔離の対象となる患者

①他の患者との人間関係を著しく損なうおそれがある等、その言動が患者の病状の経過や予後に著しく悪く影響する場合
②自殺企図又は自傷行為が切迫している場合
③他の患者に対する暴力行為や著しい迷惑行為、器物破損行為が認められ、他の方法ではこれを防ぎきれない場合
④急性精神運動興奮等のため、不穏、多動、爆発性などが目立ち、一般の精神病室では医療又は保護を図ることが著しく困難な場合
⑤身体的合併症を有する患者について、検査及び処置等のため、隔離が必要な場合
（昭和63年厚生省告示第130号）

5）身体拘束（厚生省告示129号、130号）

身体拘束とは、衣類または綿入り帯等を使用して一時的にその患者の身体を拘束し、その運動を抑制する行動の制限をいう。指定医が必要と認める場合でないと行うことができない行動制限で、隔離の場合と異なり指定医以外の判断では行うことができない。身体拘束を行う場合は，特別に配慮して作られた医療用の抑制帯などを用いる。

身体拘束を行うに当たってはその患者に身体拘束を行う理由を知らせるとともに、身体拘束を行ったこと、その理由、身体拘束を開始した日時、解除した日時を診療録に記載する。

表 3-9　身体拘束の対象となる患者

①自殺企図又は自傷行為が著しく切迫している場合 ②多動又は不穏が顕著である場合 ③①又は②のほか精神障害のために、そのまま放置すれば患者の生命にまで危険が及ぶおそれがある場合 （昭和 63 年厚生省告示第 130 号）

表 3-10　身体拘束中に起こりうる危険性[14)]

・静脈血栓・肺塞栓症 ・吐物による誤嚥及び誤嚥性肺炎や窒息 ・不適切な拘束による転落・呼吸抑制・神経麻痺 ・血行障害による褥創や水疱 ・運動制限による関節の機能障害 ・腸管麻痺 ・ストレス性消化管出血 ・長期間拘束時の圧迫による上下肢の麻痺・尖足・擦過傷 ・薬物による副作用の発見の遅延（呼吸抑制など）

身体拘束中は医師が頻回に診察を行い、診療録に診察結果を記載する。またスタッフによる常時の臨床的観察を行い適切な医療および保護の確保をする。

身体拘束は、制限の程度が強く二次的な身体的障害が生じる可能性もあるため、できる限り早期に他の方法に切り替えるよう努めなければならない。スタッフは適切に拘束が行われているか、安全の確保がなされているか常に観察し、適宜体位変換を実施するとともに自分では動けないため、室温、日光、照明を調節するとともに食事や水分摂取、排泄、清潔の保持等に努めることが重要である。

6）処遇改善請求、退院請求について（精神保健福祉法第 38 条の 3）

入院中の患者や家族等が受けている処遇や治療に納得がいかない場合、（例えば病状が改善したにもかかわらず処遇が改善されない、病状について十分な説明が受けられない、退院を求めたが納得のいく説明がなされないまま入院が継続しているなど）[15)]、都道府県知事に対し退院の請求を行える権利、または、精神科病院の管理者に対し退院の請求もしくは処遇の改善を命じることのできる権利がある。請求された内容は、**精神医療審議会**で検討される。

精神医療審査会は、精神障碍者の人権に配慮しつつ、その適正な医療および保護を確保する観点から1987年（昭和62年）に定められた機関である。精神医療審査会の業務としては、①精神科病院の管理者から医療保護入院の届出、措置入院者および医療保護入院者の定期病状報告があったときは、その入院の必要があるかどうかに関し審査を行う、②精神病院に入院中の者またはその家族等から退院請求または処遇改善請求があったときにその入院の必要があるかどうか、またはその処遇が適当であるかどうかについて審査を行う。また、今の状況が適切ではないと判断すれば、都道府県知事または（政令指定都市の長）は本人と病院に対して結果を知らせ、病院には現在の状況を改善するよう求めることができる。審査会の委員は、医師、法律家、有識者等で構成され専門的かつ独立的な機関として審査を行う。

7） 行動制限最小化に向けて

隔離や身体拘束などの行動制限に対し、行動制限の最小化に向けた適切性と安全性が常に要求される[16)]。我が国の精神科医療における行動制限最小化への対策として、平成16年に診療報酬制度による精神科病院における行動制限最小化委員会設置が義務付けられた。具体的には基本指針の整備、行動制限最小化委員会による月1回の評価、職員を対象とした年2回の研修の実施が定められている。しかし、平成30年6月末時点の入院患者総数約280,815人のうち、隔離処遇のものは12,364人、身体拘束は11,362人であり、隔離による行動制限の患者数およびその比率は増加傾向にある[17)]。日本では少ない医療者数で多くの患者を看護している現状を踏まえてもなお、行動制限を減少させ適切な看護ケアを提供できるように、人権的見地から問題を認識し、現状を改善する取り組みが必要である。

注

1） 高EEの家族…患者に対して高い感情表出がある家族。患者に対し感情の赴くまま叫ぶなどの感情表出や、暴言、過干渉などがみられる家族。

＊1 精神保健指定医：精神疾患などについて一定の医療経験を持ち、指定された研修課程を修了した医師に対して、本人の申請に基づき認定される。任意でない入院や行動制限など、人権に関わる判断を行う。

＊2 家族等：配偶者、親権者、扶養義務者、後見人又は保佐人のうちいずれかの者がなる。家族等の該当者がいない場合や家族等の全員がその意思を表示することができない場合は、居

住地（現在地）を管轄する市町村が同意の判断を行うことになる。2013年（平成25年）の精神保健福祉法改正で、「保護者」から「家族等」に改められた。

＊3　特定医師　指定医の確保ができず、精神科救急医療体制の整備に支障をきたしている地域が存在するため、2006年（平成18年）の精神保健福祉法改正で特定医師の制度が設けられた。特定医師は、医師法第16条の4第1項の規定により登録を受けている医師で、医籍登録後4年以上精神科の臨床経験を2年以上有していることを要件としている。

引用文献

1)　木田孝太郎『心を見守る人のために ― 精神の看護学』学研、2001、p.81

2)　日本看護協会編「組織で取り組む医療事故防止」

3)　武井麻子『精神看護学ノート第2版』医学書院、2005、pp.4-8

4)　角谷広子・梶本市子「5年以上の経験を有する精神科外来看護師の家族ケアニーズの捉え方」『家族看護学研究』第15巻第1号　2009、pp.2-11

5)　厚生労働省第18回今後の精神保健医療福祉のあり方等に関する検討会資料、精神科デイ・ケア等の人員基準について、2009

6)、7)　平和会吉田病院　HP：http://heiwakai.or.jp/neuropsychiatry/

8)　今後の精神保健医療福祉のあり方等に関する検討会：精神保健医療福祉の更なる改革に向けて、2009年報告書、pp.37-38

9)　精神科医療情報総合サイト「e- らぽ～る」精神科医療関連制度基礎テキスト、pp.13 ～ 34
https://www.e- rapport.jp/law/welfare/welfare_2014/welfare_2014_2.pdf

10)、11)、12)　www.whlw.go.jp>stf>shingi 入院制度について（PDF：439KB）厚生労働省

13)　厚生労働省第7回 保護者制度・入院制度に関する作業チーム：2011年11月15日 資料3

14)　千葉県精神科医療センター：身体拘束についてのマニュアル、2012年10月一部改訂版
https://www.e-rapport.jp/team/safe/practice/chiba_c/2shintaikousoku_mn.pdf

15)　厚生労働省みんなのメンタルヘルス総合サイト：精神科に入院した時の権利
http://www.mhlw.go.jp/kokoro/support/medical_2.html

16)　服部朝代・吉本聖隆・山下亜矢子・泉川桂子・平松悦子：行動制限最小化に関する研究（第4報）― 隔離処遇に関連した予測される不利益への一考察 ―、川崎医療福祉学会誌、26（1）、pp.113-119、2016

17)　国立精神・神経医療研究センター精神保健研究所 精神保健計画研究部「改革ビジョン研究ホームページ」事務局：630調査
https://www.ncnp.go.jp/nimh/seisaku/data/year.html （2020年2月20日確認）

参考文献

松下正明ほか『精神看護学』株式会社医学芸術新社、2009

野中浩幸ほか『精神看護学実習ポケットブック』精神看護出版、2014
長谷川浩ほか『共感的看護　いま、ここでの出会いと気づき』医学書院、1997
日本精神科看護技術協会『精神科看護ガイドライン』、2011
伊藤弘人　精神科医療における安全管理（『保健医療科学』第51巻第4号特集医療安全の新たな展望 ― 各論2002年12月　pp.222-225）
『系統看護学講座　専門分野Ⅱ　精神看護の展開　精神看護学②』医学書院、2016
『精神科看護　持ち物制限から見えてくる看護』精神看護出版、2015　12月
青戸由理子「看護者の孤独や心の外傷は周りの人から“とり扱われる”必要がある」
精神看護4（1）　2001、pp.28-30
山内勇人ら「精神科病院における「鍵」に対する清潔意識と取り扱いの現状　手指衛生遵守の観点から」2007
松田優二「精神科病院入院患者の無断離院防止の対応策に関する文献研究　1987年～2012年における先行研究からの検討」東北文化学園大学看護学科紀要、3（1）　2014、pp.3-14
坂田三允編集『精神看護エクスペール　19　患者の安全を守る看護技術』第5章　1.自然災害、中山書店、2006、pp.146-158
フレデリック編集、富田博秋他監訳『災害精神医学』第Ⅰ部災害への備え、星和書店、2015、pp.3-24
石川幸代他　座談会　レクリエーションは精神科看護師にとって「宝箱」である、精神科看護、41（266）　2014、pp.4-9
奥山勤武「レクリエーションにおける看護の専門性とは」精神科看護41（266）　2014、pp.16-21
川野雅資編『精神科看護管理の実際』医学書院、2017
厚生労働省医薬食品局監視指導・麻薬対策課『病院・診療所における向精神薬取扱い手引き』2012
厚生労働省社会・援護局総務課自殺対策推進室、警察庁生活安全局生活安全企画課「平成30年中における自殺の状況」2019
急性期精神科看護研究会著　阿保順子、佐久間えりか編「統合失調症急性期看護マニュアル改訂版」すぴか書房、2012、p.87
急性期精神科看護研究会著　阿保順子、佐久間えりか編「統合失調症急性期看護マニュアル改訂版」すぴか書房、2012、p.43
村井俊哉、他　　臨床ナースのためのBasic & Standard「改訂2版精神科看護の知識の実際」メディカ出版、2015、p.185　p.219
新潟県精神保健福祉センター、新潟市こころの健康センター、「精神科入院者自殺調査報告書」2013年
安部俊幸、福島昇、「精神科入院患者の自殺率について」『新潟医学会雑誌』127（10）2013、pp.564-565
高橋祥友著、医療者が知っておきたい自殺のリスクマネジメント　医学書院、2006

第 4 章
観察と記録

1. 観　　察

看護は、観察に始まり観察に終わるといっても過言ではないほど、対象者を観察することは重要である。そして観察した項目を記録して残すことで、誰がその記録を見ても、患者や対象者のこれまでの治療や看護の経過がわかり、継続して看護を行うことができる。観察は、それだけに患者や対象者の身体的側面や心理的側面、社会的側面などあらゆる角度から正確に理解することが大切である。

第 4 章では、観察と記録に関して学び、観察や記録の重要性を認識し、観察や記録したことがどのように看護に役立つかを理解する。

（1） 目的と必要性

観察とは、『ブリタニカ国際大百科事典 小項目事典』[1)] によると、「物や現象を注意深く組織的に把握する行為」、『デジタル大辞泉』[2)] では、「物事の様相をありのままにくわしく見極め、そこにある種々の事情を知ること」。さらに、『看護学大辞典第 2 版』[3)] には、「ある特定の対象・事柄に対する意図的な情報収集」であると定義している。ただ漫然に聞いたことや見たことだけでは観察とは言えず、看護の対象となる人の状態を観察する目的をもって意図した観察をすることである。

しかし、観察は看護者だけの情報ではなく、医師や薬剤師、栄養士、ソーシャルワーカーなどの多職種からの情報、さらに対象者の家族からの情報・カルテ・検査データーなど様々な情報を得て、総合的にかつ客観的に判断することが求められる。そのために、多職種との情報交換の場を設けることや看護者だけの情報共有などに留まらず、日頃からのコミュニケーションも非常に重要であるといえる。また最近、特に精神科医療においては、長年にわたるいわゆる「社会的入院」を減少させ、早期退院をして地域おける社会資源の有効活用をしながら、地域において生活を続けていく支援が強化される傾向にある。入院期間中の病棟での観察や、地域における訪問看護などによる観察など、再発を防ぎ地域での生活にシフトしていくといった精神科の医療の流れがあるために、看護師による観察はますます重要性を増しているだろう。

観察の目的は、患者の生命を守り、健康的な生活ができるように援助することである。しかし、対象者への観察は重要であるが、近年、個人情報保護法などにより個人のプライバシーなどに過度に入りすぎてしまい、対象者との関係が悪くなるということにも注意を払わなければならない。そのため、対象者やその家族の人権を守ることが大切であり、看護者側も倫理的配慮について学習していく必要がある。

（2） 観察の要点

1） 五感をつかう

五感は、感性や感覚といった人間の持つ能力に頼るところがあるが、例えば、見る（眼で見て観察）、聞く（耳で聞いて観察）、嗅ぐ（鼻で臭気を嗅ぐ）、感じる（手で触れて感じる、直感や感覚で感じる）など人間の持つ感覚を駆使して対象者に対する観察を行う。それだけに看護は、まず看護者の感性から始まり「何か、昨日と違うな…。何もなく大丈夫だと言っていたけれど、少し顔色が悪いようだ、会話に力がない…」などと感じることがあり、それは看護師として対象者に関わるうちに備わる観察眼といっても良い。その「何か違う…」と感じた感覚をそのままにするだけではなく、多職種からの情報や看護職同士の申し送りや各種検査データーなどを参考にして総合的に判断することが必要である。すなわち、感じた感覚を裏付ける科学的データーや客観的情報の収集も忘れてはならない。

2）看護職による思い込みの観察の危険性を認識する

人は、第一印象で感覚的にその人に対しての判断を得やすいものであるが、特に対象者に対して偏見や陰性感情を持つことがないようにあくまでも公平にかつ対象者を客観的に見ることが大切である。それは、先入観や陰性感情などがあると、偏った観察や誤った観察を行ってしまい間違えた情報を観察として報告してしまうことで対象者に対しての治療や看護方針などに不利益が生じる。

3）コミュニケーションによる観察

対象者とのコミュニケーションによる観察は、言語的コミュニケーションと非言語的コミュニケーションに分けられる。

① 言語的コミュニケーション（対象者主体）

対象者から発せられる言葉や話である言語的コミュニケーションは、その時点における精神的状態や考えに左右されるために、精神看護では非常に有益な情報である主観的コミュニケーションである。

② 非言語的コミュニケーション（看護職者主体）

対象者から発せられる言語や会話ではなく、対象者全体を看護者が五感を使い観察する客観的なコミュニケーションである。

観察で重要なことは、看護職が正しく客観的な情報を得るためには、看護職の関わり方が影響してくるために、観察内容をチームで共有し内容を検証していく必要がある。

表 4-1　言語的コミュニケーションと非言語的コミュニケーションにおける観察

言語的コミュニケーション
・相手がよく使う言葉、言い回し、感情的な言葉 ・話の内容の整合性 ・会話の疎通
非言語的コミュニケーション
・顔の表情 ・声のトーン、リズム、テンポ、大きさ ・姿勢、体の動き、しぐさ

（3） 観察の方法

1） 主観的観察

五感による観察や、言語的コミュニケーションと非言語的コミュニケーションにより観察をする。（表4-1参照）

2） 客観的観察（表4-2）

表4-2の身体的側面、心理発達的側面、社会的側面などの多面的に対象者を観察するが、これだけでは正確な情報とはいえず、各種検査データーや日常的に測定しているバイタルサインなども加味することでより確かな観察となる。しかし、一人だけの観察では、観察の妥当性や情報の正確性に欠ける場合があることがあり、多職種の情報や他者からの情報も取り入れ、カンファレンスを実施し対象者に関わるすべての人たちとの共通認識が不可欠である。

表4-2 観察項目

項目	観察内容
身体的側面	・身体的状態：身長、体重、体格、姿勢、歩行状態、麻痺の有無、身体の動き ・皮膚の状態：顔色、皮膚の色、傷の有無・状態、弾力、浮腫 ・顔の状態：表情、目つき、口唇、鼻、耳の機能・皮膚の状態 ・感覚（痛み、かゆみ、痺れ、麻痺） ・食欲の状態（摂取状況、姿勢、介助の有無） ・排泄：便、尿、汗、分泌物（回数、形状、臭気） ・疾患の有無、治療状況 ・バイタルサイン：血圧、呼吸、脈拍、体温
心理・発達的側面	・精神・感情の状態：感情の起伏、喜怒哀楽の様子 ・睡眠 — 覚醒状態：時間、熟眠感、不眠の有無、中途覚醒の有無 ・生活リズム：１日の生活状況 ・認識：病気に対する認識、治療意欲 ・発達状態：発達課題、発達過程の状況
社会的側面	・教育レベル：（学歴、知的水準） ・家族関係 ・対人関係（病棟内、地域など） ・職業・学習の状況 ・興味関心意欲：趣味、ストレスコーピング

（4） 観察をするときの注意事項

正確に観察するために注意すべきこととして、

- ・看護師自身が、心身共に健康で情緒的に安定し、他者と良好なコミュニケーションを取ることができる。
- ・人間は、自分の経験の範囲で物事を見てしまいがちであるが、そのため対象者のアセスメントに対してバイアスがかかってしまうことを常に認識しておく。
- ・対象者に対する先入観を持たない、または先入観をもっているかどうか常に振り返る。
- ・他者からの情報に頼ることなく必ず自分で確認し、ずれが生じた場合には、そのままにせずに必ず検証する。
- ・対象者を多面的にかつ総合的に観察する。
- ・対象者の観察には、目的をもって観察し正確な情報を得ることと、絶えず観察を継続し続けることで、対象者の状態の悪化を防ぐことができ安全を守ることができることが多い。

2. 記　　録

（1） 記録とは

『看護学大辞典第2版』[3] では、「看護師の責任で記載する公的な患者個人の記録」と1984年に厚生省（現　厚生労働省）によると、「看護記録は看護過程の実施を証明するものである」と定義されている。また、『保健師助産師看護師法』では、助産師が記載する助産録については、第42条により記録が義務つけられていた。しかし、看護記録については、『基本診察料の施設基準等及びその届出に関する手続きの取り扱いについて』に法的な規定として記載されていない。また、『平成26年度診療報酬改定の概要』において、「入院基本料に係る看護記録」の項目で、入院基本料の届出を行った病棟においては、看護体制の1単位ごとに次に掲げる記録がなされている必要がある（表4-3）」と記載されている。

一方、看護記録は看護者の思考と行為を示すもので、看護実践の一連の過程を記録したものである。看護記録は、追考した看護業務を証明する重要な書類であ

表 4-3　入院基本料に係る看護記録

1. 患者の個人記録 (1) 経過記録：個々の患者について観察した事項及び看護の内容等看護要員が記録するもの。 (2) 看護計画に関する記録：看護の目標、具体的な看護の方法及び評価等を記録するもの。 2. 看護業務の計画に関する記録 (1) 看護業務の管理に関す記録：患者の移動、問題のある患者の状態や診療等の概要、看護要員の勤務状況や核勤務帯ごとの記録 (2) 看護業務の計画に関する記録：看護要員の勤務計画及び業務分担並びに看護師、准看護師の受け持ちの割り当て等。看護職員を訂正にはいちするための状態に関する評価の記録

出典：日本看護協会『看護記録および診療情報の取り扱いに関する指針』

る。日本看護協会の『看護記録および診療情報の取扱いに関する指針』[4)] では、看護者が専門職として社会的責任を果たすために必要な看護記録および診療情報の取り扱いに関する基本的な考え方を示すもので、①診療情報の提供の目的と看護者の役割を明確にする、②診療情報の提供における看護者の主体的な役割を示す、③診療記録開示の目的に適う看護記録のありかたを示す、④看護記録を含めた診療情報などの個人情報の保護に関する基本的考え方を示す、の4点を目的としている。

近年、病院施設の中にもIT化により医療制度そのものが大きな変革に伴い、それまでの医師や看護師が紙の用紙に記入するいわゆる「一人1冊の紙のカルテ」から電子カルテが主流になってきた。看護師が記入する看護記録は、病棟内だけでなく病院内から多職種によりアクセスが可能となった。電子カルテ化になりより一層、看護師が記入する看護記録は、個人情報や個人データーなどが集積されるようになることでカルテというよりも「患者記録（情報）」となってきた。そのことで逆に個人情報の漏えいや拡散の危険性が増してきているため、取り扱いや個人情報の保護という観点から注意しなければならない。

（2）　記録の要件

看護記録は、看護職以外の人も対象者の情報を得るために見るものであるということを常に考えなくてはならない。記号や略語などの多様や医療に携わるものだけがわかるような表記や言葉使いは避けることが必要である。

①　5W1H（いつ、誰が、どこで、何を、なぜ、どのように）で記述。

②　②わかりやすい正しい日本語表記と簡潔な文章（誰が見ても理解できるような表記）。

③　院や施設などにより決められたルールを元に書く。

④　客観的事実の記述（推測や不明確な根拠、あいまいな判断）。

看護記録で、曖昧な文章や書いていることに要点がつかみきれない文章であることは、患者の状態や発言の意味するところや様々な情報を元にしての看護師の主観やケアや判断の根拠が明確でないことが多い。それゆえ曖昧な表現などで書いてしまい、患者の主観的情報や客観的情報に対しての正しい認識がされず、看護上の問題点や方向性が示されなくなるということである。

（3）　記録の目的

①　実施した看護ケアの可視化

・患者の状態やアセスメントの評価、医療や看護ケアを実施した後の経過や状態の観察の結果などの記述により患者の状態の情報の提供（看護実践の証明）

・アセスメントなどによりその患者に必要とされたケアの根拠、看護師による看護実践の経過や結果、患者の反応や状態の情報の提供（看護ケアの質の証明）

・患者の状態の経過の記録により患者の健康状態の変化を把握できることから、次の看護ケアの判断資料

②　職種や不特定者でも理解できる記述内容

・患者を囲んだ他職種の連携による情報の共有や、ケアの一貫性を維持するうえでのコミュニケーションの手段

・医療事故や医療訴訟に対する法的証明資料

・施設・病院が設立要件や施設基準、診療報酬上の要件を満たしているかの

証明看護記録の目的は、記録を適切に書くことにより「記録により看護ケアが見えるもの」であり、看護記録は、患者やその家族、医師やコメディカルなどが見るものである。さらに訴訟やトラブルが発生した場合などは、求めに応じて司法および行政機関の担当者に開示しなければならない公的な要素のある記録であり、看護師をはじめとした医療従事者を守るものである。そのためにも誰がいつ見てもよく理解できるものである必要がある。

（4） 記録の種類

看護記録は、施設・病院ごとに様々な様式があるが、主な様式として大きく分けて①叙述的経過記録、②クリティカルパスがある。さらに①の叙述的経過記録には、経時記録、フォーカスチャーティング、POS 記録の 3 つがある。

① 叙述的経過記録

これまで看護では、伝統的に用いられてきた記録の形式。時間の経過とともに記載する記録である。業務時間において実施した、看護ケア、治療、検査といった客観的情報を記載したり、患者の状態や反応などを 24 時間の経時的に記載したりする。この記録の利点は、時間の流れに沿ってその患者の情報を把握しやすいということである。しかし、問題点の把握や欲しい情報探すために、経過を時間軸で現在から過去へと追う必要があるという問題点がある。

a. フォーカスチャーティング

患者の現在の状態や問題点などに焦点を当てた記録の形式である。

Focus（焦点）➡ Data（データ）➡ Action（アクション）➡ Response（反応）

・Focus：患者の問題点、ケアの内容など目的に焦点をあてて記録する。

・Data：患者の客観的情報や主観的情報などを記録する。

・Action：Focus により必要な看護ケアや治療などの実施や今後の計画など

・Response：Action により実施した内容の評価

などであり、Response での評価から Action に戻り実施した看護ケアの妥当性の評価ができるため、ケアの振り返りとなる。

b. POS（Problem Oriented System）問題志向型システム

これは、看護よりも医師の診療や医療従事者に開発された診察録システムであり、計画・実施・評価を記録する方法である。その記録は、問題ごとに

SOAP形式で記載する。

・S（Subjective data：主観的データー）：患者や家族から聞きとった情報の記録。

・O（Objective data：客観的データー）：医療職者による観察や各種検査データーなどの情報の記録。

・A（Assessment：評価）：主観的データーと客観的データーからの分析・解釈・評価の記録。

・P（Plan：計画）：アセスメントから得られた評価による治療や看護計画の記録。

②　クリティカルパス

患者の疾患の標準的な経過での予定や予測される検査・治療・看護などのケア介入がスケジュール表のようにまとめられているものである。縦軸は、入院指導や治療や看護、検査、食事、安静度、患者教育や退院計画といった項目が並べられる。横軸は、時間経過などの時間軸である。患者や家族にもわかりやすく医療職側との情報の共有がし易い点がある。実施したことや確認したことにチェックや署名をするだけで記録用紙として用いられる。しかし、パスに不適切な患者や期待される結果が得られない場合には、別の記録方法により記載する。

（5）電子カルテ

『電子カルテの定義に関する日本医療情報学会の見解』（日本医療情報学会2003年）によると、「電子カルテは所見や検査結果など患者の症例記述をその主たるアィデンティティと考えるべきであり、オーダーエントリーは依頼情報伝達と結果の返信という院内情報伝達業務を主たる機能とする。この2つは一部を共有し、全体として病院情報システム、診療所情報システムの一部をなす」と定義されている。

2015年の調査では、日本の電子カルテの導入病院（非公開病院施設を除く）の普及率は、27.8%であり、導入の普及率は、対前年比3.3%増で毎年増加している。しかし、400床以上の病院では、70.1%の普及率で、4.1%の増加である。近年の特徴として中小の病院での普及率の上昇がみられる。しかし、医療費の削減

表 4-4　電子カルテのメリット

電子カルテのメリット

- ➢ コンピューターで入力することで多職種の診療録に記載の文字が読みやすい
- ➢ 多職種により同一の情報共有が容易である
- ➢ ネットワークにより院内・施設内で同時に複数個所において閲覧が容易にできる
- ➢ 医療・看護ケアの標準化や質の確保ができる
- ➢ 院内・施設内での多数が記載するために用語の標準化を図ることができる
- ➢ 紙媒体のような保管場所が不要である
- ➢ パスワードをかけることによりセキュリティやプライバシーの確保ができる
- ➢ 必要な情報を時系列、目的別に瞬時に得ることができる

表 4-5　電子カルテ使用上の注意点

電子カルテの注意点

- ✓ パスワードの管理などセキュリティを強化する必要がある
- ✓ 電子カルテ閲覧時の操作を決められた方法で行い、閲覧後はログアウトを行う
- ✓ 多人数が閲覧可能であるために、患者の個人情報が記載されているためにプライバシーの確保を常に意識する

が続く中、多額の導入維持費用がかさむ為に病床数の少ない病院や施設などの導入は課題の一つである。

電子カルテでは、多職種との情報共有や医療・看護ケアの標準化や質の確保および各種業務改善に役立つ。

電子化が進み医療や看護ケアの質の向上に役立つ反面、セキュリティはプライバシーの確保などといった問題もある。また、電子カルテ導入によりクリティカルパスなどの活用がされてきたが、それまで行ってきたアセスメントをどのように生かして個別のケアに生かしていけるのか考える必要がある。また何よりも電子カルテの導入如何により患者への医療・看護ケアの質の差があってはならないために課題も多い。

(6) カルテ開示とは

カルテは、それまで医療職側のみで患者やその家族が希望しても見ることはできないような時代だったが、1999年10月に「都立病院における診療情報の提供に関する指針」を公表し、同年11月から東京都立の14病院が全国に先駆けてカルテ開示を実施した。その後は、それにならうように全国に広まっていった。今では、ケアプランも患者と一緒に考えながら作成することもできるようになってきた。

また、個人情報保護法では、5,000件以上の個人データーを保有する個人情報取扱業者は、原則として本人からの求めに応じて保有する個人データーを開示することが義務付けられている。また、「医療・介護関係事業者における個人情報の適切な取り扱いのためのガイドライン」では、保有するカルテが5,000件未満であっても本人からの求めに応じて当該保有の個人情報のデーターを書面の交付などにより開示することとしている。

① 開示の必要性

患者の求めに応じてカルテ開示を行うが、その方法として以下の3つがある。

a インフォームドコンセントを目的とした情報提供

患者の治療に関しての情報の提供を行い、患者の自己決定権の保障をすることである。しかし、この際の情報提供は、口頭での説明よりも文書をもって説明する方が患者が理解しやすく、判断する際に有益である。そしてセカンドオピニオンを求めて相談に行く際に、患者からカルテ開示を求められることが多いが、それを拒否すると患者との信頼関係が保てなくなる可能性もあり注意が必要である。

b プライバシーの保護を目的とした情報開示

患者は、医療職者の記載するカルテに何が書かれているのか開示を求める以外に知る方法がない。しかし、自分の情報がどのように書かれているのか知ることで自分自身のプライバシーの保護につながるために必要である。

c 医療訴訟を目的とした裁判所などの公的機関による証拠保全

医療ミスなどが生じた場合に、カルテ記載内容の改ざんの防止と裁判の際の証拠資料として確保するために必要である。証拠資料として保全する場合には、弁護士を通じて裁判所に証拠保全の手続きを行う。

② 開示の対象

個人情報保護法では、開示請求は本人のみができる。しかし、「診療情報の提供等に関する指針」では、診療記録の開示を求めるものは患者個人が原則である。

しかし、a・法定代理人、b・任意後見人、c・患者本人から代理権を与えられた親族及びそれに準ずるもの、d・実際に患者の世話をしている親族及びこれに準ずるものでただし、患者が成人で判断能力に疑義がある場合、も請求できるとしている（引用；看護協会資料）。

③ 開示の方法

看護記録などの開示方法は以下の3つに分類される。

a・看護記録の閲覧

b・看護記録の写しの交付

c・看護記録の要約（サマリー）の書類の交付

患者または請求権のある人が請求した場合に、話を聞き適切な方法で開示するが、院内・施設内の規定に沿ったように開示する（引用：看護協会資料）。

（7） 記録の法的位置づけ

わが国の最高裁判所の2016年の医療関係裁判の統計によれば、地方裁判所や簡易裁判所を含めて新規受け入れ裁判件数は、836件であり大体この10年は700～900件で推移している。平成27年の診療科別の統計[5]では、多い順に内科（178件）・外科（121件）・整形外科（95件）・歯科（87件）となっており、精神科は、25件となって平成22年以降では最も少なくなっているが、大体毎年30件前後で推移している。

患者側の勝訴率は、年ごとにばらつきがあるものの、患者側の要求の一部容認を含んでも30%程度である。

一例として、精神科で実際に裁判になった例として、高熱や頻脈、流涎などの錐体外路症状などが出現する、「悪性症候群」を見逃したとして未必の故意による殺人容疑で遺族から刑事告発された件がある。

実際に医療裁判になり証拠保全としてカルテの記載内容の保全命令が下った際に看護記録も証拠となる重要な記録である。そのため、法廷にいて看護記録を含めて病院施設側の証拠として提出された記録に残されていないものは、「なかった」「未実施」などということになる。そのため常日頃から観察を行い、簡潔かつ正確な記録であることが大切である。なによりも重要なことは、日常のケアにおいて患者やその家族たちとのコミュニケーションを良好に保つことが重要であることや日頃から患者へ良いケアを行うことは言うまでもない。

2007 年 4 月から「医療法第 21 条、医療法施行規則第 20 条 10 号」により地域医療支援病院と特定機能病院のほかに、一般病院でも看護記録の記載と 2 年間の保存期間が義務付けられた。また違反した場合に、医療法第 74 条により罰則規定があり、20 万円以下の罰金刑に処される。ひとたび何か起こると記録が決定的な証拠となるために記録の記載方法や様式などは、検討を重ね改善していく必要がある。

（8）患者の個人記録

1）経過記録

個々の患者について観察した事項および実施した看護の内容等を看護要員が記録するもの。ただし、病状安定期においては診療録の温度表等の余白にその要点を記録する程度でもよい。

2）看護計画に関する記録

個々の患者について、計画的に適切な看護を行うため、看護の目標、具体的な看護の方法および評価等を記録するもの。

3）看護業務の計画に関する記録

①　看護業務の管理に関する記録

患者の移動、特別な問題を持つ患者の状態および特に行われた診療等に関する概要、看護要員の勤務状況並びに勤務交代に際して申し送る必要のある事項等を各勤務帯ごとに記録するもの。

②　看護業務の計画に関する記録

看護要員の勤務計画および業務分担並びに看護師、准看護師の受け持ち患者割当等について看護チームごとに掲げておくもの。

（9） 精神科における看護記録

病院は多くの法律により運営されているが、精神科は「精神保健及び精神障害者福祉に関する法律（精神保健福祉法）」により病棟運営がされており、医療・看護もその法律に基づいた処遇や対処を行うために法律を遵守する必要がある。精神科において、患者の精神症状を把握して主観的情報や客観的情報は患者への治療や看護ケアを遂行するうえで特に重要であるために正確に記載する。特に、隔離、拘束、通信、面会、外出、持ち物などの行動制限は、制限開始理由や制限開始時刻、制限解除時刻などの必要事項を適切にかつ正確に記載しなければならい。記載は、患者への適切な医療および看護に必要なことであるため、患者の人権を守ることにおいても重要なことである。

3. 看 護 計 画

（1） 目　的

看護過程は、看護ケアやヘルスケアを必要とする人にとって望ましい看護ケアを提供するために、看護師がどのような形で患者に関わっていくか、計画立案・看護の実施をしていく流れのことである。つまり患者にまつわる情報をもとに、患者に適した（必要な）ケアは何かを判断し、そのケアを患者に合った方法で、実施するためのツール（道具）である。この章では、精神看護の臨床や教育の場でよく使われているオレムの看護理論について説明をする。

1） オレム看護理論

① 概要

1971年にドロセア・E・オレム（1914～2007）は、アメリカの看護師・看護理論を発表した。1960年ごろに、アメリカ合衆国保険教育福祉省の実務看護師訓練を向上させるプロジェクトに関わったことにより「看護の中心的問題とは何か」を追究するようになり看護論執筆にたずさわるようになった。そして、1971年に『セルフケア概念』という論文を発表した。

② セルフケアとは

オレムは、自分の身の回りや生活のこと、人生に関することなど、人が自分のことを自分で遂行することを、まとめて「セルフケア」と呼び、人が生命、健康、安寧を維持するために自分で行う行動のことであるとした。

人は元来潜在的にセルフケアを行う力を備えているが、それができなくなった時をセルフケア不足として、その際に看護を必要であるとした。そしてセルフケアを維持するためには、セルフケアに対しての意欲や動機づけやさまざまな社会資源の活用が必要である。そしてオレムは、セルフケアのニードとして以下の３つを挙げている。

a：普遍的なセルフケア要件
b：発達的なセルフケア要件
c：健康逸脱に関するセルフケア要件

③　セルフケアのニード

a：普遍的なセルフケア要件

・十分な空気
・十分な水
・十分な食物の摂取
・排泄過程と排泄物に関連するケアの提供
・活動と休息のバランスの維持
・孤独と人のつきあいのバランスの維持
・人間の生命・機能・安定に対する危険の予防
・正常でありたいという欲求に応じた社会集団の中での人間の機能と発達の促進

b：発達的セルフケア要件

・生命過程を支え、発達過程を促進する状態、すなわち人間構造のより高いレベルでの組織化と、各期間における成熟に向けての人間の進歩を促進し、維持する。
・人間の発達を阻害する可能性のある状態に対するケアの提供。
　有害な影響の発生を、予防するためのケアの提供やそのような状態を和らげたり、克服したりするためのケアの提供

c：健康逸脱に対するセルフケア要件

・遺伝的かつ体質的な欠陥や構造的、機能的逸脱、ならびにそれらの影響や医学的診断、治療にかかわるもの。

以上これらの要件を患者が満たしているかどうかをチェックして、不足している点を看護師が補うことを検討する。

④ オレム理論による援助方法

看護師は、患者のセルフケア不足に対して患者自身のセルフケア能力も勘案して、適切な援助方法を選択することが大切である。オレムは、援助方法を以下のように5つに分類している。

・他者に代わって行為を行う：患者が自分で行うのが難しいことは看護師が代わって行うことである。
・方向性を示す：現在どのような状況で、今後どのようにセルフケアを行っていけばいいのかという方向性を示すことにより患者が安心することができる。
・身体的、心理的サポートをする：不安を受け止めたり、話を聞いたりといった心理的なサポートをすることで患者は安心する。
・環境を提供する：入院中や退院後にも患者会やセルフヘルプグループなどの参加や紹介するなどによりセルフケアができるような環境を提供する。
・教育、指導：患者がセルフケアを行うことができるように患者の疾患や治療などについてわかりやすく説明する。あくまでも患者がセルフケアを行うことができるようなサポートが必要であり、患者のそのときの状況や段階に応じて必要な知識や技術を学ぶことができるように、患者と共に意識を共有することが重要である。

⑤ 看護システム

看護師と患者が、患者のセルフケアのニードを充足するための行為ができるということを原則とした援助には、3つの看護システムがある。

・全代償看護システム（全介助）

患者は自身のケアを遂行するのに、姿勢や運動の調整ができず、そして刺激に反応しない。看護師はその患者に代わって、またその人のために行動する。

・一部代償看護システム（部分介助）

看護師と患者の両方が、必要とするケアの方法を実践する。ケアに対する責任の分担は、看護師の場合や患者の場合がある。「患者の現在の身体的制限、または医学的に指示された制限」や「必要とされる科学的もしくは技術的知識を学ぶことや活動」を実践したり学習したりする。

・支持、教育看護システム（支持・教育）

患者は必要な治療的ケアの方法を実践する能力があるか、実践や学習することができるかもしれない状態か、援助なしにはそれを実践することができない。この場合の支持、教育看護システムにおける看護師は、適切技術や知識の支持や方向づけや環境の提供などといったコンサルタント的役割である。

⑥　患者—看護師の関係

オレムは、援助は患者—看護師関係を通じて実践され、以下の３つの側面から述べている。

・社会的側面：看護援助の社会的、法的側面について理解し、「契約」というかたちで看護の提供に責任を負っている患者は、セルフケアを実践するための方向構成や方策を考えること、看護師から一方的な看護ケアを示されることに受け身ではないということである。すなわち看護師と患者の相互理解と相互の役割理解が必要である。

・対人的側面：人間の心理社会的側面について理解し、効果的なコミュニケーション手段をもって接することができる。

・技術的側面：患者個人に合った必要な看護技術や知識で援助を実施していくことができる。

2）オレム看護論の修正

オレム・アンダーウッドが、オレムのセルフケ欠如の理論をもとにして精神科看護に適応するよう修正した「オレム・アンダーウッドモデル」がある。その考え方の基本は、「個人は、自分自身の健康を維持増進する力を持っており」「看護とは、患者の自己決定を含めセルフケアする行動に働きかけること」であると述べている。

事例（オレム・アンダーウッド理論）

Ａさん　男性　30歳　　疾患：総合失調症　初回入院

入院形態：医療保護入院（閉鎖病棟個室）

既往歴：なし

学歴・職業：A 大学経済学部卒業後、銀行に勤務しており現在休職中
家族構成：父親、母親、弟の 4 人暮らし、父親は会社員、母親は専業主婦
性格：病前性格は、真面目、几帳面
趣味：インターネット
嗜好品：飲酒；仕事上の付き合い程度、喫煙なし。

入院前の生活

銀行に勤務して 8 年目。転勤が多く 2 年ごとに都内の支店を異動していた。残業も多く月末や年末や 3 月などは、夜中に帰宅することも多かった。そのため家族が寝てから帰宅することが多く、家族と会話することは少なかった。

休日は、昼近くまで寝ており午後にはパソコンでネットサーフィンやゲームをして過ごす。

入院までの経過

1 カ月ほど前から「何者から自分の会話を盗聴されている」「隣の家の人が自分の悪口を言っている」「外に出ると危険だからやめろという声が聞こえる」などと言うようになり、家の中をうろうろして落ち着かなくなり不眠になった。母親に説得されて病院に受診したが、その時の表情は険しく、こちら側の問いかけには答えることができなかった。精神保健指定医により入院の必要性を説明されたが頑なに拒否した。しかし、再度説明しても入院を拒否し、同意を得られないために、母親の同意を得て医療保護入院となった。

入院後から 2 週間目の経過

入院直後は、部屋にこもりがちで殆ど部屋から出てこない様子でほぼ一日中臥床していた。薬を渡すと拒否することなく服薬する。食事は全量摂取しており「病院の食事は少ない、おなかがすく」と言っている。母親が持参したお菓子を食べている。母親に「病院の食事が少ないので

表 4-6　検査結果

項目		数値
身体	身長	175cm
	体重	83kg
	BMI	27.1
バイタルサイン	体温	36.3℃
	血圧	118/68mmHg
	脈拍	88 回／分
	呼吸	19 回／分
血液検査	WBC	45,000／μℓ
	RBC	480 万／μℓ
	Hb	15.1g/dL
	BS（FBS）	102mg/dL
	HbA1c	5.90%
	TC	140mg/dL
	HDL	60mg/dL
	LDL	95mg/dL
	TG	68g/dL
	TP	7.5g/dL
	Alb	4.8g/dL
尿検査	尿比重	1.0017
	尿 pH	6.5

カップラーメンを持ってきてほしい」と言っていた。

入浴は「面倒くさい」と言って拒否することが多い。洗面も再三促しても行動に移そうとしない。排便が3日に1回である。

家族間では、特に母親がこの先を思って不安を募らせてしまい寝付けないと話をしていた。

入院10日を過ぎたあたりから、徐々に部屋から出ることが多くなり、時折デイルームに出てきてテレビを見ている。

落ち着いてきた様子であるが、まだ入院2週間なので行動観察が必要である。

治療

薬物療法：オランザピン6mg／日毎食後。便秘薬；マグミット2錠／日

睡眠薬：マイスリー1錠／就寝時

精神療法、作業療法（病棟レクリエーション）

（2）看護問題の抽出と優先順位の決定

これまでの情報収集とアセスメントから、看護問題の抽出と優先順位を決めていく。

1）看護問題の抽出

① 問題1，4，5，7から、セルフケア不足の可能性が考えられる。

理由：入院してまだ2週間であり急性期から回復期へと移行している状態であると考えられる。しかし、落ち着かない状態や活動性が低い状態、そして入浴を拒否するといったことで精神的症状が日常生活行動に影響を及ぼしている。

このような精神的症状により、セルフケアを行えない可能性があり、必要な部分を援助していくことでセルフケアが可能な状態にすることが必要である。また、健康的なところにも目を向ける必要があり、セルフケアができているところやできる可能性のあるところにも注目して、今後その部分のセルフケアを維持向上させることも必要であると考えられる。

② 問題2，3，4から、抗精神病薬による副作用の出現の可能性が考えられる。

理由：抗精神病薬の副作用は、服用後数日から1～2か月は出現しやすい。Aさんは、初回入院で抗精神病薬の薬物療法が開始された。服用している薬

表 4-7　情報収集とアセスメント・問題点

①11月10日　身長175cm、体重73kg、BMI 23.8、TG]、68g/dL、Alb、4.8g/dLm、BS（FBS)、102mg/dL、HbA1c　5.9% ②11月11日　入院時、食欲はあり食事は全量摂取していた。母親が持参した間食も食べていた。病院食が足りないと発言しており、母親にカップ麺を持参するように言っていた。	・身長175cm、体重83kg、BMI27.1　で肥満体型である。 ・BS（FBS)、102mg/dL、HbA1c 5.9%　で明らかに糖尿病とはいえないが、境界にあり注意が必要である。間食の摂取や母親にカップ麺を持参するように言っていたことから、摂取カロリーがオーバーになり、体重増加が考えられる。また、体重増加に伴い、血糖値やHbA1cの値の上昇が考えれる。そのため、食事の摂取状況の観察が必要である。食事摂取と活動などについての説明が必要である。 **問題1：病院食のほかに間食が多い傾向であり、今後体重の増加が考えられる。**
③11月12日　1日3回の薬は拒否することなく服用できている。 ④入院開始時から薬物治療開始され、10mg／日を服用している。入院3日目で薬物の副作用である錐体外路症状などは今のところ見られない。	・薬物の服用に関しては今のところ問題がないが、今後、薬物による副作用の出現が考えられるので注意深く観察する必要がある。薬物の副作用は、今後の患者の服薬行動に影響があるので正しい知識の説明などが必要である。 **問題2：副作用の症状の出現により今後の服薬行動に影響があるために注意を要する。また、オランザピンの服用により、血糖の上昇などや肥満の可能性もあるために定期的に血糖値の測定や体重管理が必要である。**
①11月11日　排泄行為は、自立している。 尿失禁はない。腹部聴診では、腸蠕動音が聴取される。腸の動きは良好である。 水分摂取量については不明でるが、特に頻回な飲水行為は見られない。 ②11月20日排便が3日に1回である	・排泄行為については自立しているために問題はない。 ・排便が3日に1回ということで便秘気味であるために、マグミットを服用しているが、今後、服用している抗精神病薬の副作用で今後、さらに便秘などが悪化する可能性がある。そのため、腹部症状の観察を継続していく必要がある。 **問題3：抗精神病薬の副作用による腹部症状などの身体的症状の出現の可能性がある。**
①11月10日　バイタルサインに異常が見られない。 ②11月20日　入浴は「面倒くさい」と言って拒否することが多い。 ③11月21日　洗面も再三促しても行動に移そうとしない。	・バイタルサインは安定しているが、抗精神病薬の副作用の出現の可能性もあるために毎日の観察が必要である。 **問題4：精神症状などの影響により活動が低下していることが考えられる。そのため清潔行動などのセルフケア不足になる可能性がある。**
①11月11日　入院前、不眠状態であった。 しかし、処方された睡眠剤を飲んで朝まで寝ていた。 ②11月20日　病室から出て、デイルームでテレビを見ていたが、時折窓の外をぼーっと眺めていたりしていた。テレビに集中して見続けることができない様子である。隣人と話かけることはなかった。 ③11月23日　ソワソワような様子がなく自室のベットの上に腰かけて落ち着いている様子である。	・入院前が不眠状態であったが、睡眠剤服用することで眠ることができたが、睡眠リズムを取り戻し、活動と休息のバランスは徐々にとることができてくると思われる。 ・病室から出てきて活動することが徐々にできているために、日中の活動量を増やすことができるような援助を考えていく。 **問題5：精神症状に左右されて日中の活動量が低下することでセルフケアに影響する可能性がある。**
①11月11日「入院したくなかった。自分は退院できるのだろうか」 ②11月12日「家族とは、自分が帰りが遅いからほとんど話をしなかったけどこうして家族と離れてしまうと寂しいですね」 ③11月14日　母親が面会に訪れたが、その際、静かに話をしていた。	・他者との交流ができない状態であるが、性格的なものによるのか、精神症状によるものなかのかを観察していく必要がある。 ・家族の面会は、母親だけだがもともと仕事が多忙で家族との交流が少ないので、家族への支援を含めて関わりを持ちながら家族会などへの参加を促していくことも必要であろう。 **問題6：他者との交流がないことで孤立してしまう可能性がある。**
①11月10日（S）「入院したくなかった」 11月10日（O）急性期病棟（閉鎖病棟）個室に入室。病棟に入ったときはあたりを見回していたりすこしソワソワした様子で落ち着かないようだった。 ②11月23日（O）　病棟レクリエーションやデイケアの参加を聞いてみたが拒否の意思は示さず話を黙ってきいていた。落ち着いた様子だった。	・医療保護入院で閉鎖病棟に入院しており、行動制限がある状態である。入院に対する拒否もありストレスにより精神症状の悪化を防ぐ必要がある。 ・精神状態を考慮したうえでセルフケア能力をアセスメントし、その時その時の状態に応じての支援が必要である。 **問題7：行動制限などのストレスで精神症状の悪化により適切な対処行動をとれない可能性がある。**

剤は、第二世代と呼ばれるこれまでの第一世代と比べて錐体外路症状などの副作用が少ないと言われているが、全く無いわけではない。いまのところ副作用の出現は見られないが、いずれ出現する可能性も否定できないために、抗精神病薬による副作用の早期に発見する必要がある。服用しているオランザピンの特徴として太りやすいことが挙げられ、その結果体型を気にして拒薬に繋がる可能性がある。薬物に関しての知識などの教育が必要であり、今後服薬行動などの観察が必要であろう。

③　問題６から、不安・ストレスが考えられる。

理由：初回の入院であり入院に対して拒否的に捉えていることや、入院前に家族とあまり交流が見られなかったこと、病棟内でも他者との関りが見られないことから、入院に対する不安や孤独などからのストレスなどが考えられる。

今後、回復するに伴い行動範囲が広がることで、他者との交流が図れるようにアプローチが必要である。作業療法やデイケアなどの参加を促していくことも必要である。

２）　優先順位の決定

本事例から、Ａさんは、初回入院であり急性期から回復期に移行しつつある状態ある。精神症状などからの影響により、セルフケアが低下している状態であり、日常生活行動に支障がある。しかも、入院に対する拒否的発言もあり、セルフケアの低下が考えられるために清潔行動や食事などの日常生活援助や介入が必要であるために、優先順位をセルフケアの問題として１とした。

３）　看護計画の立案

１　セルフケアの不足

長期目標：自らセルフケア行動をとることができる。

短期目標：睡眠・活動のバランスの必要性が理解できる。
　　　　　入浴や洗面行為を声かけにより行うことができる。

４）　実施・評価

Ａさんは、急性期から回復期に移行しつつある段階である。そのため、セル

表4-8　看護計画

看護計画	根拠
OP（観察プラン） ①精神症状の有無、表情、言動 ②食事摂取行動（食欲・摂取状況）、食事摂取量、水分摂取量 ③服薬状況 ④薬物による副作用の有無 ⑤排泄状況（排尿、排便の回数と状態） ⑥入浴状況（拒否の有無、更衣など） ⑦洗面行為（拒否、行動の状況） ⑧睡眠状況（入眠状況、不眠の訴えの有無睡眠リズム、眠気やだるさなど） ⑨整理整頓の状況（自室や持ち物の整理整頓など） ⑩覚醒時の状況 ⑪検査データー（血液検査（特に血糖値・Hb A1c）、尿検査、バイタルサイン、体重測定など）	・精神症状は、セルフケアの行動を阻害する大きな要因である。そのため精神症状の有無の観察が重要である。そのため、A さんとのコミュニケーションや行動を観察する。（①②③④⑤⑥⑦⑧⑨） ・服薬行動を観察することで薬物療法に対するA さんの受け止め方を把握することができる。精神科では薬物療法が重要である。拒薬につながりやすい副作用の出現など観察を続けて、早めに対処できるようにする。（③）・入院時に不眠があり、今は薬物により睡眠をとっている状態であるために、夜間は睡眠をとることができている。しかし、睡眠薬の影響で、ふらつきや眠気が残ったりすることで、夜間の転倒やふらつきや日中（特に午前中）の活動の低下などがあるために観察が必要である。（③④⑧⑩）・食事摂取状況では、食欲や間食の状況などを観察するが、服用している薬物の副作用で太りやすくなることがある。この薬は、糖尿病の持病があると服用できないために、今後、血液検査データーを参考に観察していく。また、肥満も体型の変化により拒薬につながることもあるために、体重測定を定期的に行うことが必要である。（②⑩）
CP（ケアプラン） ①セルフケアに対して援助や介入が必要なところは、適宜声をかけていく。 ②自らできるところについて維持向上できるように見守るが、援助や介入が必要なところでは、自尊心を傷つけないように声かけを行いつつ見守る。 ③病院食以外の間食について控えるかまたは低カロリーのものに変えることができるようにする。 ④初回入院ということもあり、不安なく安心して入院生活を送ることができるような治療環境を整える。	・精神症状は、セルフケアの行動を阻害する大きな要因であるために、精神症状の状態に応じながら、自尊心を傷つけないように声かけや見守りを行う。（①②） ・不安なく入院生活を送ることや治療を受けることができるように見守る。（②④） ・病院食以外の間食も食べていることから、適切な体重管理を含めて食事摂取の状況の改善を図る。（④）
EP（教育プラン） ①入院後治療により精神症状が回復してきていることを説明する。 ②睡眠と覚醒のリズムについて説明し、規則正しい生活をする重要性を説明する。 ③体の不調があれば遠慮や我慢しないで些細なことでも伝えてくれるように説明する。 ④何か困ったことがあればいつでも相談してくれるように伝える。	・今の状態を知ることで回復してきたことを実感し、今後の回復意欲の向上につなぐことができる。それによりセルフケアの拡大になる。（①②③④） ・抗精神病薬の副作用の出現に早期に対処すること。身体的辛さを最小限におせることができるため、回復の妨げになる拒薬などを防止できる。（①③）

フケアにおいてAさんができることは自分で、援助が必要なところは介入していくことが必要である。セルフケアは、徐々にできることが増えてくるように援助していくことが必要である。Aさんの普段の行動や言動などに注意深く観察すると共に、できることとできないことのアセスメントをしながら見守った。入浴や洗面行為で「面倒くさい」という発言があり、入浴や洗面行為が治療になぜ必要なのかを説明した。最初はやりたくないような様子であったが、声かけや見守り続けることで、徐々に浴室を見に行ったり洗面台で自分の顔を見てみたりしながら次第に行動に現れるようになってきた。

食事に関しては、オランザピンの影響があり空腹を訴えるが、我慢することよりも低カロリーのものに替えてみる提案をしたところ「やってみようか」という発言が聞かれた。入院当初、入院の拒否が今の生活のストレスになっていないかどうかをコミュニケーションを通じて入院治療に対して気持ちを確かめたところ、「早く良くなりたい」といった発言が聞かれた。

薬物療法に関しては、確実な服薬ができるように効果や副作用の早期発見のための観察を継続していくことにする。

（3）　退院に向けて

Aさんは、食事管理の方法を管理栄養士から指導を受けたが、病前性格が真面目ということもありアドバイスをもとに実践することができた。プライマリーナースや医師からもその努力を認められたことがAさんにとって励みになったようである。「食事や薬など自分で管理するできるように努力する」と前向きな発言がみられた。徐々に自分の病気と向き合う自信を持つことできるようになり、疾患との付き合い方も徐々に受け入れらたようである。そのため、多職種によるカンファレンスで、Aさんの退院支援会議を開くことが決定された。

1）　退院支援会議の開催

①　出席：医師、看護師、精神保健福祉士、管理栄養士、薬剤師、保健師、Aさんの職場の人事担当者、Aさんの職場の看護師、Aさん、Aさんの両親

②　会議の内容

Aさんが、退院後に職場復帰を希望しているため、主治医に退院後に復職可能と診断され、薬剤師より就労者の場合、昼薬を飲み忘れが多い[6]との指摘を

受け、退院時処方の変更を提案された。多職種の意見をもとに、Aさんの職場の人事担当者は、職場復帰の受け入れ可能と判断した。そのため、職場での復職継続のために、看護師と精神保健福祉士からクライシスプランの作成を提案された。同席していた母親に意見を求めたところ、「入院前は、落ち着かなくなり始めの時に、髪はボサボサで洗面や入浴を嫌がるようになって、入院直前には、もう何もしなくなっていのでこの先どうなるのだろうと心配だった。

しかし、今のAを見ているとすっかり見違って安心しました。」と言った。さらに「今回の入院で、一番悪いときから今の状態を見てきたけど、1か月くらいから表情が硬かったのがだいぶ柔らかくなり、話をしていても話が通じるようになったと思います。」「これで退院後に復職ができるようならば私も全面的に協力します。」と笑顔で話をしていた。

母親の話を聞いて会議の出席者全員が退院に向けて力を合わせていくことを確認した。

2） クライシスプラン

① クライシスプランとは、

入退院を繰り返したり、症状の悪化時に自分がどのような症状であったりしたのか、などその時のことを覚えていない患者さんがいる。その背景には複雑な問題が隠れている場合がある。“周囲のサポート状況や社会資源の活用ができているのか”など患者さんごとにさまざまである。しかし、患者さんを取り巻くサポート体制ができていても、多職種間での情報共有がされていないことが多々ある。そのため、患者さんが症状の悪化時（危機的な状況＝クライシス）の際に自分がどのように対処したらよいのかの判断が難しいことや、連携がうまくいかないことで対処が遅れてしまうことがある。そのようにならないように、患者さんや支援者であらかじめ話し合いをもとにクライシスな状況での対処方法の計画を立てておくことである。

② クライシスプランの立て方（表4-9参照）

・クライシスプランの基本形：状態を【落ち着いているとき】、【調子が悪くなりそうなとき】、【調子が悪いとき】の3段階に分けてそれぞれの段階に応じた対処を決めて記入していく。あくまでも対象者本人のことであり、支援を行う側の願望や指導項目とならないようにする。あくまでも対象者と

表 4-9　A さんが安定した生活を送る為のプラン

目標：無理をせずに働き続ける

私の強み：真面目・病識が有る・環境（家族同居・理解ある勤務先）・働く意欲が有る
私のストレス（気を付ける事）：転勤・21 時以降の帰宅
私の支援者（サポーター）：家族、勤務先の人事担当者・看護師・上司、通院先外来

緊急時の連絡先：勤務先（銀行）○○－○○○○－○○○○（□□さん）
病院外来：○○－○○○○－○○○○（主治医△△さん・担当看護師◎◎さん）

		落ち着いてるとき (^.^) 青信号	調子が悪くなりそうなとき (‘Д’) 黄信号	調子が悪いとき (+_+) 赤信号
状態	睡眠 清潔 気分（思考）・表情 活動（過ごし方）平日 休日 服薬状況	よく眠れる 毎日入浴・洗面共に行う 穏やかに過ごせる 会社に出勤 インターネットやゲーム すすんで内服する	23 時まで不眠が 2 日連続するか 1 週間に 3 日ある 入浴洗面共に 3 日に 1 回位になる いろいろな事が頭に浮かんでくる。硬い表情だが会話可能 仕事が手につかない 部屋に引きこもりがちになり活動しない 親に促されて服薬。拒否をしたり内服に時間がかかったり	寝付けない 入浴や洗面を拒否する 誰かから悪口を言われたり盗聴される。険しい表情で他者と会話が成立しない 平日休日とも落ち着かず目的無く家中を歩き回る 薬を飲まないかも
対処	自分で行う	家族・会社の上司への挨拶時に今日の自分の色を伝える	不眠時は 23 時までに頓服薬を内服する 刺激を避ける事が出来る（業務量の調整など） 両親・支援者に相談する 平日 10 時～16 時：外来 出勤時：銀行の上司 予約外の受診必要性の有無を両親・外来に相談する 頓服薬内服	家族に SOS を出す 不穏時薬を飲む 臨時受診をする
	支援者にして欲しい事	色の報告が無かったら、促して欲しい。 状態を観察し気にかけて欲しい 話を聞いて欲しい	支援者への相談が 1 週間に 2 回以上あったら、病院受診を促して欲しい 予約外受診の検討をして欲しい 出勤時の場合迎えに来て欲しい 会社への連絡は支援者からでも良い事にして欲しい 出来る限りそばに居て欲しい 頓服薬をすすめて欲しい	支援者には付き添いで受診に連れて行って欲しい 入院して休むことを促して欲しい

※このプラン用紙を持っている（理解している）人は、家族、勤務先の人事担当者・看護師・上司、通院先病院の外来です。
　このプランは起床時・就寝時・少しでも調子が悪いかも…と思った時や、自分が必要と思った時に確認してください。

支援者が合意できるものであり、そのため項目や内容については十分検討する必要がある。

・表題：対象者本人が決める。

・目標：無理のない範囲でできる目標を具体的に記載する。

・自分自身のストレスや自分自身の強みを記入し、客観的に自分の症状や状態をつかむ。

・支援者・緊急連絡先などを記入する。

症状や状態が悪化しそうななときや悪化した際に早めの対処のために記入する。

・実際の記入の方法

【落ち着いているとき（青信号）】の「状態」と、「対処」を記入する。

【落ち着いているとき】の「状態」の項目には、日常の様子や普段の症状など対象者本人にとって必要な症状や状態を記入する。

【落ち着いているとき】の「対処」の項目には、【落ち着いているとき】の状態にあるときに、それを維持（保つ）ために対象者自身が実際に行えることや、支援者が行えることを記入する。

【調子が悪くなりそうなとき（黄信号）】の「状態」と、「対処」を記入する。

対象者の状態や症状が日常生活に影響している状態を指す。

【調子が悪くなりそうなとき（黄信号）】の「状態」の項目には、落ち着いているときの状態から変化していることや、落ち着いているときの状態には出現しなかった症状や状態などを記入する。

【調子が悪くなりそうなとき（黄信号）】の「対処」の項目には、対象者自身が行なえることや支援者にしてほしいことや実際に行なえることを記入する。

【調子が悪いとき（赤信号）】の「状態」と、「対処」を記入する。

対象者の状態や症状が悪化している状態を指す。

【調子が悪いとき（赤信号）】の「状態」の項目には、悪化時の症状や状態などを記入する。

【調子が悪いとき（赤信号）】の「対処」の項目には、症状や状態の悪化した際に対象者自身が行える対処や支援者ができる・してほしいことを記入する。

③　クライシスプランの作成のポイント

作成のタイミングは、入院中からいつでも作成できるが、より効果的なのは、対象者が退院することが見込まれるときである。多職種連携などの支援者同士の連携に繋がり、対象者の希望や対象者を取り巻く人たちにも症状や状態の理解と対処のために大いに活用することで対象者も安心して地域で生活ができる。

そのため、具体的な内容でわかりやすい表現で記述することが必要である。内容は、作成したらそのままではなく、評価をして適宜内容の見直すことが重要である。対象者に寄り添った支援が可能になっていくことで、対処が必要な場合に支援を求めやすくする。

引用文献

1)　ブリタニカジャパン『ブリタニカ国際大百科事典（小項目事典）』ブリタニカジャパン、2015、https://kotobank.JP/word

2)　松村明『デジタル大辞泉』小学館、2015、https://kotobank.JP/words

3)　見藤隆子他『看護学大辞典第 2 版』日本看護協会、2011

4)　日本看護協会編『看護記録および診療情報の取り扱いに関する指針』、社団法人日本看護協会、2005、pp.8-12

5)　厚生労働省保健局『平成 26 年度診療報酬改定の概要』厚生労働省、2016、pp.28-29

6)　久保正子他、薬物療法におけるアドヒアランスについての考察、日本ウーマンズヘルス学会誌、2018、17（2)、pp.47-51

参考文献

市川幾恵、阿部俊子『看護記録の新しい展開』照林社、2001

萱間真美、櫻庭繁、根本英行『精神看護エクスペール 2　看護記録とクリニカルパス』中谷書店、2004

古橋洋子『New 実践！　ナースのための看護記録』学研、2008

川野雅資『精神科〈1〉（新看護観察のキーポイントシリーズ)』2011、pp.2-3

天賀谷隆、遠藤淑美、小川貞子、他『実践精神科看護テキスト〈改訂版〉第 1 巻 看護実践／看護倫理』2011

市村尚子『“見える記録” を書くコツ ― 記録事例のビフォー・アフター』2010

メヂカルフレンド社『Clinical Study』Vol.37,（11)、2016

メヂカルフレンド社『Clinical Study』Vol.36、(2)、2015
日本看護協会『看護記録および診療情報の取り扱いに関する指針』2005、p.8
金子歩『クライシスプランの作成法と活用法』精神看護、2017、20 (3)、pp.291-296

第 5 章
主な治療法と看護

1. 生 活 指 導

（1） 基礎的な生活指導と看護

1） 起床

統合失調症の急性期の時期は陽性症状も目立ち、精神症状が活発である。このような時期には急性混乱から自傷・他害などを避ける為に休息が最優先に求められる。脳の過剰な過活動を鎮静化させるため、また身体的にも十分な休息をとることを目的に薬物療法が行われる。そのため、朝は起床の促しを控えるなどの配慮を行い、患者が自然に覚醒するのを待つことが大切である。日中も活動よりも休息を優先するように見守る姿勢が看護師には求められる。

統合失調症の慢性期になると、陰性症状が出現しやすくなる。主な症状として意欲・活動性の低下と無為・自閉などから起床時間の遅れが生じることが多い。また、そのような患者は、食事と排泄、週に何度かある入浴・診察以外はベッドの中で過ごしている状態である。そのため、臥床時間が長くめりはりの少ない一日を過ごしている。午睡をとることも多く、活動量の低下が夜間の睡眠の質に影響を与えている場合もある。患者によっては、十分な睡眠が得られていないと感じていることもあり、睡眠を求めて追加の睡眠薬や眠れないと医療者に訴える患者もいる。そのような患者の訴えを看護師は、客観的な情報（睡眠時間や看護師が巡回中に患者の入眠を確認しているなど）だけで説明しようとすると患者は非難されたと感じてしまうことがある。患者が眠れていないと感じていることを事実として受け止め、眠れないことの辛さに共感しつつ、睡眠の質の向上に向けて患者と一緒に取り組む姿勢が求められる。また、起床時間には、「おはようございます○○さん」と患者の名前を呼び、起床、覚醒を促していることを伝えることは毎日続けたほうが良い。看護師のいつものことという思いは患者にも伝わり、起床時間の大幅な遅延が常習化してしまう恐れもある。そのような声かけでも起床できない患者には、介助が必要な場合もある。しかし、むやみに介助で起床させても患者に起きる意欲が乏しい場合は、双方にとって負担でしかない場合もある。そのようなときには、患者が起きているときに、普段からの生活リズムについて患者と話し合い、患者が自分の休息と活動のバランス不足の問題に気付くように働きかけることが大切である。そのうえで、看護師と患者の思いを取り入れた看護計画を共に立てることでケアを受け入れてくれる準備が整うはずである。

2） 洗面

洗面は、清潔に保つ意味だけでなく、1日の始まりを実感し、生活リズムが整えられるように時間への認識をさせることができる。また、他者に見せる、見られるといった自分らしさを出すことができたり、社会的なマナーとして捉えることができる。

患者へは、洗面をすることで、爽快感が得られることや、生活リズムを整えられること、他者から印象が良く思われることを説明し促していく。患者のセルフケアのレベルに応じてできること、できないことを観察しながら見守り、必要な援助を行う。

思考が制止したり、意欲が減退している患者には、1つひとつの行動を誘導し、できない部分を介助しながら見守る姿勢が求められる。できたことを認めて支持し、できたことでの自信につながる支援を行う。

注意機能が困難で集中できない場合は、行動の誘導を行い、必要に応じた介助を行うことと、注意が洗面の行動に向けられるようにする。具体的には、患者が注意を持続できるように、刺激の少ない環境で洗面を行うことや楽しみながらできるような配慮が必要である。

口腔ケアにおいて、患者は抗精神病薬による唾液の分泌が抑制されてしまい、口腔内の自浄作用が低下している。そのため、う歯、歯周病が発生しやすいだけでなく、口臭にも影響をきたすため、口腔内の観察を行い磨き残しがないか患者の状況に応じて援助する。また、使用している歯ブラシの毛先状況が適切かどうかを確認する必要がある。

洗顔、整髪は患者に鏡を見てもらうことを意識づけながら行う。洗い残しがないか、寝ぐせの状況やヘヤースタイルの確認等を行うことで、自己を客観視させ、生活意欲の向上につながる可能性がある。ひげそりは、剃り残しなどがある場合は、鏡を活用しできない部分を介助する。ひげへのこだわりを持っている患者がいるため、患者の意思を確認し、介助する姿勢が求められる。

看護師は、できないから介助するのではなく、「生活を整える」「環境を整える」「意欲を引き出す」ことが重要である。これまでの生活習慣を保つためにはどうすればいいのか、身だしなみをしなくなった理由はなぜか、新しい身だしなみを習慣づけるにはどうすればいいかをアセスメントして、患者自身が主体的に行えるように援助することが大切となる。

3）排泄

①　便秘

人は一般的に１～２日に１回程度の間隔で有形便を排出することが多い。しかし、様々な原因で大腸内に内容物が長時間停滞したことにより水分吸収が行われ、３～４日以上排便がなく、排便時に不快感などを伴う排泄困難になった状態を便秘という。

《便秘時のアセスメント》

□便が何日も出ない　□便が硬くてトイレに行ってもなかなか出ない　□お腹がはる　□お腹が痛い　□食欲がない　□吹き出物が出る　□肌が荒れてきた　□イライラする　眠れない　□口臭がある　□吐き気がする　□肩が凝る　□便が出きらない　□お腹が出てきた　□最近やせてきた　□何度もトイレに行く　□トイレにいる時間が長い　□トイレットペーパーの使用量が多い　など

（精神科ビキナーズ・テキスト P47 より引用一部改変）

便秘は食事、活動、休息、環境の変化などのストレス、薬物の副作用などによって起こるが、大腸がんなどの器質性の便秘のような重篤な場合もあるので適切なアセスメントが不可欠である。

《患者から得られる情報》

随伴症状の有無

腹痛、腹部膨満、食欲、多飲量、喫煙量（たばこを吸っている場合）、残便感、排ガス、悪心、嘔吐、血便、血圧の上昇、頭痛、肛門の痛み、睡眠、不快感など

便の性状と排便状態

排便にかかる時間の変化（いつもと比べて長くなったのか）、回数、便の量、硬さ、色、臭い、便意の有無、排便時の努責の程度、排便通など

生活習慣

排便習慣、運動習慣、食事の好み、飲水量、最近の排便の変化についてなど

既往歴

腹部の疾患、肛門疾患、過去の手術の既往など

精神科では、精神症状の安定化のため、向精神薬を用いて治療を行っている。副作用として抗コリン作用による便秘が出現し、その対処として下剤を服用している患者が少なくない。しかし、下剤の常習化はしだいに薬物への耐性が強くなり、患者が満足する排便感を得るためにより多量の下剤へと使用量が増加するという問題がある。また、そのような状態では腹痛を感じにくく、異変を患者自身が表現できなくなる場合もある。そのため、看護師は排便の有無や回数を把握している必要がある。しかし、排泄様式が自立している患者の場合、排泄については患者自身の申告によって看護師は情報を得ることが多い。患者によっては、自身の健康状態を詳細に記録し検温時の排泄回数を正確に看護師へ伝えている患者もいるが、中には毎回同じことを看護師へ伝えている患者もいるため、注意が必要である。看護学生が実習でそのような患者を受け持つと、「患者はなぜ毎日うその報告をするのだろう」という思いを持ってしまいやすいが、学生自身の排泄回数について当てはめて考えて欲しい。前日の排泄回数を詳細に覚えているだろうか。精神科の患者だからというわけではなく、特に慢性期の患者は、入院の長期化から日常の行動が形式化してしまいやすい。そのため、看護師は便秘が引き金になって、食生活や活動に影響していないかという観察が必要である。患者の発言だけではなく、患者のいつもと違う行動を早期に察知しなければならない。

便秘に対する援助として、運動を促す、水分や食物繊維の多い食事を促す、腹部マッサージを行うなどの援助も効果的である。また、毎朝一定の時間にトイレに行くように説明することで排便習慣の確立を促す援助も必要である。ただし、排便は自尊心を損なうことにも繋がりかねない為、個人のプライバシーにも十分に配慮しなければならない。看護師は、排便を確認するためにトイレの前で待っているような行為は患者のストレスになるため行わない方がよい。

看護学生としての可能な援助として、患者の活動を促すだけでも排便に影響があるため有効である。例えば、散歩や売店買物、レクリエーションなどに促すことである。患者がベッドから起きて、活動することだけでも腸の蠕動運動を亢進させる効果があるため有効である。

表5-1　慢性便秘の種類

種　類	特　徴
弛緩性便秘	弛緩性便秘は、大腸の蠕動運動が弱くなったり、筋力が低下して便を押し出すことができなくなったりすることで起こる。
痙攣性便秘	痙攣性便秘は、下剤の乱用やストレスにより自律神経が乱れ、過剰に蠕動運動をすることで起こる。
直腸性便秘	直腸性便秘は、便が直腸まで運ばれているにも関わらず、便意が感じないために起こる。浣腸を乱用や排便を我慢し過ぎたりすることが主な原因である。

②　下剤の作用と副作用

精神科で多く用いられている下剤には、緩下剤（塩類下剤）、刺激性下剤に大きく分けられる　（表5-2）。酸化マグネシウムは緩下剤、アローゼン®、プルゼニド®、ラキソベロン®は刺激性下剤である。通常、これらの薬剤は医師の指示の下に患者の訴えや看護師の判断により増減し内服している。

③　イレウス

慢性の便秘が続くと、イレウス（腸閉塞）を引き起こす恐れがある。排便、排ガスが停止し腹痛、腹部膨満、嘔気、嘔吐、発熱などの症状が現れる。イレウスを発症すると自然治癒することはないため、機能的イレウスに対しては、手術ではなく「保存療法」となる。鼻あるいは口から閉塞部位が腸の比較的上

表 5-2　精神科用いられる主な下剤

	一般名	商品名	作用時間
緩下剤（塩類下剤）	酸化マグネシウム	カマ	2～3
		マグミット	2～3
		マグラックス	2～3
刺激性下剤	センナ	アローゼン	8～12
		プルゼニド	8～13
	ダイオウ	大建中湯	8～14
		セチロ	8～15
	ピコスルファートナトリウム	ラキソベロン	8～17
	ビサコジル	コーラック	8～18

（看護実践のための根拠がわかる精神科看護技術 P244 より引用）

表 5-3　イレウスの種類

機械的イレウス	単純性イレウス（閉塞性イレウス）	腸管の血行障害のない腸閉塞
	複雑性イレウス（絞扼性イレウス）	腸管の血行障害のある腸閉塞
機能的イレウス	麻痺性イレウス	運動麻痺による腸閉塞
	痙攣性イレウス	腸管の痙攣による腸閉塞

部のほうなら「胃管」を、下部のほうなら「イレウス管」を入れ、たまっている水分や内容物、ガスを排出させる。これにより、腸の狭窄やねじれが修正されることが期待される。その上で「絶飲絶食」をして、点滴で栄養・水分の管理を行う。

機械性イレウス（閉塞性・絞扼性）では、手術適応となることが多く、目的は閉塞を解除することである。閉塞性イレウスでは、保存療法を行っても症状の改善がみられない場合に、手術適応となり、癒着剥離や異物除去を行う。絞扼性イレウスでは血流障害を起こし治療が遅れると致命的となるため、診断がつき次第すぐに手術となる。

腹部 X 線検査にて腸管内のガスの位置や量をみることで、閉塞部位をある程度把握することができる。腸管内に貯留したガスと液体の間に線上の陰影がみられる鏡面像をニボー像と言い、特徴的な所見である。その他、小腸がガスで拡張した場合には、小腸の内壁構造であるケルクリングひだが見られる。

イレウスに対する看護については、腸管の吸収障害や減圧に伴う水分・電解質の喪失により、脱水を起こす危険性が高い。バイタルサインや脱水症状（口渇・舌、皮膚の乾燥など）、水分出納バランスの観察を行う。また血液データで客観的に脱水や電解質異常の観察も重要である。また、症状は緩和してきても、イレウス管は長期に及ぶこともあり患者の精神的苦痛はかなり大きい。また、排液から便臭がすることもあるため、羞恥心に配慮し換気や排液を適時捨てるなどの臭い対策を行う。

④　排　尿

排尿回数は、飲水量や活動量によって大きく変化するが、一般的に日中は４～６回、夜間は０～２回である。排尿が精神科で問題になるのは、多飲水による水中毒と抗うつ薬、抗精神病薬による尿閉である。患者は、排尿困難を感じつつも、症状が重くなるまで訴えない場合が多いため、看護師は排尿について定期的に確認したり、薬物療法の副作用を事前に説明したりするなどの配慮が必要である。

４）食事

食事は生理的欲求の一つであり入院中の楽しみの一つでもある。統合失調症では回復期に食生活が落ち着いてくるため、ある程度は入院前より体重が増加する。また非定型抗精神病薬の副作用で過食が目立つような場合には支援が必要である。看護師は、患者の楽しみが嗜好品の摂取以外にも向くように援助していくことが求められる。例えば、作業療法や病棟レクリエーションなどに誘ったり、患者が食べ過ぎてしまうことを傾聴していくことも効果的である。うつ状態では反対に食欲が減退する。患者は、「何を食べても味がしない」「砂を噛んでいるようだ」などと味覚障害のような表現をする患者が少なくない。そのような場合は、無理に食事摂取を促したりせず、「病気が回復してくれば食事が食べられるようになります」と食欲が戻ることを説明する。また、病院の食事にこだわるのではなく、患者の家族の差し入れや院内の売店などの買い物で好きな食べ物を見つけて「食べたい」という気持ちになる食品を見つけることができれば、良い兆候である。そのような意味でも、看護者は患者と散歩や買い物などに同行しコミュニケーションを図ることも食欲の回復には必要な援助である。

5） 拒食

拒食の対応にはまず、なぜ患者が食事を食べたくはないのかを考える必要がある。統合失調症患者であれば、妄想（被毒妄想）があるのか、食事を摂るなという幻聴があるのかのアセスメントが必要である。しかし、精神症状ばかりに注目してしまうと身体的な異常の発見に遅れてしまう可能性がある。例えば、体温は正常であろうか、排泄状況はどうであろうか、腹部の観察から便秘ではないか、あるいは多飲水状況ではないかの観察と情報収集が不可欠である。また、内服薬の変更はなかったであろうか、睡眠状況から覚醒状態のアセスメントも行うべきである。それらの情報を踏まえて、患者が食事を食べたくない理由を聴いたり、どうのように望んでいるのかを患者と相談したりするとよい。決して、無理に食べることを促したり、食べないことで輸液が必要になるなどと患者を脅かしたりしてはいけない。

6） 服薬

精神医療において、症状の回復や過程に応じて様々な治療が行われているが、薬物療法が中心的な治療の１つである。継続的に内服をしていくことが、症状の安定につながるため、患者が自ら服薬管理ができることが重要である。しかし、患者が長期に渡って服薬を継続していくことは容易なことではない。その理由として、患者に病識が得られにくいことである。病識とは自身の病気に対しての自覚や洞察である。例えば、自分は病気でないと考え自ら受診行動に至らないことである。そのため、治療や入院の説明を受けても理解が得られることは困難であり、「症状が落ち着いているから」「副作用があるから」といって自己判断で内服を中断し症状の再発・再燃する場合が少なくない。

「医師から処方された薬を内服する」ということは、「自分の決めていない、相手が決めたことに従って内服する」ことである。それを患者と医療者との関係で見ると、医療者が決めたことを患者が指示に従う・守ることが当然という考えであり、患者の意向は考慮されていない。すなわち、このような考えをコンプライアンスという。もし、服薬が処方どおり内服できていなければ、コンプライアンス不良の患者として患者側に問題があると捉えられてしまう。コンプライアンスのみの考えでは、患者は受動的な立場であり、医療者から患者のみの一方方向の関わりである。

患者が住み慣れた地域で安定した生活を送るためには、服薬アドヒアランスを良好に保ち、再発予防に努める必要がある。アドヒアランスとは、患者が医療者の提案に同意して、薬物療法、食事療法、もしくはライフスタイルを変える行動をおこすとWHO（世界保健機関）は定義している。コンプライアンスと異なり、患者が医療者の意見に同意することを強調し、患者と医療者はパートナーであり、効果的な実践には患者と医療者との双方のコミュニケーションが不可欠としている。患者が服薬アドヒアランスを向上するには、薬物による副作用の軽減、病識の改善、医療者との信頼関係の構築等を図る必要があるといわれている[1)]。看護師は、薬物療法について患者から苦痛を訴えられたとき、その事実を患者自ら主治医に伝えるように患者に助言することが大切である[2)]。また、薬物療法の効果や副作用を日常生活から観察し、患者の思いを表出できる支援を行う。

飲み忘れを防ぐためには、内服するタイミングを患者の生活スタイルに合わせられるように調整したり、服薬カレンダーを用いて視覚的に内服した確認ができるようにする。症状の安定やよりよい生活のために内服薬が役に立つことを実感できるようになると、服薬を継続していこうと主体的な意識を育むことにつながる。それが、服薬アドヒアランスの向上させることができる。

看護師が、患者の服薬行動を支える際は、診察を受けて内服するという医療ではなく、患者自身が症状と付き合い、生活の中でさまざまな工夫や対処をしていけるように支援していくことが重要となる。

7）喫煙

タバコは嗜好品であり、精神的、身体的な依存薬物である。精神科に入院している患者の喫煙率は高く、諸説あるが、タバコに含まれるニコチンには向精神薬の効果を減弱させ、喫煙することで不快な副作用も軽減するなど自己対処しているのではないかと言われている。また、喫煙以外の楽しみがない、退屈を紛らわすため、空腹を抑えるためなどと語る患者も多い。しかしながらタバコは健康への害が明確であり、肺がんなどの呼吸器疾患や消化器疾患などの様々な臓器への影響が報告されている。そのため、一般科病院ではほぼ敷地内全面禁煙となっているが、精神科病院では喫煙場所や時間を限定しての部分的な禁煙に留まっているのが現状である。その理由として、患者は身体には問題がなく精神症状の治療を目的として、入院しているからであり、喫煙がストレス緩和に役立っていると考えられている。しかしながら、患者の社会復帰を考えると退院後、向精神薬を内服しての喫煙は、火災などの事故を起こす可能性があるため禁煙を促すことも必要な援助である。患者にとってストレス緩和の手段が喫煙しかないといった場合、ストレス－コーピングの手段不足であり、そこに看護介入の余地があると思われる。看護者は、患者のストレスに対する考えや、対処方法について一緒に考えながら、禁煙治療も並行して援助することが望まれる。

8） 入浴

入浴は、患者の清潔を保つとともに、血液の循環を促し新陳代謝を高める。緊張や焦燥感を和らげ、爽快感をもたらしリラックスさせる効果や行動する意欲の向上を期待できる。また、皮膚の状態の観察を行える機会として、安全で快適な入浴の方法を考える必要がある。特に羞恥心を伴うため援助であるため患者への配慮が求められる。

疾患の影響で、清潔に関する観念のゆがみが生じたり、認知機能の低下によって、入浴する必要性を理解できない場合がある。また、幻聴や妄想などの陽性症状によって「お風呂に入ってはいけないといわれる」「お風呂に入るとねらわれてしまう」と拒む場合がある。意欲の低下や不安、倦怠感から入浴できない場合もある。そのため入浴を拒否する患者へは、患者の思いを把握し、入浴の意義を説明し続け、同意を得て一緒に浴室に行き、入浴を促していく。

入浴することができた場合は、できた部分を認め支持し、患者の自信につなげ、少しずつ自分でできるところを増やせるような関わりが大切となる。思考が制止したり、意欲が減退している患者には、1つひとつの行動を誘導し、できない部分を介助していく。なかには、熱湯をかぶる、浴室で急に走り出すなどの行動が見られることもあるため、患者のそばに付き添い、見守り、行動を促すことが必要となる場合もある。

9） 散歩

散歩は、できるだけ自分の世界に閉じこもる時間を減らし、天候や気温、季節の変化などを体感できる機会である。看護者はそのような周囲の外観の変化などを話題にし、患者の感情に働きかける関わりが必要である。

看護学生が患者と散歩に同行する場合、学生は私服に着替え、患者が入院患者であることを周囲に悟られないように配慮する必要がある。また、散歩に同行する際の注意点として、患者の行動制限の状態を把握しておかなければならない。閉鎖病棟の患者は、入院形態が医療保護入院であることが多いため、外出は医療者あるいは家族の付き添いがある場合のみ可能である。一方、開放病棟の患者は基本的に単独での外出が許可されている場合がほとんどである。しかし、段階的に行動範囲を調整している患者もいるため、受け持ち患者がどの程度の行動制限があるのかを情報収集しておく必要がある。

10）買い物

精神科病院に長期間入院していると、社会性や日常生活能力が低下する。例えば、調理や買い物などのスキルを例にすると、入院中は食事が３食提供され、自分で食べたいものや調理方法について考えることを求められることは少ない。そのため、作業療法の調理実習などでは、何を食べたいかということから患者と一緒に決め、食材の購入から調理まで作業療法のプログラムとして実施される。何が食べたいか選択し決めるという自己決定能力が長期入院の患者では低下している場合が多い。また、閉鎖病棟などの患者は外出が制限されている場合もあり、医療者が代わりに買い物に出かけるなどの代理行為が行われている。そのような場合、患者はいつもと同じ食べ物や日用品を注文することが多い。また、看護師が病院の売店などへ付き添い買い物をする場合でも、患者はいつもと同じ商品を購入してしまう傾向がある。看護師が違う商品を勧めると、その時は購入するもののいつのまにか、以前と同様の物を購入していたりする。このように患者は自己決定・選択能力の低下と変化を嫌うという特徴がある。

変化するということは患者にとってストレスであり、いつもと違うということは不安になりやすい。しかし、日常生活は大小様々なストレスの連続である。買い物は、患者の社会復帰を考えると自立性を整えるために必要な行為である。看護師はその買い物行為を気分転換や物品の購入という目的以外に、社会生活においての訓練の意味合いがあることを忘れてはならない。

11）洗濯

入浴や更衣といった整容を行えるようになると患者は、自分の衣類やタオルなどを洗濯し、整頓することが可能になってくる。患者が洗濯機を使用できるかを観察する。長期に渡って入院が継続している患者にとって、現在の全自動の洗濯機を使用することに戸惑いがある場合がある。その際には、洗濯機の使用手順などを見守りながら使用できるか観察が必要である。

自分で洗濯を行うことができない患者は、看護師が促し、部分的に援助を行っていくことや家族の協力が得られるならば、家族に洗濯を依頼する。また、患者の経済状況に応じて、クリーニングを活用すること方法もあるので、患者の意思を確認し、選択方法を決めていく。しかし、退院後の生活を踏まえると、自分で洗濯を行えることが望ましいため、看護師は、患者と一緒に洗濯方法について考え、退院後の生活をイメージさせていくことが求められる。

12） 身の回りの世話

ベッドの周辺には、ロッカーや床頭台があり、患者の身の回りの物が収納されている。身の回りの物とは、食事で使用しているコップやスプーン、メモ帳やノート、家族の写真や作業療法で作成した作品、本や雑誌、衣類、洗面用具、タオルなどである。身の回りの物をどのように整理整頓し、ロッカーや床頭台に収納されているかを観察することは、患者の状況を判断できる指標の１つである。

ロッカーや床頭台に、患者が食べ残した食事や菓子類などをため込んでいる場合や、消費期限が過ぎた食べ物が放置されていることも少なくない。幻聴や妄想によって、「これから食べ物が無くなるからそのために、食料を備蓄しないといけない」と言ってロッカーにパンや牛乳などを保管されていることもある。さらに、ペットボトルや空き缶が床頭台の上にたくさん置いてあることもある。これらから、患者の私物の管理には注意して観察する必要がある。

患者の荷物が多く、整理できない場合には、なぜ、整理する必要があるかを伝え、どこに何を整理して、収納するかを一緒に考えて片付ける。

妄想を抱く患者の私物を整理する場合は、「私の荷物を誰かが取った」「整理したときに盗まれた」という妄想の対象となり得ることもある。そのため、看護師に荷物を触られることを拒むことがある。また、同室の患者とのトラブルに発展したり、看護師に対して被害的に捉えてしまうことがあるので、患者の私物を取り扱う場合は、患者と一緒に行うことが望ましい。患者の状態によっては、患者自身で行うことができない場合は、説明をしながら、看護師が１人ではなく、２人で行う。いずれにおいても、自分の私物の管理を主体的に行えるように、患者の意思を尊重し、一緒に行うことが求められる。

13）自由時間

精神科病棟に入院中の患者に入院生活の余暇の時間について聴くと、多くの患者が「退屈だ」と答える。特に慢性期の患者が多い病棟をみると、患者同士でトランプや将棋などを行っているのは活動的な方で、タバコを吸っている患者、ペットボトルに汲んだ水道水を飲んでいる患者、新聞をめくっている患者、テレビの方を向いている患者とゆったりとした時間の中で過ごされている場合が多い。なぜ、テレビの方を向いているという表現なのかというと、患者にテレビをみる理由について問うとわかる。患者は、そこにテレビが付いているからと答えることが多い。健常者は番組の内容によって観たり観なかったりと行動を変えるが、特に長期入院の統合失調症患者はそれが困難なようである。そのため毎日の日課としてホールや食堂でテレビを観るということが組み込まれているのである。また、そのような患者は、入浴や診察、閉鎖病棟では外出買い物などの病棟スケジュールに対して敏感であり、自分の順番が来る時間のかなり前から待っていたりする。看護学生が実習中に、受け持ち患者のＡ氏へ散歩を提案した。このＡ氏は午前の11時30分から診察が予定されていたため、学生は10時に病棟を出て11時までには戻る計画を立案しＡ氏へ提案したが、診察があるという理由で断られてしまった。学生にとっては、診察の30分前に病棟に戻れるのだから問題はないだろうと考えたが、Ａ氏にとって午前中は診察待ちの時間であり、診察が始まるまでは別のことに時間を使うということが困難であることが考えられる事例であった。

Ａ氏のように、何かを待つということに自由時間を使っている患者は少なくない。一方で、デイケアなどでは、あえて１日のプログラムに何をしていても良い「自由時間」を１時間程度取り入れている施設もある。何をしても良い時間ということが、自己選択・決定の訓練になるのである。今日は疲れたので休息をとる、今日は調子が良いのでメンバーと談話するなどと自分の体調に合わせて行動をコントロールできることが社会生活を営む上では必要である。看護学生は、このような患者の特性を理解し、自由時間にどのような関わりを持つことで患者の自立性を促し、また自らをコントロールできる自律性を身に付けていけるのかを考えなくてはならない。

（2） 社会復帰前の生活指導と看護

1） 病棟内生活指導の強化

精神科医療は、施設収容型から地域中心の医療へと移行している。それは、入院による患者への弊害が大きいことである。また、精神障碍が慢性疾患として、適切治療を継続していることで地域生活を送ることが可能となったためである。つまり、精神障碍を持つ患者の病棟内生活指導の強化として、「精神科リハビリテーション」と「リカバリー」「ストレングス・モデル」の3つが重要である。

① 精神科リハビリテーション

精神科リハビリテーションとは、「精神障害を対象に、精神障害のある人の参加を得て、その人と状況の最大限の再建を目指して有期限で展開される、一連の訓練と支援を中核とした技術的かつ社会組織的な方策」である[3)]。精神障碍を持った人が、障害を持ったままでも、よりよい人生を送ることができるように支援を行っていくことである。

しかし、これまでの精神科リハビリテーションにおける看護実践は、対象の疾患や障害による日常生活のできないことを補うことに主眼を置かれていた。そのような関わりでは、患者が主体的に自分の生活を送ることができない。このような患者の捉え方では、日々行われている病棟内生活指導の強化をすることができないため、見直す必要がある。また、看護師は精神科病棟という治療的環境で患者の生活について、入院治療のメリットと長期入院のデメリットを意識していく必要がある（表5-4）。

表 5-4　患者の入院治療のメリットおよび長期入院のデメリット

入院治療のメリット	長期入院のデメリット
・的確な治療が可能 ・安全の確保（自傷行為や他害行為からの防止） ・環境刺激のコントロールが可能 ・心身の安全の確保 ・身体的なケアが可能 ・適切な退院支援	・自律性の喪失 ・脱個性化（その人らしさの喪失） ・社会性の喪失（役割行動やコミュニケーションの不足） ・情報の不足 ・セルフスティグマの強化 ・施設症の発生 ・退院の困難化

出典：岩﨑弥生，渡邉博幸編：新体系看護学全書，精神看護学②精神障害をもつ人の看護，第4版．メヂカルフレンド社，東京，p266, 2016.

入院治療のメリットは、一般的に急性期のような状態において入院治療は、適切な食事や水分の摂取、十分な睡眠や休息の確保といった生活リズムを整え、患者の心身の安全を確保しながら適切な治療を受け、回復を目指すことである。入院が継続することで、表5-4で示したとおりさまざまなデメリットが生じる可能性がある。入院生活のスケジュールが決まっており、患者はそれに従うことが原則となる。安全面の管理と集団生活が強いられることに

表5-5　施設症への対策

①張りのある日常生活	・病院全体や病棟での行事やレクリエーションを患者とスタッフが一緒に企画したり、季節毎のプログラムを準備する。 ・自分で選択して参加する自由、拒否する自由を認める。 ・生活の場としての病棟に必要な備品について話し合い、生活環境を整える。
②相互交流が可能なコミュケーションの確立	・患者－看護師関係も開放されており、常に相互交流が可能なコミュニケーションの雰囲気がある。 ・患者が抱えている不安や葛藤をいつでも訴えられる関係が確立している。 ・暑さや寒さ、季節の話、ニューストピックなどの話題にのせる。
③社会との交流機会	・面会やボランティア、研究、実習などを受け入れる。 ・夏祭り、スポーツ大会などの地域に開放された行事を企画し地域との交流の場を設定する。
④プライバシーが保護される環境	・ロッカーやたばこ、お菓子、小遣いなどの個人に所有物を認め、個別性を尊重した環境を整える。 ・自分のベッドサイドに思い出の写真やお気に入りのものを置くなど、共同生活であっても個人の空間を感じられる環境をつくる。
⑤薬物療法の効果と生活障害の予防	・薬物療法をめぐるインフォームドコンセントを確立させる。 ・日常生活に関わりながら薬の効果を観察し、有害反応の出現に早く察知して対応できるようにする。

出典：出口禎子，松本佳子，鷹野朋美編：ナーシング・グラフィカ精神看護学②，精神障害と看護の実践，第4版．メディカ出版，大阪，p155, 2017.

よって、持ち物や自分で過ごせる時間などの制限がある。入院生活によって、社会的役割を果たすことができないことやこれまで得られていた社会生活の情報が少なくなり、患者の自律性が失われていく。その人らしさが奪われ、1人ひとりの個性が見えにくくなる。つまり、入院が長期に継続することは、患者の個性や意欲が失われてしまい、入院生活の環境に適応してしまい、その生活習慣や行動を身につけていくことになる。その結果、施設症と呼ばれる状況に陥る可能性がある。看護師は、患者に決められた病棟のスケジュールどおりの生活することを求めてしまう。また、患者がスケジュールどおりに生活し問題なく過ごしていることを安定していると捉えてしまう傾向がある。この施設症に陥らないためには、表5-5のような対策が考えられる。

② リカバリー

患者が自分の生活を主体的に送るためには、自分らしい生活を見いだすことが求められる。看護師は生活指導を強化するために、疾病や障害がありながらも生活や人生を取り戻す意味である「リカバリー」について認識しながらケアにあたる必要がある。

フィッシャーはリカバリーの12の原理を表5-6のように示している。

また、フィッシャーは、精神疾患からの回復する上で3つの視点が重要であることを強調している。それは、①理解ある態度と支援、②強制されないこと、③自己決定である。このような視点の支援を得ることで、患者は夢をもち、価値のある社会的役割を再び担うことができるという考えを示している[4)]。すなわち、看護師として精神障碍をもつ人への思い込みや偏見が、リカバリーに左右することがわかる。

③ ストレングス・モデル

「ストレングス・モデル」とは、障害による問題点（弱点）の解決に主眼を置くのでなく、障害を持つ患者の強さ（ストレングス、長所)、または得意なことや好きなことを見いだして、それを活用して患者本人が自信や希望を持って、自身の問題に立ち向かえるように支援する考え方である。具体的にストレングスとは、その人に本来備わっている特性、技能、才能、能力、環境、関心、願望、希望のことである。また、個人、グループ、地域社会は潜在的な力である。

表5-6　リカバリーの12の原則

①人々は、精神疾患の最も重い状態からであっても完全にリカバリーする。
②人生における大切な役割を果たすのを妨げ、深刻な苦痛を与える精神疾患というものを理解することがリカバリーにおいて助けになる。
③あなたのことを信じる人々がリカバリーにおいて重要な役割を果たす。
④苦痛のなかにいる本人、そして周囲の人々は、その人がリカバリーするということを信じる必要がある。
⑤信頼はリカバリーの礎（いしずえ）である。
⑥不信は強制と管理につながる。
⑦自己決定、尊厳、尊敬はリカバリーにとって極めて重要である。
⑧深刻な苦痛のなかにいる人々は、情緒・感情的につながることができ、そうしたいと深く切望している。
⑨精神疾患のラベルを貼られた人々にとって、人間的なつながりは、ほかの人々にとってと同じように重要である。
⑩情緒・感情的に安全な人間関係にかかわることが感情の表出を促し、そうしたことがリカバリーを助ける。
⑪深刻な情緒・感情的苦痛の意味を理解することが助けになる。
⑫リカバリーするには、人々は自分自身の夢を実現し、追求する必要がある。

出典：Fisher. D.: Promoting recovery. In Stickley, T., Bassett, T. eds: Learning about mental health practice. Wiley, p119-139, 2008.

病棟内生活指導の強化には、患者の健康的な側面に着目し、自己を客観視できる働きかけをすることである。それによって自己を意識することで、自分で自分が必要な支援を求めることができ、行動変容につながると考えられる。その支援を担う看護師の役割は、精神障碍を持ちながら生活する患者が「できなくなってしまったこと」や「こんなことがしたい」という希望に対して、患者を支える人々やリハビリテーションによって、残された生活する力を最大限に引き出し、人生に合った生活をする力を獲得し、豊かな生活を送れるようにすることである。

2）病棟内生活指導の強化と家族調整

精神疾患の回復に、患者の最も身近な存在である家族がケア提供者として大きな役割を果たす。家族は、患者の症状や苦痛などに早期に気づける理解者であり、疾患を管理していく患者に助言する支援者でもある。しかし、家族の一員が病気になったり、障害を抱えたりすることは他の家族員にとっても負担や苦悩が大きく、家族が疾患を理解し、問題や課題など障害を抱えた患者を受容することも困難であると考えられる。さらに、わが国において親の育て方や家庭環境が病気にさせたと考える社会的な風潮もあるため、家族が罪悪感や自責感を抱くだけでなく、孤立感も抱く経験をしている。

表 5-7 には患者が入院治療を受けるメリットおよび入院が長期化した場合の家族の影響について示している。患者の入院によって、家族も心身の休息することができる。家族が、これまでの出来事に関して少しでもゆとりを取り戻せて、疾患や治療方法および、回復過程を知り、退院後の生活を踏まえた社会資源の活用について考える機会となる。

しかし入院の長期化によって、家族は、患者の回復に無力感を強め、患者不在の生活が日常化することで、家族の支援や協力を弱体化させてしまうおそれがある。

これらを踏まえて看護師は、家族を直接的な援助対象者として認識する必要がある。家族と直接、話す機会を設け、家族が抱える感情や思いを表出させる援助を行いながら、家族のアセスメントを行い、その家族が行える患者へのサポートに参画できるように調整することが求められる。それによって、家族の不安を軽減させ、家族が、退院への抵抗感を和らげられることにつながる。

表 5-7　家族における患者の入院治療のメリットおよび長期入院のデメリット

入院治療のメリット	長期入院のデメリット
・家族の心身の休息の確保が可能 ・家族による一連の出来事の意味づけ ・家族の心理教育を受ける機会の利用	・家族の無力感と差別感の強化 ・患者不在の家庭生活の常態化 ・家族の支援や協力の弱体化

出典：岩﨑弥生，渡邉博幸編：新体系看護学全書，精神看護学②精神障害をもつ人の看護，第 4 版．メヂカルフレンド社，東京，p266, 2016.

2. 社 会 療 法

（1） 作業療法の意義

作業療法は、「対象者の心身機能の障害を改善・軽減するのみでなく、対象者の生活障害の軽減を図り、本人がより満足のできる生活を構築（再編）していけるよう、様々な治療・指導・援助を行う」とされている（一般社団法人日本作業療法士協会、2014)。精神科医療では、症状がみられなくなった状態のことを「寛解」として、症状の再燃を前提とした「寛解」の維持を治療目標としているため、症状のコントロールと同時に生活障害の改善もまた治療ターゲットとなる。したがって、対象者の生活障害の改善を導きうる作業療法が精神科医療に果たす役割は大きい。

作業療法が果たす役割については、「心身機能・身体構造」「活動」「参加」「環境因子」「個人因子」といった国際生活機能分類の５つの概念と対応づけて示されている（図5-1)。これらの５つの概念は、健康状態と直接的に関連する３つの生活機能とそれら３つの生活機能の変化に影響を及ぼしうる２つの背景因子に大別される。作業療法では、３つの生活機能の変化を通して、健康状態の維持・増進を試みることになるが、３つの生活機能を変化させるための作業を実施する段においては、対象者の生活環境に応じた作業の選定が必要であり、また個人因子を踏まえて対象者が効果を得られる作業の選定が必要となる。したがって、すべての対象者、あるいは精神疾患に対して、一様にその効果性が発揮されることはなく、国際生活機能分類の５つの概念に基づく評価に応じて、対象者の状態像に最適な作業を選択することが肝要である。

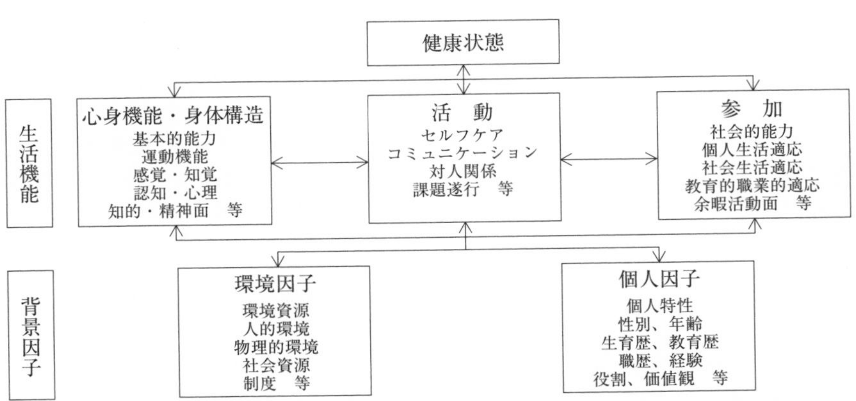

図5-1　国際生活機能分類と作業療法の評価および治療・指導・援助内容との対応
（一般社団法人日本作業療法士協会、2014）

（2） 作業療法の適応

作業療法では、国際生活機能分類の５つの概念に対して、基本的能力、応用的能力、社会的能力、環境資源、作業に関する個人特性といった具体的な５つの視点に基づく治療・指導・援助を行う（表5-8)。３つの能力は、能力に応じて単

表5-8　国際生活機能分類項目と作業療法の目的

対　象	目　的	国際生活機能分類項目
1. 基本的能力	生命の維持と基本動作等、日常生活に必要不可欠な心身機能を回復・改善・維持することと、失った身体構造を補完する	（分類：心身機能・身体構造）生活面・感覚面・発声・循環器・代謝系・排泄生殖系・運動面の機能・神経感覚系・神経筋骨格等の構造
2. 応用的能力	対象者の個々の日常生活に必要とされる活動能力を回復・改善・維持する	（分類：活動と参加（主に活動））個人の遂行レベルにおける、学習と知識の応用、一般的な課題と要求、コミュニケーション、運動・移動、セルフケア、家庭生活、対人関係、主要な生活領域、および社会生活など
3. 社会的能力	対象者が暮らす住宅・地域内での社会的活動、就労などの社会参加に必要な能力を回復・改善・維持する	（分類：活動と参加（主に参加））社会生活・人生場面への関わりレベルにおける、学習と知識の応用、一般的な課題と要求、コミュニケーション、運動・移動、セルフケア、家庭生活、対人関係、主要な生活領域、および社会生活など
4. 環境資源	活動および参加に必要な環境を回復・改善・維持する	（分類：環境因子）生産品と用具、支援と関係、家族親族の態度、サービス・制度・政策
5. 作業に関する個人特性	生活再建に関わる作業に影響を与える心身機能以外の個人特性の把握・利用・再設計	（分類：個人因子）ライフスタイル、習慣、役割、興味、趣味、価値、特技、生育歴、病歴、作業歴、志向性、スピリチュアリティーなど

（一般社団法人日本作業療法士協会、2014）を基に作成

純な作業と複雑な作業の比率が異なるものの、いずれの能力に対してもより直接的な作業によって維持・向上が図られる。一方で、環境資源と作業に関する個人特性は、対象者の直接的な作業によって維持・向上がなされるものではなく、対象者の生活障害の改善を導きうる作業の効果性を高めるために、作業療法実施者が整備と把握に努めるべき視点である。

作業療法の実施にあたっては、対象者の状態像に応じた治療・指導・援助を実施するための一連の手続きがある（図5-2）。この手続きでは、対象者への十分なインフォームド・コンセントが必要となるのはもちろんのこと、必要に応じて評価、計画立案、実施を反復して行う必要がある。これは個人の生活状況における生活障害の改善を目的とするため、想定される状態像の個人差が大きいことに由来する。

評価の方法は、カルテ、記録、カンファレンス、そして関係者などからの「情報収集」、生活場面や作業療法場面における「行動観察」、対象者本人や対象者の家族との「面接」、標準化された「検査」、生活関連技能・心理社会的要因の「調査」、そして対象者と対象者を取り巻く環境の「全体像の把握」といった複数の手続きによって、作業療法の適応のための評価を実施することが望ましい。な

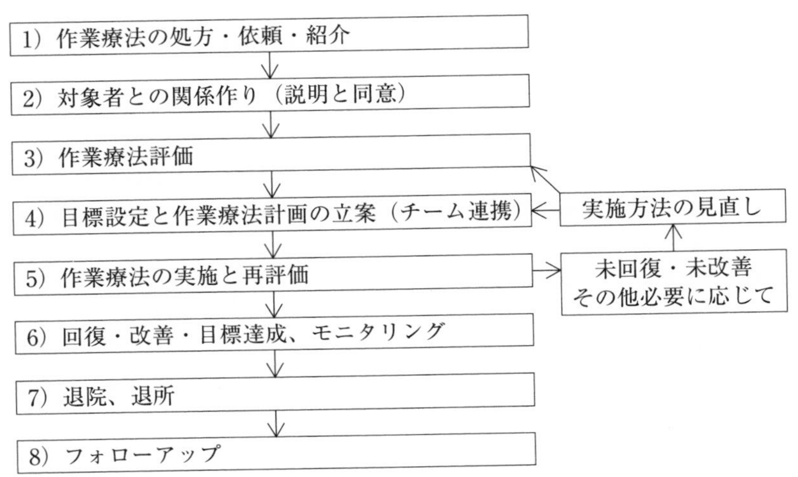

図5-2　作業療法の過程（一般社団法人日本作業療法士協会、2014）を基に作成

お、評価にあたっては、先に紹介した国際生活機能分類と作業療法の対応関係を念頭に置くことが重要であることは言うまでもないが、対象者の時期の評価（表5-9）も重要となる。

複数の手続きによって得られた評価を基にして計画立案を行、計画立案では、目標設定が要となり、3つの異なる水準の目標を設定することによって、きめ細かい計画立案を可能とする。具体的には、本人と精神科医療チームが目指す到達可能な最終目標である「リハビリテーションゴール」、作業療法終了時の目標である「長期目標」、長期目標達成に向けた段階的な目標である「短期目標」の3つである。リハビリテーションゴールは対象者の生涯に渡っての目標を設定するものであるが、長期目標は長くとも6カ月、短期目標は長くとも2カ月が目安であるとされている。このような目標設定は、作業療法実施にあたっての評価の基準を明確にし、場合によっては実施方法の見直しを要求するものであり、精神科医療チームの適切な取り組みを導くものである。また、目標設定を行う過程にお

表5-9　作業療法の適応における対象者の時期の評価

時　期	内　容
予防期	日常の生活に支障をきたさないように疾病や障害を予防する。加齢やストレスなどで心身機能の低下を引きおこしやすくなった人に、作業療法の視点からアプローチを行う（医療としての作業療法で関わるには、診断が必要）。健康状況の変化にも対応するよう、障害を持たない人に対しても健康増進の観点から関与する。
急性期	発症後、心身機能が安定していない時期を指し、医療による集中的な治療が中心となる。救命救急と安静が必要な時期を脱した亜急性期から、二次的障害の予防や、回復期への円滑な導入に向けて早期から関わる。
回復期	障害の改善が期待できる時期。対象者の心身機能・身体構造、活動、参加の能力の回復や獲得を援助する。
生活期	疾病や障害の回復が一定レベルに達し固定化した時期。疾病の再燃や再発を予防する。対象者の社会、教育、職業への適応能力の回復・獲得を援助するとともに、社会参加を促進する
終末期	人生の最後の仕上げとしての関わりが重要となる時期。ホスピスケアを含み、死と対面することもあるが、対象者の心身機能、活動、参加の維持を図るとともに、尊厳ある生活への援助や家族への支援を行う。

（一般社団法人日本作業療法士協会、2014）

いて、対象者本人と医療チームが協働的に検討する手続きをとることによって、対象者の取り組む意欲を高めるといった効用もある。もちろん、対象者本人の検討が難しい状態にある場合も少なくないため場合によっては、対象者の家族と協働的に検討する手続きをとることによって、作業療法実施にあたっての支援体制を構築することも手立ての１つとなりうる。

作業療法の具体的な内容は多岐に渡る（表5-10）。そのため、計画立案では、

表5-10　作業療法で用いる作業の具体例

対　象	作業療法で用いる作業	具体例
1. 基本的能力	感覚・運動	物理的感覚運動刺激（準備運動を含む）、トランポリン・滑り台、サンディングボード、プラスティックパテ、ダンス、ペグボード、プラスティックコーン、体操、風船バレー、軽スポーツなど
2. 応用的能力	生活行為、セルフケア、ADL 、IADL	食事、更衣、排泄、入浴などのセルフケア、起居・移動、物品・道具の操作、金銭管理、火の元や貴重品などの管理練習、コミュニケーション練習など
	創作	絵画、音楽、園芸、陶芸、書道、写真、茶道、はり絵、モザイク、革細工、籐細工、編み物、囲碁・将棋、各種ゲーム、川柳や俳句など
3. 社会的能力	仕事・学習参加	書字、計算、パソコン、対人技能訓練、生活圏拡大のための外出活動、銀行や役所など各種社会資源の利用、公共交通機関の利用、一般交通の利用など
4. 環境資源	用具の提供、環境整備、相談・指導・調整	自助具、スプリント、福祉用具の考案作成適合、住宅等生活環境の改修、整備、家庭内・職場内での関係者との相談調整、住環境に関する相談調整など
5. 作業に関する個人特性	把握・利用・再設計	生活状況の確認、作業のききとり、興味・関心の確認、対象者にとって意味のある作業の提供に医療、価値のある作業ができるように支援、ライフスタイルの再設計など

（一般社団法人日本作業療法士協会、2014）

柔軟に作業を選定することが求められる。作業の選定にあたっては、対象者の取り組む意欲を念頭におき個人特性を加味した選定を行うことが望ましい。特に、単純な作業を反復的に実施する場合には、対象者の意欲が損なわれやすいため十分な配慮が必要である。

なお、近年では精神科医療において認知行動療法などの社会生活への適応を念頭においた心理療法が積極的に活用される傾向にあり、作業療法の一環として行われることが増えてきている。代表的なところでは、物質使用障害に対して認知行動療法に基づくテキストを用いた心理教育の実施が挙げられるが、精神科医療では社会共生を念頭に置いた作業への期待がより一層高まることが予想される。

（3） 作業療法の実際と注意

1） 精神科における作業療法

精神科作業療法とは病気によって生活能力や楽しみを失ってしまいがちな方に対して、日常生活の中にある作業活動（仕事・趣味・遊びなど）を通して心身ともに健康で自分らしい生活が送れるように構成されたプログラムである。これによって、精神機能の向上、対人関係能力の改善、作業能力の改善を図り、よりよい生活が送れるように指導・援助を行うことを目的としている。

《精神科作業療法の目的》

・症状の軽減や安らぎを獲得するため

作業療法に参加することや作業活動に集中して取り組むこと、楽しみながら取り組むことなどで気分転換、ストレス発散、精神状態や気分の安定、リラクセーションを図る効果がある。

・規則正しい日常生活を送るため

作業療法への定期的な参加を促し、生活が不規則にならないように働きかける。また、調理活動など家事の練習も行っている。

・人付き合いの練習のため

当院の作業療法は基本的に集団活動を主としている。他者と同じ輪の中で活動することや他者と協力して作業活動を行うことで人と交流するキッカケを見つけたり、人と交流することの大切さや楽しさを感じてもらう。

・心身ともに健康を維持するため

軽運動や体操などを行い、体の健康を維持する。また、当院では個々の身体状態に合わせ個別的にリハビリを行い、心だけではなく体の健康維持にも働きかけている。

2） 作業療法の種類

①　木工、木彫り、陶芸、編み物、刺繍、ビーズ細工、貼り絵

②　塗り絵、プラモデル、貼り絵など

芸術的なもの：絵画、音楽、生け花、茶道、俳句、習字

遊び：囲碁、オセロ、トランプ、カラオケ

運動：ソフトボール、バレーボール、サッカー、卓球

学習：読書、計算、パソコン、ワープロ

生活：調理、お菓子作り、演芸

3） 病状の安定を図る援助

目的を持って作業活動に取り組むことで、気分転換や病状の安定を図る。他の治療と合わせて回復を促進するための援助を行う。

①　病状の安定

目的をもって作業活動に参加することで、気分転換や病状の安定を図り、回復を促進する。

②　対人関係の改善

グループで活動する事で、他者との交流を図り、人との関係に困らないよう、また集団の中で、自分を表現することができるよう支援する。

③　基本的な日常生活への援助

定期的にプログラムに参加し、生活リズムを整えるとともに、必要な生活技術を身につける。

④　社会生活への援助

よりよい社会生活を送れるよう、余暇活動を充実させ、就労や修学へつなげられるよう支援する。

4） 作業療法役割

社会生活を送る上で起きる様々な悩みへの対処や、自分の目標を定め、目標に向かって進む

例）起きる時間が定まらないから、仕事に間に合わない→生活リズムを身に

つけたい

例）じっくりと好きなことに集中して取り組めない → 落ち着いた時間を持ちたい

例）退院したけれど不安で、何を準備したらよいのか分からない → 社会復帰したい

5） 作業療法効果

① 一定の時間、活動することで体力や集中力が向上する。

② できたことを評価されることで自信がつく。

③ 日常生活に関するよりよい方法を身につけられる。

④ 人の話をきちんと聞き、自分の考えを的確に伝えられる。

⑤ 作業に集中することでストレスを緩和し、症状を軽減することにつながる。

6） 作業療法時の観察点

① 参加開始時の表情、反応、動作、身体状況の観察

② 作業活動に参加したあとの心身の疲労や負担はないか、食事、睡眠などの変化

③ 精神症状、幻覚や妄想などが作業療法と結びついていないか

④ 作業療法を行うことでの、病棟での表情、動作、言語、身体状況に変化はないか

⑤ 作業しやすい服装や履き物の準備を自ら行えているか。

（4） レクリエーション療法

1） レクリエーション療法の理論

レクリエーションの意味は、ラテン語の「Recreation」「Re-creare」レ…再びクリアーレ…創造、すなわち（創り直し）壊れた物を元に戻すこと、病気から回復すること、疲れを気分転換によって取り除くことであり、精神科的には、その人らしさの回復を目指すことにつながる。

一般の健康な人であっても、何らかの疾患を抱える人であっても、すべての人間が人生を楽しく前向きに生きるために、個人の QOL の向上のためにもレクリエーションは大切な役割を持つ。精神科リハビリテーションにおいて、対象のリハビリテーションを促進するために様々な治療技法が、多職種協働の基に展開さ

れる。その活動に焦点を当てたものとしては、レクリエーション療法がある。遊びなどの活動を通して、精神障碍者に広義の心理療法を行う方法であり、自発性を増進させ、情緒を解放させ、対人関係を改善させる目的を持つ。

作業療法と方向は同じであるが、適用範囲ははるかに広い。これらでは、様々な活動を通し楽しみながら自信を回復したり、健康的な生活を送るための援助を行う。治療的因子は、レクリエーション過程に含まれる協力的、競争的、外交的などの諸点や感情を抑制することなく、自己を表現できることも利点としてある。これによってレクリエーションの過程では、患者の緊張状態は解け、うっ積した不満や不安は発散される。

2） レクリエーション療法の実際

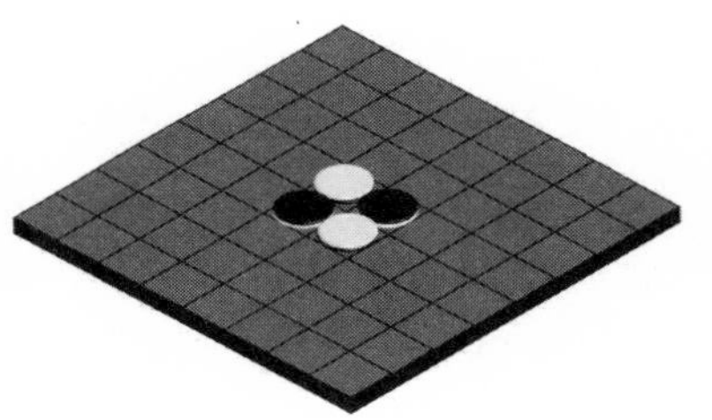

レクリエーション療法は、患者の状態に合わせて行う。

患者の状態や、活動内容に対する希望を聞き入れながら、本人と相談をしながら活動内容を決定していく。

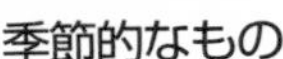

季節的なもの

かるたとり、凧あげ、ひな祭り、お花見、盆踊り、運動会、クリスマス、演芸会など

集団的なもの

散歩、遠足、映画、ダンスなど

ゲーム的なもの

ソフトボール、野球、テニス、ゲートボール、囲碁、オセロなど

3） レクリエーション療法と看護

看護の面では、これらのレクリエーションが患者の健康的な刺激を与え、気分転換を促し、病的な体験のとらわれから解放し、集団生活の適応を拡大させる目的で行われることを理解し、指導に当たることが重要である。

集団構成への配慮

参加する患者の中には、男性、女性、高齢、身体的疾患を持っている患者、積極的な患者、消極的な患者などがいて、その構成は一様ではない。したがって、その時々の集団構成を考え、誰でもが参加しやすい、明るく楽しい雰囲気を作るように努めることが大切である。

患者の状態や行動の観察

レクリエーションには、看護師も参加し、雰囲気を盛り上げると同時に、患者の状態の観察や行動を把握する必要がある。しかし、看護師があまりにも熱中すると、患者と対抗的になったり逆に患者を圧迫するなど、治療本来の意味を離れることがあるので注意を要する。消極的な患者の集団では看護師が積極的に参加して雰囲気の醸成に努め、積極的な集団ではリーダーシップを患者に任せ看護師は推移を見守る。患者が固定化したプログラムに参加せずに、できるだけ多くの患者が参加できるように配慮する。

種目選択上の注意

基本的には患者の希望を聞き入れる。種目選択の過程はその役割を患者集団が担うようにし、話し合いの場を持つことを通して決定できるように働きかける。

患者の希望を優先し看護師の一方的な押しつけにならないように注意する。一人一人の「個」を尊重し、今が充実するように寄り添い、よりよく生きることを支援していく。

3. 薬物療法

（1） 向精神薬の歴史

向精神薬とは、中枢神経系（大脳・脳幹・小脳・脊髄）に作用し生物の精神機能や行動に何らかの影響を与える薬物の総称である。狭義では、主として抗精神病薬、抗うつ薬、気分安定薬、抗てんかん薬などを示すが、薬物の乱用と使用により、健康を害する懸念のあるタバコ、アルコール、麻薬のような娯楽薬も含まれる。

20世紀の始め頃には、バツビツール酸やモルヒネが精神科の臨床において用いられていた。1943年に幻覚剤であるLSD（リゼルグ酸ジエチルアミド）が開発・販売され、その効果が研究されるようになった。1949年にオーストラリアの精神科医ジョン・ケイドがリチウムの抗躁作用を発表した。1952年、フランスの精神科医ジャン・ドレー とピエール・ドニカーは（後に第一世代抗精神病薬＝定型抗精神病薬となる）クロルプロマジンが統合失調症に治療効果があることを報告した。この頃より精神疾患に対する薬物療法の時代が到来した。1957年にベルギーの薬理学者パウル・ヤンセンは（第1世代）抗精神病薬のハロペリドールを開発した。同年、スイスの精神科医ローラント・クーンはイミプラミンのうつ病に対する治療効果を発表した。1960年代、ベンゾジアゼピン系の抗不安薬であるジアゼパムが臨床で用いられるようになった。

1990年以降、抗精神病薬では、第二・三世代の薬（非定型抗精神病薬）であるリスペリドン、ペロスピロン、クエチアピン、オランザピン、アリピプラゾールなどが登場した。抗うつ薬では、新世代の抗うつ薬であるSSRI（選択的セロトニン再取り込み阻害薬）のフルボキシアミン、SNRI（セロトニン・ノルアドレナリン再取り込み阻害薬）のミルナシプラン、NaSSA（ノルアドレナリン・セロトニン作動性抗うつ薬）のミルタザピンなどが臨床で用いられるようになった。従来の第一世代の薬剤は有害作用が比較的に多く出現し、それらを予防する薬がさらに処方される「多剤併用」薬物療法がこれまでは一般的だった。しかし、新世代の薬が続々と登場し、従来の薬剤よりも有害作用は少なく単剤でその効果を発揮するため、現在は薬物療法の「単剤化」に向けて移行しつつある段階にある。

（2）　向精神薬の分類

1）　抗精神病薬

抗精神病薬とは、主に統合失調症や躁状態の治療に承認され、様々な精神疾患の症状に伴う幻覚や妄想、衝動を抑制する薬である。抗精神病薬は大きく2分類することができ、古いタイプの第一世代の抗精神病薬（定型抗精神病薬）と、新しいタイプの第二・三世代の非定型抗精神病薬がある。抗精神病薬の機序としては、脳内の神経伝達物質であるドーパミン（快感や喜びの予期、攻撃に関与していると考えられているホルモン）（図5-3）が過剰に放出・伝達することで、「過覚醒」状態となり、幻覚や妄想、興奮などの陽性症状を引き起こすと考えられている（ドーパミン機能亢進仮説）。抗精神病薬は、ドーパミンの受容体に結合し過剰な伝達を抑制することで陽性症状を抑える効果を発揮する（図5-4）。

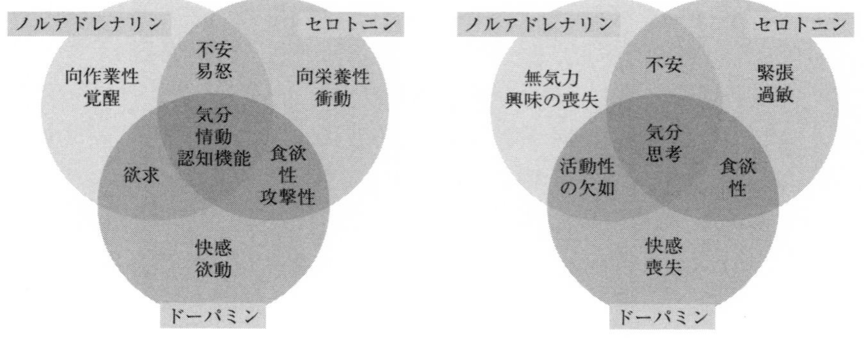

図 5-3　脳内アミンと行動および臨床症状との関係
（川野雅資．精神看護学Ⅱ　精神臨床看護学．ヌーヴェルヒロカワ．2015．P65）

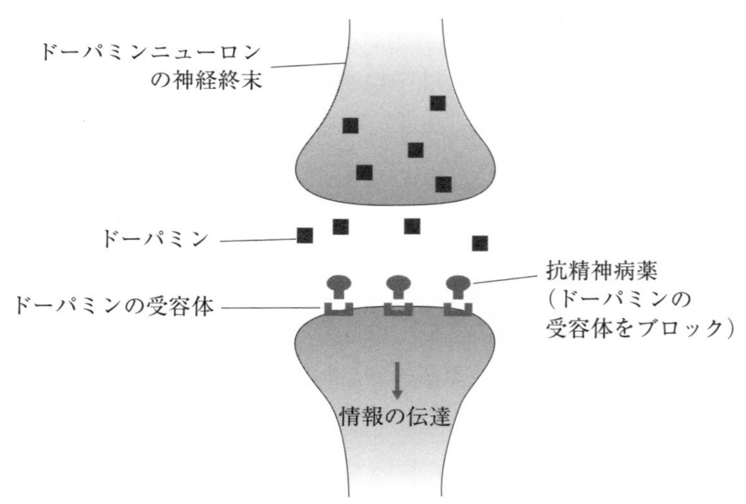

図 5-4　シナプスにおけるドーパミンと抗精神病薬の作用
（川野雅資．精神看護学Ⅱ　精神臨床看護学．ヌーヴェルヒロカワ．2015．P68）

① 第一世代の抗精神病薬（定型抗精神病薬）

クロルプロマジンやハロペリドールなどの第一世代の薬剤は、幻覚・妄想などの陽性症状には良好な効果を発揮するが、無為や自閉、意欲低下などの陰性症状への効果は乏しく、過鎮静になる場合も見られる。また、有害作用である錐体外路症状、抗アセチルコリン作用、プロラクチン上昇作用などが出現しやすく、それに対する予防薬が用いられることが多い（表5-11）。まれに死に至る重篤な有害作用である悪性症候群（表5-12）が生じることもある。

②　第二世代の非定型抗精神病薬

リスペリドン、オランザピン、クエチアピンなどがその代表的なものである。第一世代に比べ、セロトニンなどの神経伝達物質の受容体を阻害する作用が強いため、パーキンソン症候群やプロラクチン上昇作用が発生しにくい。さらに、陽性症状に効果があると同時に、無為・自閉、意欲障害などの陰性症状の改善にも有効である。

リスペリドン（SDA：serotonin-dopamine antagonist＝セロトニン・ドーパミン遮断薬）は、作用効果が強く即効性はあるが、少量でもアカシジアやプロラクチン上昇させることある。

オランザピンやクエチアピン（MARTA：multi-action receptor targeted antipsychotics＝多元受容体作用抗精神病薬）は、感情や気分を安定させる作用はあるが、食欲の増進や体重の増加、コレステロールや血糖値の上昇をさせるといった糖代謝異常を招く恐れがある。我が国では糖尿病患者への処方は禁忌である。

③　第三世代の非定型抗精神病薬

アリピプラゾール（dopamine partial agonist＝ドーパミン部分作動薬）は、過剰なドーパミンの神経伝達を防ぐ薬剤である。ドーパミンD_2受容体に結合をする際に、30％前後の刺激の効果をもちながら、ドーパミン機能を著しく低下させず、70％程度の阻害をさせる機能をもつ。パーキンソン症状は80％以上の神経伝達の阻害によって出現すると言われているが、適切な阻害にとどめて効果を発揮する。そのため、パーキンソン症状が出現しにくく、しかも高プロラクチン血症、体重増加などが生じにくい。しかしながら、有害作用としてアカシジアや不安焦燥感などが出やすい欠点もある。

2）気分安定薬・抗躁薬

気分安定薬・抗躁薬とは、双極性障害（躁うつ病）の躁状態を抑えるために有効な薬剤の総称である。定期的な血中濃度の検査と服薬指導の徹底が必要である。

表 5-11　抗精神病薬の伴う有害作用とその予防薬

有害作用	症状と症状の具体例（リスク）	予防薬名
錐体外路症状	・パーキンソン症状　⇒　手指振戦、仮面様顔貌、筋硬直、突進歩行など。ドーパミン受容体の遮断により、パーキンソン病と同じような症状が出現。（転倒等） ・アカシジア　⇒　静座不能の状態。足がムズムズして歩き回り、1カ所にじっと座っていられないなど。（安静が保てない等） ・急性ジストニア　⇒　眼球上舌の突出、首が左右か後方に曲がり、上肢の硬直、筋肉の疼痛など。（嚥下・呂律困難等）	抗パーキンソン病薬 ・ビペリデン ・トリヘキシフェニジル
	・遅発性ジスキネジア　⇒　舌がうねり、口をもぐもぐと不随意的に動かすなど。通常1年以上の服薬で出現。	なし（抗パーキンソン病薬は無効。併用は悪化のリスク。）
抗アセチルコリン作用	・便秘　←　腸蠕動運動の低下。（イレウス等）	下剤・刺激性下剤（センノシド、アローゼン、ピコスルファートナトリウム水和物等） ・機械性下剤（酸化マグネシウム等） 浣腸（グリセリン液など） 坐薬（ビサコジルなど）
	・排尿障害・尿閉　←　膀胱排尿筋の弛緩と尿道括約筋の狭窄。	なし（原因薬の中止、導尿）
	・口渇　←　唾液分泌の低下。（窒息）	なし
プロラクチン上昇作用	・月経不順・無月経・乳汁漏れ・骨粗鬆症〈女性〉 ・性欲減退・勃起不全〈男性〉	プロラクチン低下薬の適否と安全の評価は未確立。プロラクチンを上昇させない薬への切替え。

表 5-12　悪性症候群

薬剤名	向精神薬（主に抗精神病薬）
発生頻度	0.07 ～ 2.2%
発生時期	服用開始後1週間以内の発症が多い。服用していた薬剤の減量／中止の直後に発症することもある。
症状	高熱（37.5℃以上）・発汗、意識の呆然感、錐体外路症状（手足の震えや身体のこわばり、言葉の話しづらさやよだれ、食べ物や水分の飲み込みにくさなど）、自律神経症状（頻脈や頻呼吸、血圧上昇など）、横紋筋融解症（筋肉組織の障害：筋肉の傷みなど）など。
対応	ただちに医師・薬剤師に連絡・報告。
対処・治療法	医師の判断のもと原因薬剤の同定。医師の指示のもと同定薬剤の漸減ないし中止。

【厚生労働省、重篤副作用疾患別対応マニュアル、2010】

①　炭酸リチウム

リチウムが細胞内の神経伝達に関わるイノシトールを枯渇させるという説、あるいはセロトニンやノルアドレナリンなどの遊離や取り込みの過程を阻害する説など、諸説あるが薬効の機序はいまだに解明されていない。いずれにしても、多くの作用が複雑に組み合わさり、躁状態の改善や気分安定の効果を発揮していると考えられている。リチウム製剤は服用後にリチウムイオンとして吸収され体内のあらゆるところに広がり、1週間程度で一定の濃度になる。吸収されたリチウムは腎臓から排泄されるが、蓄積された体内の血中濃度によって中毒症状を呈する。1.5mEq/L以上で軽度中毒症状が、2mEq/L以上で明らかな中毒症状が出現する。4mEq/L以上になると致死的となり、血液透析の適応となる。定期的な血中濃度の検査と服薬指導の徹底が必要である。

②　カルバマゼピン・バロプロ酸ナトリウム

どちらの薬剤も本来、抗てんかん薬として用いられており、血中濃度が限度を超えると有害作用の危険性があるため、定期の血中測定が義務づけられている。

カルバマゼピンは、神経・末梢神経細胞のナトリウムチャネルを遮断することにより、神経の興奮性シグナルを抑えることによって、気分の変調の改善やてんかん発作を予防する薬剤である。

有害作用としては、薬剤性過敏症症候群によって、眠気、運動失調、まれに重篤な皮膚症状（スティーブンス－ジョンソン症候群）を起こすことがある。血中濃度の目安は３～14μg／ｍＬである。

バロプロ酸ナトリウムは、脳神経の興奮をおさえる抑制性神経伝達物質であるGABA（ガンマアミノ酪酸）の脳内濃度を高めさせると同時に、ドーパミン濃度の上昇、セロトニン代謝の促進など脳内の抑制系を活性化させることで、脳神経の興奮をしずめ、気分の安定を図ると考えられている。炭酸リチウムの効果が得られにくい躁とうつ状態が急激に変化する双極性気分障害（急速交代型）に有効である。しかしながら、血中アンモニアを高くする有害作用があるため、食欲不振、悪心、運動失調などを生じることがある。血中濃度の目安は50～125μg／mLである。

③　ラモトリギン

双極性障害のうつ病状態の再燃や再発予防に効果がある。しかしながら、薬疹が出現しやすく重篤な皮膚症状を起こすことがある。そのため少量からの漸増が必要であり、特にバロプロ酸ナトリウムとの併用時には血中濃度が高値にならないように留意し、通常の半分量から慎重に漸増する必要がある。

３）抗うつ薬

抗うつ薬とは、気分や感情、意欲を高めたり、改善したりことにより、うつ病・抑うつ状態の治療に用いられる薬物の総称である。

①　古いタイプの抗うつ薬

三環系抗うつ薬

イミプラミンやアミトリプチリン、クロミプラミンなどが代表的なものである。入院が必要な重症うつ病の治療薬として現在も用いられている。服薬後、１～２週間でその効果が現れる。有害作用としては、(抗コリン作用によるもの）口渇、起立性低血圧、尿閉、眼圧亢進（緑内障患者に悪影響)、便秘などが起こりやすい。また、大量の内服により心毒性が生じ、死に至ることもあるため注意を要す。

四環系抗うつ薬

マプロチリン、ミアンセリン、セチプチリンなどが代表的な薬剤である。三環系抗うつ薬と比較すると服薬後、４日前後で薬効が発現し即効性がある。三環系と同じ有害作用（口渇、尿閉など）を伴うこともあるが、三環系と比較して軽いと言われている。

② 新しいタイプの抗うつ薬

SSRI（Selective-Serotonin Reuptake Inhibitor＝選択的セロトニン取り込み阻害薬）

フルボキサミン、パロキセチン、セルトラリン、エスシタロプラムが知られている。シナプスにおけるセロトニン（精神の安定と意欲に関与していると考えられているホルモン）（図5-3）の再吸収を阻害し、セロトニンの濃度を増加させ、うつ状態を改善させる（図5-5）。急に服薬を中止するとSSRI離脱症候群が発現する恐れがある。強迫性障害、社交不安障害、パニック障害、心的外傷後ストレス障害に適応があるものがある。こだわりや恐怖感を軽減させる効果があり、不安症の第一選択薬としても利用されている。明らかな症状改善の効果が表れるのは、服用後1～2週間以上のことが多い。有害作用としては、セロトニン症候群、賦活症候群、消化器症状、性機能障害、離脱症候群など（表5-13）が出現することがある。

SNRI（Serotonin-Norepinephrine Reuptake Inhibitors＝セロトニン・ノ

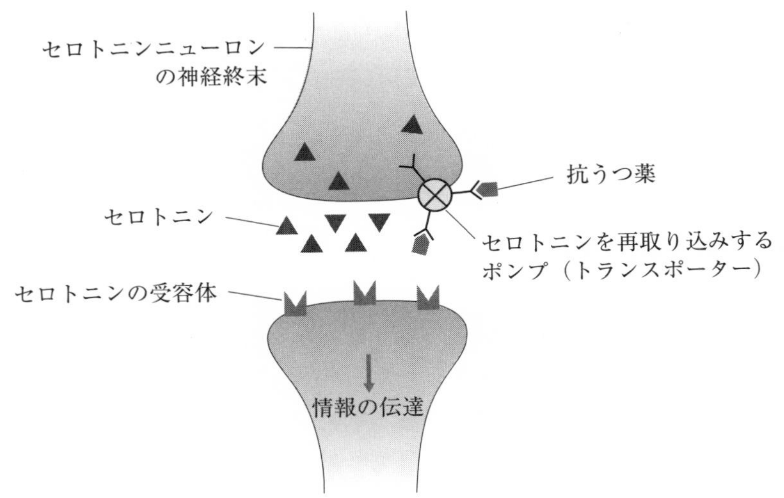

図5-5　シナプスにおけるセロトニンと抗うつ薬の作用
（川野雅資．精神看護学Ⅱ　精神臨床看護学．ヌーヴェルヒロカワ．2015．P68）

表 5-13　SSRI の有害作用

症状・障害	特　徴
セロトニン症候群	SSRI の大量投与、抗躁薬と併用時に急激なセロトニン濃度の上昇により生じる。 軽　症 ⇒ 頻脈、発汗、散瞳、間歇的な振戦・ミオクローヌス、精神症状の変化（不安、焦燥、錯乱、軽躁）、軽度発熱（38.6 ～ 39.0℃）など。 中等度 ⇒ 腱反射亢進、持続的なミオクローヌス・振戦に筋強剛が加わり、発熱（40℃近く）。 重　症 ⇒ 高熱（40℃以上）持続。横紋筋融解症、腎不全、DIC（播種性血管内凝固症候群）などを併発。致死的となる。
賦活症候群	若い患者（24 歳以下）で服用初期に不安・焦燥感が起き、希死念慮、自傷行為、自殺の危険性が高まる。また敵意や攻撃性が生じる可能性があると注意喚起されている。
消化器症状	悪心、嘔吐、下痢、腹痛など。服薬後、1 週間程度で出現し、その後軽快することもある。
性機能障害	男性で勃起障害。服用者の約 25％で発現。
離脱症候群	急激な断薬後（2 日後）からめまい、悪心、易刺激性、錯乱など。

SNRI（Serotonin-Norepinephrine Reuptake Inhibitors＝セロトニン・ノルアドレナリン再取り込み阻害薬）

ルアドレナリン再取り込み阻害薬）

ミルナシプラン、デュロキセチン、ベンラファキシンなどが代表的なものである。シナプスにおけるセロトニンとノルアドレナリン（不安、恐怖、怒り、意欲に関与していると考えられているホルモン）（図 5-3）の再吸収を阻害し、これらの濃度を増加させ、精神の安定と意欲をもたらす。ノルアドレナリンの再吸収を阻害し興奮神経を刺激するため、興奮に起因した不眠も生じやすい。ミルナシプランは意欲を改善させる効果があるが、初期の消化器症状（嘔気・嘔吐）だけでなく、排尿困難（男性）が起こりやすい。薬効が現れるまでには 1 ～ 2 週間程度の時間を要することが多い。

NaSSA（Noradrenergic and Specific Serotonergic Antidepressant ＝ノルアドレナリン作動性・特異的セロトニン作動性抗うつ薬）

ミルタザピンは、SSRIやSNRIと比較して、神経伝達物質受容体に対する親和性の高いのが特徴である。シナプス前α2-自己受容体とヘテロ受容体に対してアンタゴニスト（遮断薬）として作用し、ノルアドレナリンとセロトニン（5-HT1A）を特異的に活性化し放出を促進する。また、不眠、性機能障害、嘔気などに関与する5-HT2受容体と5-HT3受容体を遮断する作用があるため、比較的にこうした有害作用が出にくい。また、数日から1週間以内に効果が現れることもあり即効性がある。さらに重症うつ病にも効果がある。有害作用としては、眠気や体重増加が出現しやすい。

4）抗不安薬

抗不安薬とは、様々な状況反応的な不安、不安症／不安障害に伴う不安に効果がある薬剤の総称である。

ベンゾジアゼピン系のクロナゼパム、ジアゼパムなどはその代表格である。これらの薬剤は、神経細胞の興奮を抑える伝達物質であるGABA（ガンマアミノ酪酸）の働きを強める作用がある。GABAを放出させて抗不安・睡眠と関連しているGABAのAタイプの受容体と結合させる。この結合により塩素イオンが通るチャンネルが開き、多量に塩素イオンがニューロン内に入り、興奮を著しく

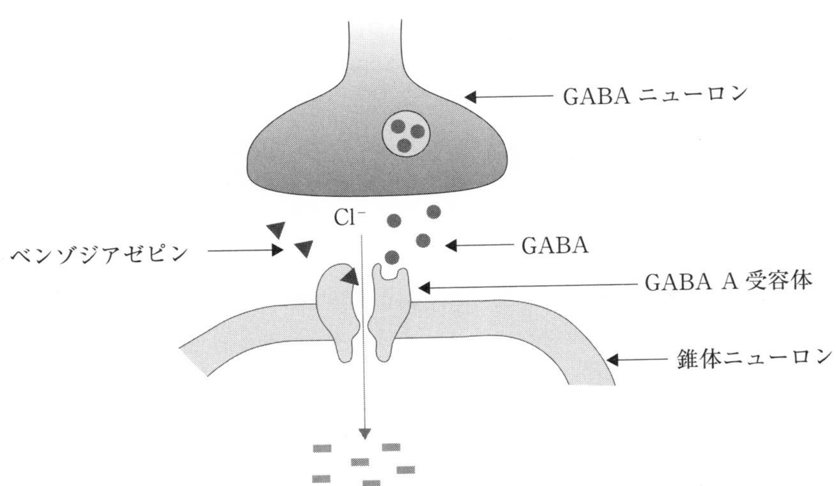

図5-6　脳内におけるGABAの受容体と抗不安薬の作用
（川野雅資．精神看護学Ⅱ　精神臨床看護学．ヌーヴェルヒロカワ．2015．P70）

抑える（図5-6）。即効的な不安の軽減作用、睡眠作用、抗けいれん作用を発揮するため、もっともよく使用されている抗不安薬である。

有害作用としては、治療目的で処方された常用量での連用による依存や乱用が問題となっており、慎重な使用が求められている。ベンゾジアゼピン系薬剤には約10種類の類似の作用を有する薬があるが、作用時間には相違がある（表5-14）。

最近では、ベンゾジアゼピン系薬剤と比較すると薬効のスピードと効果は劣るが、軽度の不安やうつ状態に有効であり、依存性の問題のないセロトニン1A受容体部分アゴニスト（刺激薬）のダントスピロンが、治療薬として用いられるようになっている。その作用は弱く、作用時間は6時間以内である。

表5-14　ベンゾジアゼピン系抗不安薬の作用時間と種類

型	作用時間	成分名	代表的な商品名
短時間	6時間以内	クロチアゼパム	リーゼ
		エチゾラム	デパス
中　間	12～24時間以内	ロラゼパム	ワイパックス
		アルプラゾラム	コンスタン／ソラナックス
長時間	24時間以上	クロルジアゼポキシド	コントール／バランス
		ジアゼパアム	セルシン／ホリゾン
超長時間	80時間以上	ロフラゼプ酸エチル	メイラックス

5）抗てんかん薬

抗てんかん薬とは、神経細胞の同期性の発作的な興奮によって起こるさまざまなてんかん発作を抑える薬剤の総称である。

全般性の大発作（＝脳全体に神経の過剰な興奮が広がり、意識喪失とともに強直間代性の発作を示す）に対しては、フェニトイン、カルバマゼピン、バロプロ酸ナトリウムなどが使用される。部分発作（脳の一部に限局したごく短時間の意識喪失と起こす欠神発作など）にも、バロプロ酸ナトリウムは有効である。有害作用としては、フェニトインでは運動失調や多毛、歯肉増殖などが出現することがある。（カルバマゼピン、バロプロ酸ナトリウムの有害作用は前述P.150、P.151参照）

表 5-15　主な向精神薬のまとめ

分類	代表的な薬剤	作用・特徴	主な有害作用
抗精神病薬（定型）	第一世代 クロルプロマジン ハロペリドール	・抗幻覚・妄想作用、鎮静作用 ・プロラクチンの上昇	・錐体外路系有害作用が出やすい ・起立性低血圧、不整脈、肝臓障害、月経異常など
抗精神病薬（非定型）	第二世代 リスペリドン オランザピン クエチアピン	・抗幻覚・妄想作用、鎮静作用 ・無為・自閉など陰性症状にも有効 ・錐体外路系有害作用が出にくい	・リスペリドンはアカシジア・高プロラクチン血症が出やすい ・オランザピンは体重増加、血糖値の上昇（糖尿病患者に禁忌）
	第三世代 アリピプラゾール	・錐体外路系有害作用、高プロラクチン血症、体重増加が出にく	・アカシジアや不安焦燥感が出やすい
抗うつ薬	三環系抗うつ薬 四環系抗うつ薬	・抗うつ作用、抗不安作用 ・強力だが有害作用が強い	・口渇、便秘、尿閉、体重増加、起立性低血圧など ・三環系は過量服薬で不整脈や心停止が起こり得る
	SSRI パロキセチン フルボキサミン	・抗うつ作用、抗不安作用 ・過量服用しても比較的安全 ・重篤なうつ病には適さない	・消化器系の有害作用（悪心、嘔吐、下痢など） ・性機能障害 ・24 歳以下の青年、自殺のリスク
	SNRI ミルナシプラン	・抗うつ作用、抗不安作用 ・比較的安全性が高い	・血圧上昇
	NaSSA ミルタザピン	・不眠、性機能障害、嘔気が出にくい ・1 週間以内に効果（即効性） ・重症うつ病にも効果	・眠気や体重増加、血糖値の上昇が出やすい。
気分安定薬	炭酸リチウム カルバマゼピン バロプロ酸	・抗躁作用、抗うつ作用 ・抗うつ薬増強作用 ・病相再発防止作用	・リチウムは体内貯留により中毒症状が起こる可能性 ・カルバマゼピンは過敏反応（薬疹等） ・バロプロ酸は胃腸症状
抗不安薬	ベンゾジアゼピン系 ジアゼパム ロラゼパム エチゾラム	・催眠作用、抗不安作用 ・筋弛緩作用、抗けいれん作用	・依存性 ・急な中断による離脱症状
抗てんかん薬	バロプロ酸 フェニトイン フェノバルビタール カルバマゼピン	・抗けいれん作用	・神経症状（運動失調） ・皮膚症状（薬疹など） ・精神症状（自発性の低下） ・薬剤によって催奇形性がある

【松下正明．新クイックマスター精神看護学．医学芸術社．P300.2014．抜粋　一部追加】

（3） 薬物療法における看護師の役割

1） 安心し納得して服薬ができるようにサポートする

患者は必要な治療について、その効果とリスクについて説明を受ける権利があり、また、治療内容を選択する権利がある。したがって、治療を受けずに経過を見る権利もある。しかし、精神症状により自傷他害の恐れが強いとき、あるいは生命の危機的状況が迫っているときには、本人の意思や意向に反してでも治療を優先しなければならないこともある。このような場合、（精神科病棟に入院した）患者は病状が安定せず病識がないことが多く、入院の理由を理解できず、入院に対して大きな不安を抱えていることが多い。そのような患者にとって病院が安全な場所であり、看護師（医療者）が安心感を得られ信頼のおける存在であることを伝える必要がある。そのためには、支持的で共感的な関わりの中で、患者のニードを把握し、相手の立場になって考え、接するという良好な関係づくりをするための基本的なコミュニケーションスキルが重要となる。良好な関係を築いた上で、薬物療法の必要性を説明し、患者本人のニードと結び付けて理解できるように、言葉やタイミングを選んで簡潔にわかりやすく説明し、納得して受け入れられるようにすることが大切である。

2） 安全に確実に服薬ができるようにサポートする

精神状態が安定していない患者が入院している急性期治療病棟においては、看護師が薬剤を全て管理し、与薬するといった病棟服薬管理の場合が多い。また、古いタイプの定型抗精神病薬は有害作用が出現しやすく、有害作用のパーキンソン症候群が生じたときは、その予防薬として新たに抗パーキンソン病薬を追加処方するといった「多剤併用」がこれまで行われてきた。現在、非定型抗精神病薬など有害作用が生じにくい薬剤が処方されるようになり、「単剤化」が進んできてはいるが、一回あたりの服用数が８錠以上といった多剤を服用しているケースもいまだに見られる。さらに、病状が安定しない患者に対して、薬剤を増減するといった「薬物調整」が頻繁に行われており、定期薬以外にも２～３日間のペースで臨時薬が処方され、内容が変更することも見られる。このように、服薬錠剤数が多いことや処方薬の変更などが誤薬の要因となっている（沢村、2004）。誤薬防止のためは、薬剤のセッティングや与薬の際に看護師２名で誤薬防止のための 6R（表 5-16）によるダブルチェックの徹底、処方変更内容の把握など、安全

表 5-16　誤薬防止のための 6R

確認事項	内　容
1. 正しい患者　(Right Patient)	患者の氏名をフルネームで確認
2. 正しい薬剤　(Right Drug)	薬剤名・規格
3. 正しい目的　(Right Purpose)	何のために使用するか
4. 正しい用量　(Right Dose)	mL、mg、単位など
5. 正しい経路　(Right Route)	末梢・中心静脈などのライン
6. 正しい時間　(Right Time)	日付・時間

【日本看護協会. 医療安全推進のための標準テキスト. P21. 2013.】

な与薬に努めることが重要である。

3）薬物療法の効果と有害作用に関する観察を行う

看護師は、薬物療法が開始あるいは変更された後に、患者の精神状態、言動、生活の様子などから薬の効果や有害作用について十分な観察を行い、患者に起きた変化について医師に正しく伝える能力が必要である。特に向精神薬の服用による悪性症候群や急性イレウスなどの重篤な有害作用については患者の命に関わるため、早期発見と迅速な対処行動が重要である。有害作用の出現の有無については、個人差が認められる（山崎、2003)。同じ薬剤（同量）を内服しても強烈な有害作用が出る者もいれば、全く出ない者もいる。処方されている薬剤に対する効果や有害作用に関する正しい知識をもつとともに、観察力やアセスメント能力が求められる。

抗精神病薬を長期に連用すると痛覚の閾値を上昇させ、鎮痛作用が高まることが報告されている（中西、1970)。抗精神病薬の長期連用の患者は、骨折やイレウスなどの身体疾患を発症していても痛みや違和感などの自覚症状を訴えず、発見時には重症化している場合も少なくない。看護師はこうした自覚症状が乏しい患者に対する身体的な観察を入念に行い身体合併症の早期発見に努める必要がある。いずれにしても、患者の状態を常に把握し、薬剤に関する正確な知識をもち、有害作用や身体合併の有無などのサインを見逃さない洞察力が求められる。

4）多職種と連携し主体的な服薬の継続をサポートする

精神科においても他科と同様に、患者は入院目的や治療方針について医師からの説明を受け、同意を得る「インフォームドコンセント」が行われ、治療方針を理解して治療に応じる「コンプライアンス」の形成を重視した医療が行われてきた。しかし、医師から説明にただ応じる受身的な姿勢では主体性が乏しく、継続的な治療にはつながらない。そこで、現在の精神科における薬物療法の主要なテーマとなっているが「アドヒアランス」という概念である。「アドヒアランス」とは、薬物療法の効果と有害作用等について情報提供がなされるなど、患者が十分な説明や教育を受けたうえで自らが積極的に治療に取り組むということを意味している。症状がある程度安定した回復期から退院を視野に入れ、「アドヒアランス」の向上を図るための心理教育、服薬自己管理に向けた取り組みを行うことが大切である。

精神科における心理教育とは、患者自身やその家族に精神疾患、症状、治療、対処行動について正しい知識や方法を教えるものである。また、心理教育は、情報の提供だけでなく、対象者に応じてわかりすく教え、その理解度を確認しつつ、対象者の行動変容をめざすものである（Sundeen, 2005）。実施方法については、疾患別やテーマ別のグループに対して、週１回あるいは月１回のペースで、時間は１回に１時間程度で行われるのが一般的である。心理教育は、看護師、精神科医師、薬剤師、精神保健福祉士、作業療法士、臨床心理士、栄養士など、各専門分野を担当し、多職種で協働しながら実施されることが多い。また、心理教育の中で、薬物療法と服薬について教育する（主に医師・薬剤師）服薬心理教育が実施されている施設が多く、服薬アドヒアランスの形成に寄与している。

看護師は服薬心理教育に参加中の患者の言動や取り組み方をよく観察し、参加後に患者がどのくらい薬剤に関する知識や服薬の必要性について理解できているのかを入院生活の中で確認することも大切である。患者の無理解な点や服薬に伴う悩みなどがあれば、その情報を医師や薬剤師に伝えて、問題の解決につながるよう支援することも重要である。また、患者自らが薬の効果を実感し、自身にとって必要なものであるという認識を強化できるように関わることも大切である。症状とその改善効果を理解して服薬することが病識の獲得につながり、患者自らが積極的に継続的に治療に取り組むことへと結びつく。

その他にも、退院後に症状の再燃の最も高い要因となる怠薬を予防するために、看護師は外来、デイケア、訪問看護などの地域生活において、服薬状況を把握し、服薬に関する相談や服薬の確認・助言などを行い、薬物療法の継続を図る役割がある。このように看護師は入院中から退院後にわたり、多職種と連携しながら患者（在宅看護利用者）の服薬アドヒアランスの向上を図る上で重要な役割を果たすことが期待される。

4. 精神療法

精神療法（Psychotherapy）は、心理的問題をもつ人に対する職業的専門家による心理的治療のことである。これには狭い意味と広い意味があると言われており、歴史的な観点から見ると精神療法のモデルとされるのが精神分析であり、これが狭い意味での精神療法にあたる。一方、広い意味では、対象者と治療者との対人関係の中で、対象者の心の問題を扱うことがそれにあたる。この広い意味での精神療法は、様々な精神療法に共通する治療的要素を指しており、対象者が個人として受容され、信頼関係を構築し思いを理解されて共にいることを体験することと捉えられる。

精神療法の種類には、表現療法（催眠、芸術、遊戯、心理劇）、洞察療法（精神分析療法、精神分析的精神療法、来談者中心療法）、訓練療法（森田療法、内観療法、行動療法、認知療法、自律訓練法）などがある。

（1） 精神分析療法

1） 背景と主な理論の概要

精神分析療法は、オーストリア出身の精神科医フロイト（Freud, Sigmunt：1856-1939）によって、1890年代に始められた治療法であり精神分析理論に基づいている。この理論の特徴は、①精神の構造と働き、つまり人間の精神は意識・前意識・無意識で構成されており、人格は、イド（エス：欲動）・エゴ（自我）・スーパーエゴ（超自我）の3領域から構成されると論じている。さらに、フロイト（Freud, Sigmunt：1856-1939）を中心にエリクソン（Erikson, Eric H：1902-1994）、ピアジェ（Piaget, Jean：1896-1980）やマーラー（Mahler, Margaret S.：1897-1985）等は、②パーソナリティの発達論を提示しているが、自己の理論を構築する基盤として精神分析学を修めている。

この治療法は、精神活動を精神力動的つまり、心の欲求に基づく心的エネルギーととらえるリビドーの考え方に基づいており、無意識の防衛機制といわれる心理をも扱う。カウンセリングが生活上意識できる事柄に関する心理を扱うことに比べて、対象者が気づいていない精神活動へ踏み込む治療法と言える。つまり、自己洞察が進むことで、抑圧された感情と症状とのつながりに気づく中で、症状が改善していくと考えられている。

2） 対象と方法、期待される効果

治療対象は、成人の神経症レベルであったが、やがて人格障害や広く精神障碍にも用いられるようになっている。方法としては、治療に入る前に診断面接（予備面接）を行い、対象者の心の問題のあり様や治療意欲、性格傾向などについて査定を行い、治療のプロセスやゴールを共に検討し治療契約を結ぶ。

実際の治療場面は、対象者が寝椅子に横になり、治療者が見えない状況で頭に思い浮かぶことをそのまま話していくという自由連想法であり、治療者はその中で理解したことや感じたことなどを伝えていく（解釈）。標準的な精神分析療法は週当たり 3 ～ 5 回、1 回 50 分間実施する。

治療の過程では、対象者は過去の重要人物との間の葛藤や未解消の感情を想起し、治療者にその感情を向けるという転移感情が生じる。治療者は「今ここで」生じている感情を解釈することで、対象者自身が転移感情を自分のものとして振り返り、受容・理解（洞察）していくことを助ける。しかしながら、途中で対象者は自身の感情に直面化することができず、抵抗を示すため感情の不安定化や通常と異なる言動をとる行動化が現れる。治療者は対象者に起こる感情や行動化をも解釈の対象とし、徹底操作していくことで洞察を促していく。

現在の精神科臨床では、治療者と週あたり 1 回の対面式での精神療法が行われることが多い。期待される効果は対象者が自身の無意識の葛藤や欲求、本質的な問題に気づいて症状が改善・消失していくことである。

3） 実施に関わる看護の目的と方法

看護の目的と方法は、治療が効果的に進むように対象者の心理状態や行動を把握することと、対象者の日常生活行動の自律性と自立性を支援することである。対象者は、治療が進むにつれ自身の心理的問題に直面するため、感情の不安定化や行動化が発生しやすい。よって、意欲減退や集中力低下あるいは興奮やイライ

ラ感によって日常生活行動に支障が生じることが多い。看護者は治療の段階を把握し、対象者が直面化している葛藤や感情を、日常の発言や表情・行動等の非言語表現も含め把握していく。そして、転移感情やその解釈で揺れる心理を側面からサポートしていく。また、医療スタッフ全体で患者の治療経過や心理状態を常に把握しておき、転移・逆転移感情の共有に努め良好な治療環境を維持していくことが必要である。

（2） 行動療法

1） 背景と主な理論の概要

ロシアの生理学者パブロフ（L. P. Pavlov：1849–1936）、そしてアメリカの心理学者ワトソン（J. B. Watson：1878–1958）らによる行動主義を背景としている。人の行動は、類似の刺激により繰り返す反応が起こることで、永続する行動パターンの獲得という「学習」が生じるという学習理論である。第二次世界大戦の軍医としての経験を通し、S.フロイトの精神分析の効果に疑問を持つようになった南アフリカ共和国の精神科医ウォルピ（J. Wolpe：1915–1998）は、1950年代に「行動療法」を提唱した。これは、学習された不適応行動を条件付けによって修正する治療法であるが、行動の解釈は行わず、暗示などによって働きかける手法である。つまり行動療法は、精神分析と異なり客観的に観察可能な「行動の経過・変容」を取り扱うという特徴がある。

2） 対象と方法、期待される効果

治療の対象は、当初恐怖症を持つ人であったが、現在は、パニック障害、強迫性障害、心的外傷後ストレス障害（post traumatic stress disorder: PTSD）、アルコール依存症、夜尿症など多岐にわたり適応されている。

方法は学習理論をもとに、治療目的に合わせて組み合わせて用いられることが多い。多くは現在、認知行動療法において活用されている技法であり、「系統的脱感作」「曝露反応妨害法」「オペラント技法」「モデリング」「セルフモニタリング」などである。

期待される効果は、学習によって適応行動が取れるようになることであり、その行動が比較的永続することが期待される。

（3） 認知行動療法

1） 背景と主な理論の概要

認知行動療法（cognitive behavior therapy：CBT）は、認知療法と行動療法、論理療法の技法を組み合わせた治療法である。学習理論を背景とする行動療法は、1950年代にウォルピ（Joseph Wolpe：1915-1998）らが提唱し、認知療法はベック（Aaron Temkin Beck：1921-）が1970年代に提唱した。初期の認知行動療法には、論理療法の提唱者であるエリス（Albert Ellis：1913-2007）の論理的感情的行動療法があり、それはABC理論と呼ばれている。つまり、結果としての感情（consequence：C）は、客観的な出来事（activating event：A）そのものから起こるのではなく、その人が出来事をどのように捉えるかという、認知（belief：B）の仕方によって起こるという論理である。

理論背景としては、人の行動は認知のし方に左右されており起こった状況に対する認知のあり方によって特定の感情が生じ、特定の行動が取られるというものである。また、認知や感情は身体反応にも影響すると捉える。そして修正すべきは歪んだ認知であり、その認知に影響された行動パターンである。認知の歪みは、心の表層では自動思考という、状況認知の際に自然に自動的に起こる思考やイメージであり、さらにその深層には、スキーマという根深い個人の価値観・確信が存在すると考えられている。

2） 対象と方法、期待される効果

特に適応される対象は、うつ病など認知の歪みや感情の不安定さが身体症状の出現や日常生活行動に支障を来たすなど、生きにくさに繋がっている状態である。1980年代以降は不安障害、摂食障害、パーソナリティー障害、身体表現性障害などにも適応が拡がっている。

方法としてはまず、状況・認知（考え方、思考）・感情（気分）・行動・身体反応に分けて、悪循環を見極めるためのフォーミュレーション（図5-7　フォーミュレーション（関連図））を描くことで、自分の認知の歪みや行動パターンに気づく。次いで、治療者との間で認知の振り返りや修正を行い、日常生活を想定した行動選択について検討した上で、次回の治療面接までの「宿題（ホームワーク）」を設定し、実際に対象者が日常生活上で実施する。つまり、1回のセッション内容は、①ホームワークの確認（2回目以降）と目標設定②アジェンダ（取り扱う

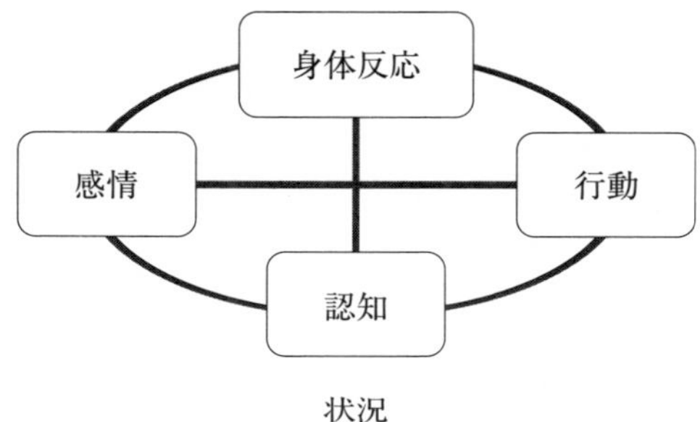

状況

図5-7　フォーミュレーション（関連図）

議題）の設定③アジェンダを基に話し合う④ホームワークを決める⑤ふりかえり以上の流れとなる。

このようなセッションを週1回30～50分間、12回～20回行う。日本では2010年4月より「認知療法・認知行動療法」に診療報酬が設定された。しかし、健康保険が適用されるのは16回までとなっている（表5-18　治療全体の流れ）。上記のフォーミュレーション（関連図）は思考記録表（コラム）という介入技法を活用したものであり、他にも様々な介入技法がある。「行動実験」は、できなくなっている行動を実験として試しにやって振り返る実験である。また、望ましい行動には褒美を与え、不適切な行動には罰・嫌なことを与える「オペラント技法」がある。この実際の例であるトークンエコノミー法は、トークン（代用貨幣：シール、マークなど対象者にとって利益になるもの）によって、望ましい行動が強化されることを狙いとしている。他にも「系統的脱感作」「曝露反応妨害法」「モニタリング」技法などがあり、第三世代の技法として「マインドフルネス認知療法」や「弁証法的行動療法」も開発されている（表5-17　認知行動療法の介入技法の例）。

期待される効果は、日常生活での宿題（試し）によって、体験を通して認知の歪みが修正され、状況を以前よりも楽に前向きに捉えることで、適切な行動をとるようになることである。

3）実施に関わる看護の目的と方法

看護者が行う認知行動療法は、N-CBT（Nursing- Cognitive Behavior Therapy）と表現されている。認知行動療法は精神療法のひとつであり、厚生労働省ホーム

表 5-17　認知行動療法の介入技法の例

認知再構成法（非機能的思考記録表・コラム法）	状況－気分－認知（自動思考）－根拠と反証－適応的思考、という一連のコラムを記録する。認知と気分の関連について気づきが生じる。また自動思考の存在に気づき、新たな情報収集により、適応的思考を手に入れることにつながる。
行動実験	できなくなっている行動を、実験として宿題として実施して、治療者と結果を振り返る。そのことで、認知の歪みを修正していく。
系統的脱感作（不安階層表）	恐怖ランキングを作成し、恐怖体験と同時にリラクゼーション体験を行い、恐怖感を低減していく。それを計画的に行っていく。
曝露反応妨害法	恐怖場面をあえて体験（曝露）し、回避行動を取らないと、時間経過によって不安が低減する。
オペラント技法	望ましい行動時に褒美（強化子）を与え、不適切な行動時に罰（罰子）を与えることで、望ましい行動を増やす。
モデリング	見本となるモデルを見せて、学習する。例として、特定の動物を怖がる子どもに、その動物と楽しく遊ぶ子どもの映像を見せるなど。
セルフモニタリング	自身の状況、気分、認知、行動などを記録して、パターンを理解する。例として、強迫的な自身の行動について、そのきっかけや気分、状況、思考、行動の回数や時間などを記録して振り返るなど。
行動活性化法	活動スケジュール表を用いてポジティブな出来事を抽出し増加させる方法。主にうつ病の治療に用いられ、抑うつによって妨害または回避しているポジティブな行動を増やすことが目的とされる。
マインドフルネス認知療法（MBCT：Mindfulness based cognitive therapy）	再発性のうつ病を治療するためにマインドフルネス・ストレス低減法（MBSR：Mindfulness-based stress reduction）を最適化した援助技法。
弁証法的行動療法（DBT：Dialectical Behavior Therapy）	能力開発やモチベーションの強化を目的に「感情の調節」「対人関係」「マインドフルネス」などのスキルトレーニングを含む治療法。個人療法とグループトレーニングで構成される。治療が困難な境界性パーソナリティー障害の治療に適用される。

表5-18　治療全体の流れ

ステージ	セッション	目的	アジェンダ	使用ツール・配布物
1	1-2	症例を理解する 心理教育と動機付け 認知療法へsocialization	症状・経過・発達歴などの問診。うつ病、認知モデル、治療構造の心理教育	うつ病とは 認知行動療法とは
2	3-4	症例の概念化 治療目標の設定 患者を活性化する	治療目標（患者の期待）を話し合う 治療目標についての話し合い 活動スケジュール表など	問題リスト 活動記録表
3	5-6	気分・自動思考の同定	3つのコラム	コラム法 ～考えを切り替えましょう
4	7-12	自動思考の検証 （対人関係の解決） （問題解決技法）	コラム法 （オプション：人間関係を改善する）（オプション：問題解決）	バランス思考のコツ 認知のかたよりとは 人間関係モジュール 問題解決モジュール
5	13-14	スキーマの同定	上記の継続 スキーマについての話し合い	「心の法則」とは 心の法則リスト
6	15-16	終結と再発予防	治療の振り返り、再発予防 ブースター・セッションの準備 治療期間延長について決定する	治療を終了するにあたって

出典：うつ病の認知療法・認知行動療法　治療者用マニュアル、厚生労働科学研究費補助金こころの健康科学研究事業「精神療法の実施方法と有効性に関する研究」http://www.mhlw.go.jp/bunya/shougaihoken/kokoro/dl/01.pdf

ページによれば、2010年度の診療報酬改定で点数化されており、認知療法・認知行動療法ワークショップやスーパービジョン等による研修後、外来診察で行うことは可能である。ただし、保険適用の条件には、①入院中以外の患者に対し、認知療法・認知行動療法に習熟した医師が一連の治療計画を作成する、②患者に説明を行った上で計画に沿って治療を実施する、③診療に要した時間が30分を超えている、④それら一連の業務はすべて医師が行うことなどが規定されている。しかし、これらの条件を持って、外来通院で認知行動療法を行うことは難しいのが現状であり、認知行動療法を届け出ている医療機関は、2015年度でわずか601施設にとどまっており、普及しているとは言い難い状況である。

そこで、この状況を改善するために提案されたのが、看護師による認知行動療法の実施であり、現時点では、「医師の指示に基づく診療の補助の一環として」看護師の参加を提案することになった。よって、2017年度の診療報酬改定では、医師の指示のもとに看護師は認知行動療法を実施し、治療内容の検討や効果判定等を医師と連携して行うことが求められる。

（4） 集団精神療法

1） 背景と主な理論の概要

集団精神療法（group psychotherapy）は、個人精神療法に対比して、治療者1名または複数名が、多くの患者と言語的やりとりを行う集団を対象とした精神療法である。はじまりは、1905年、ボストンの内科医のブラット（J. T. Pratt）による結核患者を対象に行った心理教育と言われている。精神科病院への導入は1920年代であるが、知られていることは「場」の理論を提唱し、グループダイナミクスという言葉を使ったレヴィン（K. Lewin：1890-1947）や心理劇（サイコドラマ）の創始者モレノ（J. L. Moreno：1889-1974）である。これらの理論では、集団に参加するメンバー同士の相互作用により個人が成長することをねらいとしている。

2） 対象と方法、期待される効果

集団は、特定の治療を受けている対象者や同様の課題を持つ対象者などが、4、5名のサイズから10名を超えるサイズの集団となり、リーダーやファシリテーターは、治療者や共同治療者または参加メンバーの代表が務めて司会進行する。

また集団構成は毎回ほぼ同じメンバー（クローズド）であるか、毎回異なるメンバー（オープン）であるかという形態も、期待される効果によって分かれる。代表的な集団精神療法には社会生活技能訓練（social skills training：SST）、心理劇・サイコドラマ、セルフヘルプグループ（自助グループ）、自己啓発トレーニングのグループなどが挙げられるが、病棟あるいはデイケア内のグループによる活動も含まれる。

精神科で行われることが多いSSTは、例えば買い物や調理、洗濯など生活技能の獲得により自立した社会生活を送るための集団で行う訓練である。また心理劇は、様々な役割を演じることで感情を表すことを体験し、自律性を高めたり、相手の立場に立って考えたりする訓練ともなる。セルフヘルプグループは、アルコール依存症者のAA（Alcoholics Anonymous）や断酒会、薬物依存症者のNA（Narcotics Anonymous）が代表的である。

これら集団精神療法に期待される効果は、メンバー間の相互作用による効果である。具体的には、自分の発言に対するメンバーの反応から自己の対人スキルを振り返り、反対にメンバーが学ぶ機会を自分がもたらすことができることに気づき、自己効力感や自信が高まる。さらに、相互学習・相互成長の場と時間を共有することで安心感が育まれ、居場所としての集団が形成され自身の感情に気づき、それを素直に表現することを通して将来への希望や展望を持つことができるように変化する。また、メンバーは集団を活用して課題である特定の行動を修正したり、練習したりすることで対人スキルや日常生活行動スキルを身につけることができる。

3）実施に関わる看護の目的と方法

看護者がかかわることが多い病棟単位での活動には、メンバー同士を共同体とみなし問題解決に向けて話し合いを行うことがある。例えば、精神科病院の慢性期閉鎖病棟では入院患者による月単位のレクリエーションや年中行事の内容検討、さらに病棟生活上のルールについての話し合いなどが行われるが、看護者はファシリテーターの役割を果たしてメンバーの意見交換や感情表出がスムーズに進むように配慮する。話し合いが滞った場合も、いかにしてこの状況をメンバー全員の力で乗り越えるかを見守り、励ましていくことでメンバー相互の信頼感や個人としての帰属意識・自己効力感を培う。

また、自立した日常生活行動や社会生活上のスキルを身に付けるSSTを、外来や病棟で看護者が行う場合がありSST認定講師を取得して活動している看護者も多い。方法としては、患者・利用者が必要としているスキルとその認識、習得意欲、心身の健康状態などを査定し主治医や精神科ソーシャルワーカー等とも協議して、SST導入とその方法を患者・利用者と共に話し合い決定していく。看護者は、明るく参加しやすい集団の雰囲気作りに努め、一人ひとりの非言語的な反応も捉えて参加意欲や関心の継続・スキル向上の実感と喜びにつながるように評価や励ましを行っていく。看護者は常に患者・利用者の心身の健康状態に配慮し、メンバー間の相互作用による個人の意欲やスキル向上、精神的安定などを目的に活動を行う。それらによって、自立した生活および生活の質向上をもたらすことができる。

（5） 家族療法

1） 背景と主な理論の概要

家族療法（family therapy）は、家族または個人が抱える心理的問題あるいは行動上の問題などに対し、家族の誰かに問題があるとみなすのではなく家族員同士の相互作用、コミュニケーションのあり方に注目しながら解決へ向けて支援していく治療法である。

背景となる理論は、1950年代に家族内コミュニケーションのゆがみとしてアメリカの文化人類学者ベイトソン（G. Bateson）が唱えた二重拘束理論（ダブルバインドセオリー double bind theory）がある。これは家族員から相反するメッセージを継続的に送り続けられることで混乱し最後は否定的メッセージが刷り込まれるため、人との関わりから退却してしまうというものである。また、ウイーンの生物学者フォン・ベルタランフィ（L. v. Bertalanfy：1901-1972）は、一般システム理論を唱え家族を構成メンバーによるダイナミックなシステムとみなした。これは、家族内の問題を1つの原因に求めるのではなく原因と結果がさらに原因と結果になるように、関係性の文脈の中で家族の問題を捉える円環的因果律としてみていく考え方である。

２）対象と方法、期待される効果

家族療法の対象は幅広く、精神疾患や問題行動としての引きこもり、不登校、虐待、家庭内暴力などが挙げられる。現代は、アルコール依存症などの嗜癖（アディクション：addiction）医学的には依存症への適応も多い。

方法としては、まず、相談に来た家族の苦労を丁寧にねぎらうことが信頼関係を築く上で重要である。次いで家族の話によく耳を傾けて主訴となる問題、これまでの経過、家族の心情や心理的影響、家族なりの対処の仕方などを把握する。そして、家族の精神状態のアセスメントを行うと共に、メンバー間の関係性の良否や強弱なども査定し家族内における問題の意味を把握する。

たとえ相談者が１名であっても家族全体で治療に取り組むために、家族の構成メンバーと情報を共有することを勧める。家族の中で問題がオープンになりメンバーの関心が集約されることを通して、メンバー間の関係性に変化を起こすことができる。さらに治療者は、問題を肯定的に捉えたり問題に名前をつけて家族から外在化させたり、その人の立場になって考えるジョイニングを用いることで介入していく。メンバーは治療者の前という安心感をもって発言することで、お互い知らなかった思いや考えを知る体験をするため新しい関係性の構築に移行することが可能となる。途中では変化への抵抗が表れ一時的に症状や問題行動が激しくなり、メンバーが治療の席から離脱することもあるが、これも治療プロセスの一つと捉えて、家族で共有していく。

期待される効果は、家族内コミュニケーションの方法を学びお互いの思いや考えをより深く知ることで凝集性が高まると共に、当初の問題から家族全体の問題へと理解が進み家族それぞれが自分らしく生きることを考え始める。よって、問題であった症状や行動が低減したり消失したりすることとなる。

３）実施に関わる看護の目的と方法

治療プロセスにおける対象者の言動や精神状態、生活行動を観察し、医療スタッフと共有し検討する中で、治療の効果などをアセスメントしていく。看護者自身が抱いている家族の理想像については事前に十分振り返っておくことで、対象者に向けがちな過剰な期待や幻滅を客観的にみることができる。また、医療現場で展開される看護活動においても対象者に対する二重拘束や情緒的巻き込み、巻き込まれが生じていないか常にスタッフ間でカンファレンスなどを通して見直していくことが重要である。

5. 電気ショック療法（電気けいれん療法）

（1） 治療の概要と効果

電気けいれん療法（electroconvulsive therapy：ECT）は、頭部のこめかみを通して数十秒間通電しけいれんを起こすことで、精神症状の軽減を目的とする治療法である。現在は、けいれん発作を伴わない修正型電気けいれん療法（m-ECT：modified electroconvulsive therapy）が多く用いられている。一般的に週２～３回のペースで６～12回程度行う。

この治療法の適応は、迅速な効果が必要な重いうつ病性障害や強い希死念慮がある人、また、産褥期精神障碍があり育児再開の必要がある人である。さらに、抗うつ薬の効果がないうつ病性障害の人や、緊張型統合失調症や抑うつ性昏迷状態にある人に用いられることが多い。

効果としては、精神症状の軽減・消失、意思疎通の改善や意欲向上などがみられる。ただ、うつ病では経過が長いと効果は出にくいとされている。一方で有害反応としては、循環器系では徐脈や血圧上昇、不整脈、脳神経系では頭痛や頭重感、失見当識、記憶障害、その他倦怠感や嘔気嘔吐が上げられる。

（2） 看護の要点

1） 実施前の看護

事前に、インフォームドコンセントを得る。文書を用いて、修正型電気けいれん療法（m-ECT）の必要性、手順、効果、危険性などを患者の理解力に合わせて説明し、疑問点は質問してもらい文書による同意を得る。昏迷状態などであっても適切に事前説明し、保護者等に同意を得て実施するが本人の回復に合わせて事後説明を行う。実施時は必ず看護者が付き添うことを伝えて安心してもらう。

事前に必要な検査や処置は、血液検査・心電図検査・胸部Ｘ線検査・頭部CT検査、実施前6–8時間以上の禁飲食、輸液ルートの確保、排尿誘導、危険物の除去（眼鏡、コンタクトレンズ、義歯など）、バイタルサインチェックであり、内服薬の服用については、医師に確認しておくことが必要である。

2）実施中の看護

修正型電気けいれん療法（m-ECT）は、処置室等で行われることが多い。実施者への確実な情報伝達を行い、患者に声をかけ意識や不安感、呼吸状態などを観察し医師に報告する。医師の指示のもと以下の手順で行われる。①パルス波刺激型治療器の通電電極を左右の側頭部（こめかみ）装着、②モニター電極の装着（脳波、心電図、筋電図）、③血圧計・酸素マスク・パルスオキシメーター装着、④止血器タニケットを片方の下肢に装着（筋弛緩時に通電による「けいれん」を確認する）、⑤輸液ルート確認、⑥口腔内バイトブロック挿入、⑦睡眠導入剤の投与などを行う。全身麻酔と呼吸管理は麻酔科医によって行われ、医師が筋弛緩剤を投与する。

医師が約100ボルトの電極を5秒ほど患者のこめかみにあてると、患者の体は硬直し、顔面と四肢にけいれんが起こり呼吸停止する。その後、全身の緊張が緩和しけいれん停止、呼吸が再開する。患者が嘔吐する場合があるため顔を横に向ける。バイタルサインをチェックし、自発呼吸があり意識が回復したら退室するが、引き続き観察をする。

3）実施後の看護

実施後は、看護者の観察下におき輸液や酸素管理・全身状態の観察と共に、有害反応である徐脈や血圧上昇、不整脈、頭痛や頭重感、失見当識、記憶障害、倦怠感や嘔気嘔吐が無いか観察する。十分な覚醒状態になるまでは、危険が予測されるためそばで見守る。嚥下状態を確認してから飲食を開始する。患者は実施後にトイレに行きたがることが多いがふらつきやめまいなど危険であるため、看護者が付き添い転倒防止に努める。

引用文献

1）尾崎紀夫「アドヒアランスを重視した統合失調症の治療」『精神神経学雑誌』108（9）、2006、pp.991-996

2）藤野邦夫、藤野ヤヨイ『精神科薬物療法における副作用情報の説明責任と看護師の立場』新潟大学医学部保健学科紀要7（4）、2002、p.437

3）蜂矢英彦、岡上和雄監『精神障害リハビリテーション学』金剛出版、2000

4）Ahern, L., Fisher, D. 著、齋藤明子、村上満子訳『自分らしく街でくらす－当事者のやり方』RAC研究会、2004

参考文献

高橋雅代　看護師が行うレクリエーション療法、精神障害者の在宅看護セミナーテキスト『大辞林』第3版

萱間真美、野田文隆『精神看護学Ⅱ 臨床で活かすケア』（改訂第2版）南江堂、2015

川野雅資『精神看護学Ⅱ　精神臨床看護学』ヌーヴェルヒロカワ、2015、pp.68-69, p.70

岩崎弥生、渡邉博幸『精神看護学　精神障害をもつ人の看護』メヂカルフレンド社、2016

中西美智夫『薬学雑誌　90（7））』1970、pp.800-807

山崎浩史、藤枝正輝、鎌滝哲也「薬物代謝における個人差と人種差 — ジェノタイプとフェノタイプの差異 — 」『臨床薬理 34（3）』2003、pp.505-506

精神科看護ガイドライン　特例社団法人日本精神科看護技術協会、2011

沢村香苗「精神科薬物治療の質の向上に関する研究【研究2】精神科病棟における誤薬の実態と事前回避関連要因の検討」障害保健福祉研究情報システム
http://www.dinf.ne.jp/doc/japanese/resource/ld/sawamura/03.html

Sundeen, S. J., Stuart, G. W., Laraia, M. T, eds, Psychiatric rehabilitation and recovery, Principles and Practice of psychiatric Nursing, 8th ed, pp.239-257, Elsevier Mosby. 2005

厚生労働省　重篤副作用疾患別対応マニュアル、2010

日本看護協会　医療安全推進のための標準テキスト、 2013、p.21

松下正明『新クイックマスター精神看護学』医学芸術社、2014、p.300

World Health Organization. Neuroscience of psychoactive substance use and dependence. 2004

融道男『向精神薬マニュアル』第3版. 医学書院、2008

下山晴彦編『認知行動療法を学ぶ』金剛出版、2011

福井至編著『認知行動療法ステップアップ・ガイド，治療と予防への応用』金剛出版、2011

Fink.M. 著 鈴木一正，他訳『電気けいれん療法，医師と患者のためのガイド』新興医学出版社、2010

ナーシング・グラフィカ『精神看護学②　精神障害と看護の実践』メディカ出版、2017

中井久夫、山口直彦『看護のための精神医学　第2版』医学書院、2004

Mankad, M. V., 他著，本橋伸高、上田諭監訳『パルス波 ECT ハンドブック』医学書院、2012

岩崎弥生、渡邉博幸編集『新体系　看護学全書　精神看護学②　精神障害をもつ人の看護』メジカルフレンド社、2016

うつ病の認知療法・認知行動療法　治療者用マニュアル、厚生労働科学研究費補助金

こころの健康科学研究事業「精神療法の実施方法と有効性に関する研究」
http://www.mhlw.go.jp/bunya/shougaihoken/kokoro/dl/01.pdf

一般社団法人日本作業療法士協会『作業療法ガイドライン実践指針（2013年度版）』一般社団法人日本作業療法士協会、2014

第 6 章
検査と検査時の介助

科学技術が発達していなかった時代は、疾患の診断の決め手となるものは統計的な症状から導き出されたものだった。昨今では宇宙科学、情報科学、医療技術などありとあらゆる分野での改革は留まるところを知らないような世の中になった。そのような状況下において、診断の決め手になるものは疾患特有の症状の他に、このような技術を駆使して考案された検査が一役かっている。最新検査というと身体疾患に限局されると思いがちであるが、脳・神経系、更には精神科疾患においても解明を広げてきている。

1. 画像検査

画像検査のルーツとなるものは放射線である。放射線には、自然界にもともと存在する自然放射線と人間が作りだした人工放射線がある。後者の人工放射線にも 2 種類のものがあり、電気を使って作りだす方法と放射線物質から取り出す方法の放射線がある。電気を使って放射線を作ったのは、1895 年ドイツの物理学者であったレントゲン博士である。陰極線を使った電気の実験中に発生した未知なるものを表す X からエックス線（X 線）と名付けられた。

画像検査には、この X 線を使い形態を見る形態画像と働きを見る機能画像がある。

（1） CT

CT（computed tomography）は、1973 年に Hounsfield と Ambrose によって発表されたが革命的なものとなり、急速に臨床に応用されて画像診断の中心的存在になっている。この装置は、放射線とコンピューターの解析を用いて身体の内部の断面像を得る診断用の機械である。（写真 6-1）画像処理は二次元画像表示・立体視できる三次元画像表示の他、時間軸を加えた動きのある画像表示が可能である。

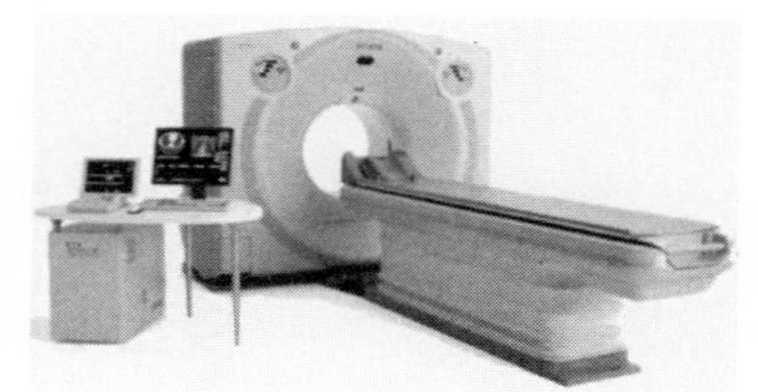

写真 6-1　MRI 画像診断装置

（2） MRI

MRI（Magnetic Resonance Imaging）は 1980 年に入ってから急速に普及した画像診断装置である。磁場とラジオ波を使って磁気共鳴現象という原理を応用し、体の中の水素原子の様々な性質を体外から観察するといったものである。日本語では磁気共鳴画像という。

単純 X 線検査や CT では被曝を避けることはできないが、MRI は被曝がないので小児や若年女性の検査や繰り返し検査の必要な場合には適している。また、体内における疾患の場所、種類、性質などが他の検査に比べ一度の検査で効率よ

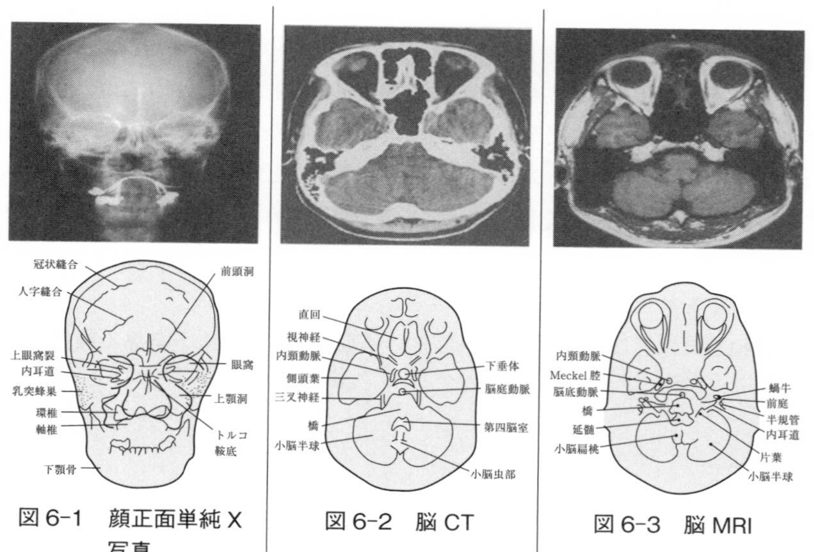

図 6-1　顔正面単純 X 写真

図 6-2　脳 CT

図 6-3　脳 MRI

く判明できる利点がある。

(3) 核医学検査

脳の画像診断には、形態的診断法であるCTやMRI検査が臓器の形態の状態を把握するのに有用されている。それに対して機能診断法にはSPECTやPETと呼ばれる核医学検査がある。

核医学検査はアイソトープ検査あるいはRI検査と呼ばれている。アイソトープは同位元素のことであり、なかでも放射線を出すものをラジオアイソトープ(RI)という。

核医学検査は目印となるRIをあらかじめ臓器に集まる薬物にして患者へ投与して、集積した臓器から出される放射線を身体の外部から計測する非侵襲性の検査である。

1) SPECT (Single Photon Emission Computed Tomography)

SPECTは、ガンマカメラを身体の周り360度方向のデータを撮り断層画像を再構成する装置である。

例えば、^{123}I(ヨード123)や^{99m}Tc(テクネチウム99m)などの核種である放射性医薬品の脳血流トレーサーを静脈注射した後、これらの核種が放出するγ線を体外のガンマカメラで計測して脳血流分布を画像化する。SPECT撮影中にごく少量の動脈血採血を行い、0.5ccを放射能測定器で測定したものを参考値として脳100gあたり1分間にどの位の脳血流量があるか探ることもできる。これによって、脳血管障害、脳出血、くも膜下出血などの病態の評価に用いることができる。(図6-4、図6-5)

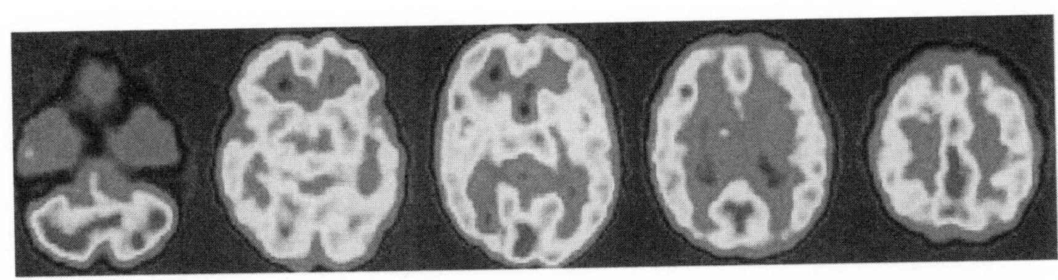

図6-4　脳血流SPECT検査における正常所見。トレーサーにより若干異なるが、大脳皮質、大脳基底核、視床、小脳皮質などの灰白質では血流量は高く、大脳白質や小脳の白質では低い。図で白く見える箇所は血流量が高い。

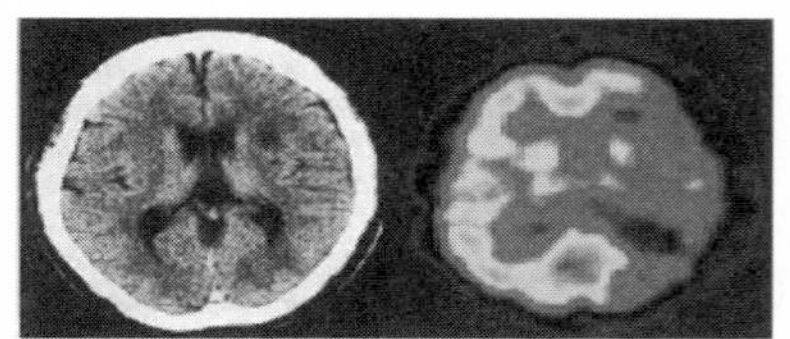

CT（左）では大脳皮質に異常を認めないが、PECT（右）では左中大脳動脈血流量の低下を認める。

図 6-5　虚血性血管障害

2） PET（Positron Emission Tomography）

PET は、^{15}O（酸素 15）、^{18}F（フッ素 18）、^{11}C（炭素 11）などのポジトロン放出核種によって認識された放射性医薬品を用いて脳血流量やエネルギー代謝、アミノ酸代謝、神経受容体などを測定することができる。

ポジトロン放出核種から放出されたポジトロンはすぐに近くの電子と結合し消滅し、陽電子と電子の質量に相当する 511KeV（511 キロエレクトロンボルト）の 2 本の γ 線に変換され、反対方向に放出される。この反対方向に放出された 2 本の γ 線を 1 対の検出器で同時計測をして断層イメージを作るのが PET の装置である。

（4） 脳　波

脳波（Electroencephalogram, EEG）は脳で生じた電気活動を観察することで、脳の状態（異常部位・てんかんなどの疾患の有無）を把握することに用いる。

脳波の種類は次のようなものがある。（表 6-1）

脳波検査の方法は、頭蓋表面に多数の記録電極を設置し 8 ～ 40 チャンネルで記録をする。電極の装着部位は国際標準電極配置法（10-20 法）で行い、耳朶を含み 21 個の電極で大脳半球をほぼ等間隔に覆う。（図 6-6）

（5） 画像検査における検査時の介助

1） 放射線被曝（ひばく）の防護

放射線は、医療にとって診断や治療の上ではなくてならない存在になってきているが人体への有害も拭いきれない。放射線が人体にあたることを被曝という。被曝は、X 線検査などの外部被曝と核医学検査などの内部被曝がある。放射線に

表 6-1　脳波の種類

α（アルファー）波	8 ～ 13Hz	覚醒、安静で閉眼しているときの脳波。献上成人では周波数 10Hz 前後。振幅は 50μV 前後、後頭部優位に出現。
β（ベータ）波	14 ～ 29Hz 速波	覚醒および入眠時、特に睡眠薬服用の際に出現しやすい。中心部・前頭部・側頭部に優位に出現する。
θ（シーター）波	4 ～ 7Hz 徐波	小児および睡眠時に出現。成人の覚醒時に出現するのは異常。
δ（デルタ）波	0.5 ～ 3Hz 徐波	睡眠時には出現するが成人の覚醒時に出現するのは、異常。

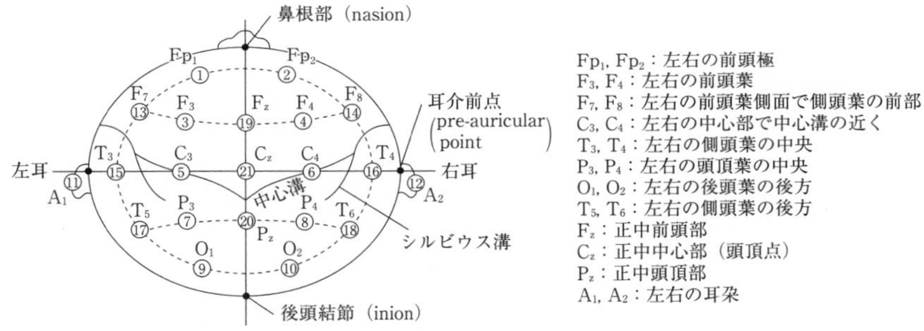

図 6-6　国際標準電極配置法（10-20 法）

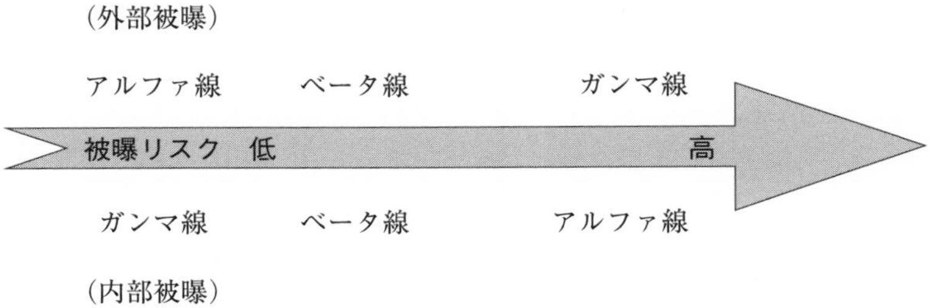

（外部被曝）

アルファ線　ベータ線　ガンマ線

被曝リスク　低　高

ガンマ線　ベータ線　アルファ線

（内部被曝）

図 6-7　放射線による被爆リスク

被曝しても自覚はないが、感受性の高い細胞は傷つくことがあり時間が経ってから潰瘍になったり脱毛したりすることがある。

外部被曝防護の3原則には、「時間を短くする」「距離をとる」「遮へいをする」があり、同じ量の放射線であれば短ければ短いほど被曝量が減る。また放射線の量は、距離が2倍になれば被曝量は4分の1に3倍になれば9分の1というように二乗に反比例するので少しでも離れることが大切である。3つ目の遮へいは、工夫次第で効果を上げることができる。例えば、ガンマ線は密度の高い金属によって遮へいすることができるが密度が低い金属の場合では、厚さを増やせば効果を上げることになる。

医療従事者が患者の介助のために受ける被曝を職業被曝というが、その際に防護衣を着用していれば被曝を最小限にできる。

2） 検査室での介助

① 患者の誤認防止のため、医療チームのスタッフは検査を受ける本人であることを確認しておくことが大切である。疎通性が取れる患者の場合、ネームバンドでの確認の他、名前や血液型を言ってもらう。疎通性が取れない乳幼児や認知症高齢者の場合は、家族の協力が大切である。

② 事故防止のために安全な移送および移乗に配慮する。一般的に検査台は狭いので、移乗時は、声掛けをして医療者は検査台の両側に立ち必要に応じた介助を行う。患者の傍で付き添い介助することは、患者の安心感につながる。

③ 検査中の安全、安楽な体位の保持に努める。患者の身体条件に合った除圧用のスポンジやタオルなどを用いて圧迫部を保持したり検査台との段差をなくしたりする。

④ MRI の検査室は強力な磁場が働いているので、室内に持ち込めないものがあるので事前に確認をしておく。（表6-2）ペースメーカーや強磁性体の鉄やニッケルを含む止血のクリップ（脳動脈瘤のクリップ・人工弁・人工関節等）など体内に持っている患者は、検査適応外となる。最近では、止血のクリップなどは非磁性体金属仕様になっているが、事前に確認が必要である。

⑤ 核医学検査では放射性同位元素（RI）を投与して検査するが、RI は尿や

表6-2　MRI検査室に持ち込めないもの

金属類	ヘアピン・鍵・眼鏡・アクセサリー・補聴器・義歯
磁気記録媒体	カード類
電子機器	時計・携帯電話
貼布剤	磁気入り絆創膏（ピップエレキバン）・使い捨てカイロ・経費吸収型強心剤治療薬（ニトロダーム）
その他	カラーコンタクト・ラメ入り化粧品・義眼・ネイルアートの付属物など

表6-3　造影剤の副作用

	X線水溶性造影剤	MRIガドリウム製剤
副作用の発生頻度	イオン性造影剤：約12% 非イオン性造影剤：約3%	約1.2%
軽度急性副作用	悪心・熱感・掻痒感・蕁麻疹・嘔吐・潮紅・くしゃみ	ほぼ左記と同様。（腎毒性は低い）
重度急性副作用	アナフラキシーショック	
遅発性副作用	頭痛・紅斑・悪心・腎障害・ショック等	
禁忌	ヨード過敏の既往は重篤副作用の発現率約6倍	気管支喘息、重篤な腎機能障害

便から排泄される。そのため、汚物（おむつ）の扱いには手袋を着用し、院内で決められた廃棄場所に処理する必要がある。トイレでの排泄の際も、男性も着座し汚染を最小にする必要がある。

⑥　造影剤は、画像にコントラストをつけてより形態診断の精度を上げるために使用する。しかし、一定の頻度で副作用出現を余儀なくする。重篤な副作用を引きおこす可能性もあるので、使用にあたっては十分なインフォームドコンセントと情報提供を行う。

2. 検体検査

精神科疾患の治療の多くが薬物療法によるものだが、長期にわたる服用が必要なことも多いことから副作用リスクが高まることになる。また、精神科に起因する薬剤は甲状腺や副腎などの内分泌系の異常との因果関係も指摘されているので、検査値を把握しておく必要がある。

（1） 一般血液検査

1） 抗精神病薬

① 肝機能障害；抗精神病薬における肝障害の発生頻度は、10 ～ 30%程度である報告が多く肝機能検査は長期におよぶチェックが必要である。第1世代のクロルプロマジン・第二世代のリスペリドン・ベロスピロン・クエチアピン・オランザピン・アリピラゾールなどの薬品が挙げられる。

② 心機能障害

③ 血糖・高脂血症；オランザピン・クエチアピンの副作用に血糖上昇があり糖尿病・糖尿病の既往がある患者は禁忌になっている。服薬中は口渇・多飲・多尿・頻尿などの症状とともに、定期的に血糖測定が警告されている。また、体重増加・肥満・メタボリック症候群も危惧されていることから、中性脂肪やコレステロールの測定も望ましい。

④ プロラクチン値；ドパミン神経遮断薬は、ドパミン系の神経系の一つである下垂体漏斗形への作用によって血中プロラクチン値を上昇させてしまうことがある。その結果、男性の女性化乳房や乳汁分泌・月経不全や性機能障害を引き起こす。第1世代の抗精病薬や第2世代のリスペリドンでは比較的高率で発症するので血中プロラチン値の測定を行い、投与量の見直しや変更が望ましいとされている。

⑤ 悪性症候群：向精神病薬の特異的な副作用で発生率は、服薬者の0.1%～0.2%のうち死に至るのは約4%とされている。前駆症状として無動緘黙・強度の筋強剛・発汗・流涎などが発言する。骨格筋の障害に伴って血清クレアチンキナーゼ（CK）値上昇しミオグロビン尿が認められ腎機能の低下に

つながり生命の危険が高まる。

2） 抗うつ病薬

① 甲状腺機能低下；うつ病と甲状腺機能の両方に共通した兆候や症状（衰弱・近郊・食欲不振・便秘・記憶障害など）の判別に甲状腺機能検査が行われる。

② 甲状腺機能亢進；バセドウ氏病による精神症状があらわれ、死因反応やヒステリー・強迫症状などに移行するとされているが身体的にもるい痩・眼球突出・甲状腺の肥大が見られた場合は、甲状腺刺激ホルモン（TSH）・遊離 T_3・遊離 T_4 の測定が必要である。

3） 抗躁薬

・炭酸リチウム中毒；炭酸リチウムの血中内の薬効有効範囲（0.40～1.00mEq／L）は狭く、範囲下では効果が現れず逆に範囲以上であると急性腎不全が引き起こされるときがあるので、定期的な血中濃度測定が望ましい。

4） 抗てんかん薬・気分安定薬

・肝機能障害；カルバマゼピン・フェノバールビタール・フェニトニンは比較的肝機能障を発症させやすいとされている。バルプロ酸は小児においては致死性のリスクが高いために服用の開始前に肝機能を確認し正常の3倍以上であった場合は投与を避ける必要がある。

5） その他

① 無顆粒球血症・好中球減少症；末梢血における好中球の絶対数が有意に減少した場合に好中球減少症（顆粒球減少症）と定義され特に重篤なものを無顆粒球血症という。抗精神病薬全般・三環系抗うつ薬、重症統合失調症治療薬であるクロザピンは発現頻度が高いので血液検査が必要である。

② 多飲水・水中毒；抗精神病薬の副作用による症状やストレスなどにより必要以上に飲水行動を認められた結果、低ナトリウム血症による電解質異常を引き起こすし意識障害を引き起こすことがある。場合によっては横紋筋融解症や悪性症候群を経て腎不全に移行することもあるので、多飲水がみられる患者には、電解質のデータチェックが必要である。

（2） 髄液検査

髄液（脳脊髄液）は頭蓋腔に存在して、機械的衝撃から脳脊髄を守るほか、頭蓋内の物理化学的環境の恒常性に一役買っている。病的状態では血液と髄液関門が破綻することによって髄液中に異常な細胞や物質を認める。検査方法には腰椎穿刺・後頭下穿刺・頸椎側方穿刺、脳室穿刺がある。

3. 心 理 検 査

心理検査は、患者の性格や行動パターンおよび抱えている問題などを査定するために補助的に行う検査のことをいい、知能検査や人格検査、作業検査などがある。

（1） 知能検査

知能検査とは、知能を客観的・科学的に測定する目的で作成された検査を言う。

1905年に初めて知能検査を発表したフランスのビネー（Binet. A）は、1908年に知的機能の発達という観点から検査を受けた人が標準的発達のどの年齢段階にあたるかによって知能を表す、精神年齢（mental age MA）という尺度を取り入れた。それは、各年齢の5～7割程度が通過可能な問題をその年齢段階の標準問題として、検査を受けた人がどの年齢段階の問題を解いたかで示されるものとした。実年齢である生活年齢（chronological age CA）が何歳であっても通過できた上限である問題の年齢がその精神年齢とした。その後もシュテルン（Stern, w.）が知能指数を考案し、1916年アメリカのターマン（Terman. L.. M.）が実用化した。

$$\text{知能指数（IQ）}=\frac{\text{精神年齢（MA）}}{\text{生活年齢（CA）}}\times 100$$

1） ビネー式知能検査

日本においては、鈴木治太郎の鈴木・ビネー法と田中寛一の田中・ビネー式智能検査法がよく知られている。前者は大阪市で標準化されているが最終の改定が1948年以降行われておらず、使用にあたっては注意が必要である。後者は、

1987 年が最終改定版である。このほかに 1980 年に辰見敏夫が公表した「幼少研式・ビネー知能検査法」がある。

2）ウェクスラー法知能検査

1939 年ニューヨーク大学の精神科医師であったウェクスラーが開発した個別式の知能検査である。あらゆる年齢層が検査対象になりうる。この検査の特徴は、知能を単一ではなくいくつかの総体的な能力として捉え複数の下位検査があることである。その下位検査は、言語的に基づく言語性検査と非言語性に基づく動作性検査より構成されている。さらに知能を量的に表す指標として、言語性 IQ、動作性 IQ、全検査 IQ を求めることができる。

わが国でも、ウェクスラーの標準化が積極的にすすめられてきた。現在では、

表 6-4　代表的な人格検査

	検査名	検査方法	利点	欠点
質問紙法	ミネソタ多面人格検査（MMPI）	550 の質問用紙に自己評価で回答し 14 尺度で整理し特性をグラフ化する。	代表的な人格検査。	時間がかかる。質問内容が古い。
	矢田部－ギルフォード性格検査（Y-G 性格検査）	120 の質問項目があり 12 の尺度 6 つの因子から 5 つの性格類型より判断。	日本人用に標準化されたもの。短時間で実施可能。	妥当性に疑問がある。
投影法	ロールシャッハテスト	インクを落としたシミを左右対称の図版が何に見えるか反応をみる	包括システムでは統計的に判定誤差が少ない	検査者が被験者に対して誘導的・暗示的になる可能性がある。
	TAT（主題統覚検査）	多様な受け止め方が出来る絵を見てもらい、被験者に自由に語ってもらう	個人の葛藤や現実的な対人関係を捉えやすい	実施方法や解釈が標準化されていない。
作業検査法	内田クレペリン精神作業検査	ランダム並んだ 1 ケタの数字を左から右へ加算していき 1 分経ったら次の行に移行していく。	実施や整理が容易であり、集団での実施も可能。	作業が単純で、被験者に苦痛を与える可能性がある。

成人用であるWAIS-Ⅲ（ウェイス-3、Wechsler Adult Intelligence Scale-3）、児童用であるWISC-Ⅳ（ウィスク-4、Wechsler Intelligence Scale for Children-4）、就学前幼児用であるWPPSI（ウイプシ、Wechsler Preschool and Primary Scale of Intelligence）の3種類で3歳10カ月の幼児から75歳以上の高齢者まで幅広い被験者の知能検査が可能である。

（2） 人格検査

人格検査（パーソナリティ検査）は方法によって、質問紙法・投影法・作業検査法に大別できるが各検査の利点・欠点がある。（表6-4）

参考文献

小川敏英編集『メディカルメート画像診断』西村書店、2007、pp.29-57

福田国彦監修『ナース専科BOOKSナースのための画像診断』（株）アンフェミエ、2007、pp.14-17

早渕尚文・井上浩義編集『知りたい！ 医療放射線』（株）慧文社、2008、p.19

社団法人日本薬学会編集『日本薬学会編　知っておきたい臨床検査値』（株）東京化学同人、2007、pp.202-205

松田　暉　萩原俊男ほか総編集『疾病と検査』（株）南江堂、2010、pp.5-15

氏原　寛、亀口憲治他編集『心理臨床大辞典「改訂版」』培風館、2012年、pp.459-541

第 7 章

症状別看護

― 精神症状の分類と症状 ―

医療者は、目の前の患者に面接や問診を行い、患者の行動の観察および外見、表情、姿態・立居振舞、言語表出などの表出症状と患者が直接に体験している体験症状を問診などで間接的に知ることによって、その全体像に近づくことができる。

精神症状は表出症状と体験症状に加え、観察者が患者とその精神症状に影響を与えている「関与観察」の視点や、客観的な症状評価尺度などを統合して理解を深める。

また近年、遺伝生物学的研究や脳画像研究「MRI　磁気共鳴画像」、「PET　陽電子放出断層撮影」が精神障碍の脳基盤の解明に応用されるようになってきた。

精神機能は、意識、知覚、思考、感情、意思、欲動、自我意識、記憶、見当識などの要素からなっている。精神機能の要素の障害（症状）は、疾病によって単独で現れたり症状群として現れたりする。その様相を詳しく記述するための専門用語の意味と内容を理解することは、症状の経過観察や適切な看護ケアを行ううえで重要で不可欠である。したがって、本項ではそれらの精神症状を解説する。

（1） 意識障害

1） 意識とは

ヤスパースは意識を、現在の瞬間における精神生活の全体と定義している。自分の状態や外界からの刺激を認知して受け入れ、これらの情報を統合して外界に効果的に表出することのできる能力を意味する。

この意識は、①覚醒・睡眠などの状態、②周囲の対象を認識する「対象意識」、③自分自身を意識する「自我意識」の３つに大きく分けられる。

① 「意識」は、個人個人の覚醒度を指し5つの感覚（視覚、聴覚、嗅覚、味覚、触覚）に対する反応性である。

② 「意識」は、自分自身を取り巻く状況を把握することである。ヒトは今までの状態を記憶し、そのうえで眼の前にあるものを見たり人の話を聞いたりして状況を把握する。

③ 「意識」は、自分がどのように他人に映るかを考える自我意識のことである。

2） 意識障害の定義

意識障害とはこの認知機能と表出機能が低下した状態であり、単純なものと複雑なものがある。単純な意識障害は量的な障害であり意識混濁の度合いを評価したもので、意識清明度（覚醒レベル）の低下である。複雑な意識障害は質的な変化を伴う意識変容（もうろう状態、せん妄、アメンチア、酩酊）と、意識野の広がりの障害である意識狭窄がある。

① 単純な意識障害（意識混濁）

意識の清明度の損なわれた状態で劇をしている舞台の照明が、全体的に暗い状態である。意識混濁は、清明度の軽い順に明識困難状態→昏蒙（浅眠）→傾眠状態→嗜眠（昏眠）→昏睡と呼ぶ（表7-1）が、より客観的に評価するためにジャパン・コーマ・スケール（Japan Coma Scale：JCS、表7-2）やグラスゴー・コーマ・スケール（Glasgow Coma Scale：GCS、表7-3）によって数値評価され原因疾患の重症度判定に用いられる。JCSは数値が大きいほど重症、GCSは数値が小さいほど重症とされる。

表7-1　意識混濁

意識正常	清明：目を開けて目覚めており自分が誰でどこにいて何をしているのか自覚している 明識困難状態：反応がやや遅れぼんやりして、注意が持続しない
軽度	昏蒙（浅眠）：浅眠でぼんやりしている 傾眠状態：意識しないと寝込んでしまう
中度	嗜眠（昏眠）：刺激がないと眠り込む
高度	昏睡：刺激しても覚醒しない

表７-２　Japan Coma Scale（3-3-9 度方式：JCS）

Ⅰ　覚醒している	0　意識清明 1　見当識は保たれているが意識清明ではない 2　見当識障害がある 3　自分の名前・生年月日が言えない
Ⅱ　刺激すると覚醒する	10　普通の呼びかけで開眼する 20　大声で呼びかけたり強く揺するなどで開眼する 30　痛み刺激を加えつつ呼びかけを続けると、かろうじて開眼する
Ⅲ　刺激しても覚醒しない	100　痛みに対して払いのけるなどの動作をする 200　痛み刺激で手足を動かしたり、顔をしかめたりする 300　痛み刺激に対してまったく反応しない

R: restlessnss（不穏）、I: incontinence（失禁）、A: apallic state（無道無言状態）

表７-３　Glasgow Coma Scale（GCS）

E　開眼 eye　opening	4　自発的に開眼 3　音声により開眼 2　痛み刺激により開眼 1　開眼せず
V　言葉の応答 Bestverbal response	5　見当識あり（年月日や時刻、場所などを把握できている） 4　会話混乱（会話は成立するが見当識が混乱している） 3　言語混乱（発語はみられるが会話が成立しない） 2　理解不明の声を発生 1　発語が見られない
M　運動機能 Best motor response	6　命令に従う 5　痛みや刺激を感じる部分を認識して手足で払いのける 4　四肢屈曲反応、逃避（痛みに対して四肢を引っ込める） 3　四肢屈曲反応、異常（痛みに対して緩徐な屈曲運動） 2　屈曲伸展反応（痛み刺激に対して緩徐な伸展運動） 1　まったく動かない

②　複雑な意識障害（意識変容、意識狭窄）

a　せん妄－せん妄は意識混濁に錯覚、幻覚、精神運動興奮に不安や興奮が加わった特殊な意識障害であり情動変化や行動変化、覚醒維持困難、睡眠パターン障害などを伴う。せん妄にはアルコール依存症患者の大量飲者の断酒後の振戦せん妄や、職業に関係した動作を行う作業せん妄などがある。

b　もうろう状態－意識混濁は軽度であるが、意識野が狭窄しているため全体的な判断力などに欠け、錯覚、幻覚、不安、徘徊、ときに興奮を伴う暴力などが見られその間の記憶が全くない。てんかん、器質性精神病、転換性障害などにみられることが多い。

c　アメンチア（錯乱）－意識混濁は軽度であるが思考のまとまりのなさや周囲の状況も理解できず困惑した表情、態度を示す状態で見当識の障害が目立つ。せん妄の前段階として考えられている。

3）意識障害の原因

意識障害は大脳皮質または皮質下の広範な障害、視床下部の病変、または脳幹の上行性網様体賦活系の障害によりおこる。

4）意識障害の鑑別

救急医療の分野で用いられる意識障害の鑑別診断法で、アイウエオチップス（aiueotips、カーペンター分類、表 7-4）と呼ばれ、原因不明の意識障害の際に診断の手掛かりとして使われる。

表 7-4　アイウエオチップス

A	alcohol	急性アルコール中毒
I	insulin	低血糖、ケトアシドーシス、高血糖高浸透圧症候群
U	uremia	尿毒症
E	endocrine encephalopathy	甲状腺、副腎疾患 高血圧性脳症、肝臓性脳症・
O	oxygen／overdose	低酸素症／薬物中毒
T	trauma／temperature	外傷／体温異常（低体温、高体温）
I	infection	感染症
P	porphyria／psychiatric	ポルフィア／精神疾患
S	stroke／shock／seizure	脳卒中／ショック／てんかん

（２）知覚の障害

１）感覚と知覚

感覚とは、環境適応のために感覚器官（末梢神経系）を経由して外部世界や身体内部に関する情報を受容するプロセスのことである。

知覚とは、単純な感覚刺激（外部刺激）を受容する感覚よりも高次の情報処理過程であると定義されおり、感覚器官から得た単純な情報を過去の学習、経験、記憶、推理、感情などによって編集したり活用したりする。

２）錯覚

感覚器に異常がないのにもかかわらず、実際とは異なる知覚を得てしまう現象のことである。対象物に対して誤った感覚や認識を得るのが錯覚であり、存在しない対象物を存在すると見なしてしまう幻覚とは区別される。

人によって感じ方の異なる錯覚（心理的錯覚）としては、①不注意錯覚、②感動錯覚、③パレイドリア（pareidolia）の３つがあげられる。

①　不注意錯覚－ボーッとしていたり眠いときなど、文字通り「不注意」の際に起きる錯覚で単純な見間違いや聞き間違いは誰でも経験する。

②　感動錯覚－恐怖、不安、期待などの心理的状況で生ずるもので「ヘビが出ると怖いな」と思って林の中を歩いていると木の枝がヘビに見えるようなもの。

③　パレイドリア－壁のしみや木目など、不定型なものが人間の顔のように見えてしまうもので発熱時やせん妄状態などで認められることがある。

３）幻覚

感覚印象がないにもかかわらず、現実に存在しているような知覚を生じる体験で、対象の存在しない知覚といわれ　幻聴　幻視　幻触　体感幻覚　幻臭（嗅）幻味などがある。幻覚と錯覚を合わせて妄覚という。

①　幻聴－幻聴とは、本来であれば聞こえるはずのないものが聞こえる現象で、統合失調症で認められる代表的な症状の１つである。臨床的に重要なのは言語性幻聴で人の声として意味のある言葉として聞こえてくる。内容は自分に対する悪口、噂、非難、命令など被害的で不快なものが多いが稀に、ほめたり、はげますタイプの幻聴もある。

a　対話性幻聴（問いかけと応答の幻聴）

幻聴同士が会話をしているものと　幻聴が本人に話しかけてくる場合がある。患者が幻聴に答えていると周囲からは一人でブツブツ独り言を言っているように見える（独語）。統合失調症を発症した竜人は、体験記の中で「独語」について「ある組織の幹部以上の人間が傲慢にも命令してくる幻の声。私はその声を無視できなかった。声を出して反論したが「相手」を言い負かすことはできない。言い負かすと上の幹部が出てきた。また言い負かすと世界全体を敵にまわす。勝ち目はない[1)]。」と述べている。

b　注釈性幻聴、命令性幻聴

「今服を着替えているな」「電車に乗るな」と患者の行動を事細かに実況してくるため「盗撮されている」「監視されている」という妄想に発展することもある。また、「線路に飛び込め」「自分をナイフで傷付けろ」などといった命令性幻聴によって自傷をしてしまう患者もいる 。

c　要素性幻聴

物音の幻聴であり「ドアの閉まる音がする」「時計の針の音がする」といったものでそれが幻聴なのかどうかが判断しにくい。

d　思考化声

「自分の考えや想ったことが声になって聞こえる」というもので、自分の中で考えていたことが、誰かの声として聞こえるため、「自分の考えが抜き取られている」「自分の考えが周りに漏れている」と考えてしまうようになる。

② 幻視－その場にないはずものが見えることをいう。一般に意識混濁を伴うときに生じることが多く、アルコール精神病や器質性精神病、レビー小体型認知症などにみられる。特に、アルコール依存症患者の、離脱時のせん妄状態で出現し蟻やクモなどの小動物が身体や壁をはいずりまわるように見え、それを手で払いのけたり指でつまもうとするのが特徴。域外幻視は、通常の視野の外側に対象を知覚するものをいう。

③ 幻触－触覚の幻覚で「しびれる」「くすぐったい」と言った単純なものから「虫が皮膚をはいずり回る」「電気をかけられてビリビリする」と言った皮膚感覚に関する訴えをいう。竜人は体験記の中で「幻触」について、「神様の裁きのエネルギーをバチバチと受けること。霊のセクハラ。病気の始ま

りは、お尻に霊がとりつき尻振りダンスを踊らされたことだった。触られているというよりも、圧迫されて呼吸が苦しくなる。脳みそをドリルでこじあけられ、そこに言葉がボンボン釘みたいに打たれる痛み。皮膚が溶けてなくなり、腐敗が世界に広がっていく痛み。背中に重りを背負わされて、締め上げられる痛み。「石になれ」という視線を受けて体が石になった時は死ぬかと思った」[2)] と述べている。

④　体感幻覚－体感異常とかセネストパチーとも呼ばれ、皮膚感覚（温痛覚、湿覚）、運動感覚、平衡感覚、臓器感覚などの自己の身体存在の全体的な感覚の障害を伴う奇妙な体感の異常で「脳がドロドロにくずれている」「お腹の中で虫が動き回っている」など訴える。主として、統合失調症にみられるが脳器質性精神病でも認められる。

⑤　幻嗅－「食べ物が腐ったにおいがする」「毒ガスにやられた」など嗅覚として体験される幻覚。場合によっては幻嗅と幻味は同時に生ずることがあり被害妄想、被毒妄想に発展することがある。また、自分の体臭が他人を不快な思いをさせている（自己臭神経症）や、自分自身が被害を受けている（自己臭幻覚症）などがある。

⑥　幻味－「食べ物が変な味がする」「何かピリッとした」など味覚を感じる現象。実際に味わっているものと違った味になるのを錯味（これは錯覚）というが、幻味は錯味と一緒に起こることがあり、幻味（錯味）を被害的に解釈し「毒を盛られた」と考えることもある。拒食をする場合には考慮が必要である。

（３）思考の障害

思考とは、すでに獲得している知識をもとに頭の中に状況のイメージを描き原因と目的を推理し、判断や論理を展開する精神活動を言う。

思考の障害には、１）思考過程（思路）の障害、２）思考内容の異常、３）思考体験の異常がある。

１）思考過程（思路）の障害

①　保続－同じ観念がくり返して現れて思考が先に進まない状態。たとえば、「ここはどこ？」とたずねるられ「病院」と答えるが、さらに「食事を食べ

ましたか？」に対しても「病院」と答えたりする。認知症などの脳の器質的な病気に見られる。

② 冗長－目的の観念とあまり関係のない観念を捨てることができないために、余計な回り道をしてなかなか結論に達しない状態。てんかんや精神発達遅滞の人にみられる。

③ 迂遠－冗長と似ているが目的観念は失われることはない。話の順序も整っている。しかし、一つ一つの観念にとらわれてしまうためにその都度その観念に対する注釈を付け加えたり、言葉を変えたりして反復して話をするために思考が円滑に進まない状態。認知症やてんかんにみられる。

④ 思考制止－考えが浮かばず思考の進むスピードが遅くなった状態。主観的には「考えが頭に浮かんでこない」「考えがまとまらない」と表現される。うつ病に特徴的な症状で過労状態の人にもみられる。

⑤ 思考途絶（思考阻害）－思考の流れが突然途切れて話が急に停止すること。問いかけてもしばらく黙っているが、急に話し出したかと思うとまた黙ってしまう状態として観察される。「考えが急に止まってしまう」「急に何を考えてよいか分からなくなる」「考えが消えてしまう」「考えが奪い取られる」「考えが盗まれる」という幻覚やさせられ体験によることがあり、統合失調症にきわめて特徴的な思路障害である。

⑥ 思考奔逸（観念奔逸）－思考制止の反対で、観念が活発に次から次へとわき上がり思いつきや外部からの刺激で容易に話の内容が主題から脱線してしまうこと。一つ一つの観念相互の間には表面的な関連性はあるが、全体としては統一性がない。客観的には考えが次から次に飛んでまとまりの悪い話として観察される。躁状態やアルコールの酩酊状態にみられる。

⑦ 滅裂思考－思考の流れの脈絡（論理性）がなくなり、思考全体がまったくまとまらなくなり、話を聴いていても何を言おうとしているのか何を話しているのか理解できない。滅裂思考よりも軽度の場合には思考のまとまりが乏しくなり、前後で話がずれている連合弛緩といい、滅裂思考が高度になり無意味な言葉の羅列で表現されるものを言葉のサラダ（word salad）という。統合失調症に特徴的な思路障害である。

2） 思考内容の異常

妄想とは、明らかにまちがった思考内容にもかかわらず真実と強く確信して、訂正不能な信念をいう。

「発生の仕方による分類」

妄想は発生の仕方によって一次妄想と二次妄想に分類される。まったく根拠を持たない妄想を一次妄想「『警察が尾行してくる』、『世間の人がテレパシーで監視している』など」と何かしらの経験と関わりがある妄想を二次妄想「『私の病気は不治の病なのだ』、『皆の不幸は私のせいなのだ』など」と区別している。

① 一次妄想（真性妄想）－心理的な動機がないにもかかわらず突然直接的に不合理な確信を抱き、それにいたる動機は本人にも他人にも心理的に了解できないものをいい統合失調症に特徴的にみられる。

a　妄想気分－何かが起きている、起こりそうだと確信を持つがその内容は明確にはわからない。動機はなく不気味な恐怖感、不安感で「世界が終る」「地球が破滅する」など「世界没落体験」を感じることもある。統合失調症の初期におこりやすく妄想気分から妄想知覚、妄想着想へと発展することが多い。

b　妄想知覚－正常に知覚された内容に対して理由なく不合理な意味づけがなされ、訂正不能な確信を持つことをいう。見ず知らずの異性をみて自分の恋人であると確信するなど、知覚の対象は客観的には全く関係ない事柄でも主観的には自分に関連付けて確固たる意味づけがされる。

c　妄想着想－特定の知覚がないものの「自分は神である」「天皇の息子だ」など、突然現れる不合理な確信のことをいう。妄想知覚とは異なり外界の近くの対象に意味づけたものではなく突発的に現れる。

② 二次妄想（妄想反応、妄想様観念）－患者のおかれた状況、過去の体験、感情状態、性格などから妄想の発生方法が心理的に了解できるものをいう。躁状態の誇大妄想、抑うつ状態の罪業妄想、貧困妄想、心気妄想、アルコール依存症の嫉妬妄想などがある。

「妄想の内容による分類」

被害的内容（被害妄想）

他人から害を受けている、いやがらせをさせられる、苦しめられる、という内容の妄想を総称していう。

a　関係妄想－周囲の人たちの態度、表情、話し声やまわりのさまざまな出来事など分と関連つけて「私へのあてつけだ」「私の悪口を言っている」「テレビで自分のことを言っている気がする」などと、自分と関連付けて確信し関連の内容は被害的な意味づけのことが多い。

b　注察妄想－「どこにいても自分の行動が誰かに観察されている」「カメラで監視している」など。

c　追跡妄想－「黒い車から後をつけられている」などという妄想で、まわりの人や組織などから迫害されると確信している。組織は暴力団、やくざなどのことも多い。

d　被毒妄想－食べ物や飲み物の中に「毒を入れられている。殺される。」と確信する状態。意思低下や拒薬につながることも多い。

e　物理的被害妄想－電波やテレパシーなどの物理的手段によって「考えが乱される」「体がしびれる」などを訴える。体感幻覚や作為体験、幻聴と同時に出現することもある。

f　盗害妄想（ものとられ妄想）－自分のものが盗まれたと確信する。認知症でよくみられる。

微小妄想

自分の能力、体力、地位、財産、境遇、業績などを、事実よりも過小評価し確信してしまうもの。

a　貧困妄想－経済的には安定しているにもかかわらず、貧困であると確信し日常生活の維持も困難になったと深刻な絶望感、不安、焦燥感に苛まれる。

b　罪業妄想－過去の些細な行為について罪深いことを行ったと思い込み、「取り返しのつかないことをしてしまった」「生きていては申し訳ない」と強い自責の念を持つ。

c　心気妄想－身体的にはいたって健康であっても「回復の見込みのない重大な病気にかかっている」「不治の病だから、こんなところで治療しても治らない」などと思い込む。

誇大妄想

微小妄想に対立するもので自分の価値、能力、地位、財産などを事実よりも過大評価し確信し、まるで地球が自分を中心に回っているかのように思い込んでしまう。躁状態で特徴的であるが統合失調症でもみられる。

a　発明妄想－現実には考えられないような大発見や発明をしたと確信し、発明した装置などの図面を提示したりすることがある。

b　血統妄想－自分は高貴な血統の出であると確信する。

c　恋愛妄想－異性から自分は愛されていると信じ込みその相手に結婚を申し込んだり執拗につけまわしたりする。

d　宗教妄想－「自分は宗教上の使命を持っている」「悟りを開いた」などという妄想でこの確信にもとづいて宗教活動をすることもある。

その他の妄想

a　嫉妬妄想－配偶者が浮気をしているなどと思い込み、しつこく問い詰めたり、暴力に至ることもあるが妄想かどうかは慎重に判断する必要もある。

b　憑依妄想－霊や狐などの動物が自分に乗り移った、自分を操っている、自分はその化身だなど確信し、妄想に言動は支配される。

カプグラ症候群

よく知っている家族・恋人・親友などは偽物で、瓜二つの替え玉に入れ替わっているという妄想。竜人は体験記の中で［妄想］について、

「思考の世界の秘密の花園。何でも許される自由な世界。私が体験した妄想は、①被害妄想（他人が私のアイデアを本にして著作権を盗む）、②関係妄想（ニュースで報道されている事件は私のせい？）、③注察妄想（監視カメラで監視されている）、④追跡妄想（宇宙人が組織した軍団に追われている）、⑤誇大妄想（私はケネディの生まれ変わりだ）、⑥被毒妄想（食事に人肉が混ざっている）などがある。妄想のなかでは自分が主人公となって、世界がドラマチックに動く。例えば「私は、世界平和を一手に引き受ける人物で、この世を滅ぼそうと企む者に戦争を仕掛けられた。外を見るとおびただしい数の鳥の群れ。これはやばい。世界が滅びるくらいの不吉なことが起ころうとしている。このままだと地球が危ない。私は頭のなかで起こっている戦争がこちらの世界に飛び火しないように戦争を終結に導いた。私は英雄だ。安堵の気持ちが沸き上がってくる」。「妄想」は周りの人たちに奇異に見えるかもしれないが、当人にはリアルな体験である。戦争が終わると、その世界はがらがらと崩れ、妄想だったと気付くが妄想のなかで体験した心のぶれはいつまでも残る。妄想が自分を育ててくれたのだ。」[3] と述べている。

3） 思考体験の異常

頭の中に浮かぶ観念を自分自身で操作できなくなり、「自分がやっている」という感じが失われ思考という内的な行動に関する主体感、自己所属感、能動感が失われることを思考の体験の異常という。

①　強迫観念

その考えが無意味あるいは不合理でばかばかしいと自覚しているのに、意思に反してひとりでに絶えず頭に浮かんできて払いのけることができない考えを強迫観念、不安を打ち消すために無意味な行為を繰り返すことを強迫行為という。例えば、「便、尿、ばい菌などで汚染されたのではないか」などの不潔恐怖を伴った強迫観念、そのため人に近づけない、物に触れないなどの回避行動、触ったあとに何度も手を洗う強迫行為（洗浄強迫）がある。ほかにも、戸締まり、ガスの栓、電気器具のスイッチを必要以上に何度も確認するなどがみられる。統合失調症やうつ病にみられる。

②　恐怖症

観念内容や対象（人、事物、状況）に対する強い不安や恐怖が慢性的に持続し、日常生活に支障をきたす。恐怖の強迫と観念の強迫がみられる。恐怖症には、赤面恐怖、対人恐怖、高所恐怖、閉所恐怖、広場恐怖、疾病恐怖、不潔恐怖、尖端恐怖などがある。

③　支配観念

強い感情状態に伴った意識の中心にある観念で、その考えに、とりつかれて強い信念となり、その人の生活を支配する。

④　自生思考

とりとめもない考えが次々と浮かんできて、まとまらなくなる。他にも、自生視覚（明瞭な視覚的イメージが自然に浮かんでくる）、自生記憶想起（忘れてしまった些細な体験が次々と思い出される）、自生内言（心の中に度々ハッキリした言葉がフッと浮かんでくる）などがあり、「集中できない」「邪魔される」と感じられる。

⑤　作為思考

自分の考えが自分に所属するという感じがなくなるだけでなく、自分以外の力によって作られたり、与えられていると感じること。「考えさせられる」、

「考えが外から入ってくる」「考えが吹き込まれる（思考吹入）」「考えを外からあやつられる」などと訴える。自分に「考えさせる」力としては、他人が電波などを使っている、神のような力と解釈する場合もある。統合失調症に特徴的で、この考えに基づいて行動することを作為体験（させられ体験）という。

⑥　思考奪取

自分の考えが誰からかに奪い取られる、盗まれる、抜き取られたと感じる体験。

⑦　思考吹入

自分のものでない考えが、よそから自分の中に入ってくる。他人から吹き込まれると感じる体験。

⑧　思考伝播

自分の考えが他人に分かってしまうと感じる体験。

⑨　思考聴取

「自分の考えていることが他人によって話されるのが聴こえてくる」という複雑な現象で、思考奪取と幻聴が組み合わさった症状と考えられている。

思考体験の異常は思考機能そのものの異常というより自己と他者とを区別して、自分を自分と意識する「自我意識の障害」（後述　表7-5）と関連してくる。

（4） 感情の障害

感情とは、快・不快、喜怒哀楽、愛情、憎悪などの主観的な体験のことをいう。気分とは、楽しい気分や、寂しい気分、悲しい気分などのように比較的安定した持続的な感情の状態をいう。

情動（情緒）は、急速にひき起こされ、その過程が一時的で急激なもの。怒り・恐れ・喜び・悲しみといった意識状態と同時に、顔色が変わる、呼吸や脈拍が変化するなどの生理的な変化を伴う。

情操は、人が特定の対象に関して持続的にいだく複雑な感情的傾向をさす。自負心、家族への愛情、他人への尊敬や軽蔑など対人的な情操のほかに事物や観念、特に学問、芸術、道徳、宗教などの文化的価値を有する対象に対する情操がある。

①　不安－漠然とした恐れの感情で、「入学できるだろうか」「仕事がうまくゆ

くだろうか」など誰でも日常生活のなかで経験するものである。「正常な不安」は現実的な危機に備え問題解決へ向かって行動を起こす原動力になり、人間にとって必要な側面をもっている。しかし、明確な対象や理由がないのに不安が起こり（あるいは理由があってもそれと不釣り合いに強く不安が起こり）、いつまでも続くのが病的不安。病的不安に陥るとなにか恐ろしいことがおこりそうに感じイライラしていつも落ち着かないなどの心の状態になる。同時に、「動悸」「胸内苦悶」「振戦」「脱力感」「不眠」「頭痛」などの自律神経症状を主とした身体症状が現れる。不安発作の経験後に、再度発作に襲われることへの強い不安を持つことを予期不安という。

② 抑うつ気分－気分の憂うつ、悲哀感、寂しさなどを背景にして孤独感、無力感、絶望感などを訴える。抑うつ気分はうつ病、統合失調症のほか、糖尿病や心臓疾患などのあらゆる疾患にみられる。

③ 爽快気分・発揚気分－生命感にあふれ気分は爽快で楽天的となる。短時間睡眠でも疲労感を感じない。欲動が亢進し自信過剰となり逸脱行動や易怒性によって周囲とのトラブルを起こしやすい。躁状態の特徴的な症状である。

④ 多幸感・上機嫌症－状況に関係なくニコニコとして楽天的で苦悩を示さない気分をいう。脳器質性疾患や薬物中毒になどにみられる。

⑤ 児戯的爽快－動機のわからない空虚な子どものような爽快。統合失調症の慢性期にみられる。

⑥ 感情鈍麻－感情の動きが全般的に減少し外界の刺激に対する喜怒哀楽の感情表現や、周囲への関心、感情の疎通性が乏しい状態をいう。統合失調症の慢性期にみられる。

⑦ 易刺激性－些細な刺激にも激しく反応し不快感情が亢進した状態。ストレスなどが原因で穏やかな状態から一転して爆発的な怒りを示す。躁状態、統合失調症、酩酊状態などで見られる。

⑧ 感情失禁（情動失禁）－感情のコントロールが上手くできないために僅かな刺激にも過剰に反応してしまう状態で些細なことで泣いたり、笑ったり、怒ったりする。大脳の器質的原因であることが多いが重度の疲弊状態でも起こることがある。

⑨ 両価症（アンビバレンツ）－同一の対象に対して相反する感情、とくに愛

情と憎悪が同時に存在している状態。統合失調症に顕著だが、正常な心理状態においてもみられる。

（5）意欲・行動の障害

意欲とは、欲動と意志をあわせたものをいう。**欲動**には、生命の維持や生理的欲求（食欲、運動欲、睡眠欲、性欲など）と社会的生命を維持するための社会的承認や自尊欲求、自己実現などの欲求がある。**意志**とは、欲求を抑制し一定の目的意識のもとにある行動を起こしたり持続したりする意識化された精神の働き。**衝動行為**とは、欲求が意志による抑制を受けないでおきる突発的な行動をいう。その行動は動機や目的がはっきりしないことが多い。**行動**とは、意欲によりあらわれた活動や行い全般。

「意欲・行動の亢進（興奮状態）」

１）精神運動興奮

意志の発動が著しく亢進し行動過多の状態になる。多弁、多動で落ち着きがなく時には暴力的になる状態。

① 躁病性興奮－高揚した気分に基づく多動、多弁の状態で著しく活動的でじっとしていられず多くの人に手紙を書いたり昼夜問わず頻繁に外出したりする（行為心拍－何かをせずにいられないが行為の目的は了解可能）。対人接触も積極的で干渉的になる。注意散漫となり目的達成は困難となる。

② 緊張病性興奮－統合失調症特有の異常体験（幻覚・妄想など）が背景にあることが多く多弁、多動ではあるが気分の爽快感はなく周囲との接触性は障害されている。目的なく急に走り回ったり不自然な大声などの運動心拍が見られる。対人関係に関係なく興奮するのが特徴。

２）精神運動抑制（制止）

精神機能の抑制（集中力がない、物覚えが悪い、考えがまとまらないなどの思考の低下）と運動機能の抑制（何もしたくない、億劫だ、面倒だ）が同時に起こり口数も動きも極端に少なくなり思考や行動のテンポが遅くなる状態。うつ病に特徴的な症状の一つ。

3） 昏迷

意識は清明であるが意志の発動が高度に障害されるため精神的、身体的に反応することができない状態。周囲の状況は認識でき記憶は保たれている。抑うつ性昏迷、緊張病勢昏迷、解離性昏迷などがある。

4） 精神運動阻害（途絶）

意識障害がないのに互いに相反する欲動が突然対立することによって、言動が急激に停止する。会話も同様に突然中断され、間もなくすると再開される。統合失調症に多く見られる。

5） 緊張病性症候群

統合失調症の緊張病に認められる意志、欲動の障害である。前述した緊張病性興奮、昏迷のほかに次の症状も含まれる。①カタレプシー（同じ姿勢を固持する)、②反響言語（相手の言葉をオウム返しする)、③反響動作（相手の動作を反復する）は、意思の発動性の低下と被暗示性の亢進にために起こるとされている。他にも④常同症（無意味な動作を機械的に繰り返す、同じ動作をつづける)、⑤拒絶症（周囲からの働きかけを受け入れず態度や行動で拒否を示す)、⑥無言・緘黙（意識はあるがまったく発語がない）がある。

（6） 自我意識の障害

自我意識とは、自分自身を認識する意識である（ヤスパース）とされ、次の4つがあげられる。

①	能動性の意識：自分が感じ考え行動しているという意識
②	単一性の意識：自分は同一の瞬間においては1つ（1人）であるという意識
③	同一性の意識：過去と現在の自分は同一の者であるという意識
④	境界性の意識：自己と外界、自己と他者を区別する意識

① 離人症（離人体験）－自分の思考が自分の考えであるという自己所属感や能動性が失われ、現実的な実感として感じることができなくなったと感じる体験。思考能力は衰えていないので正常に考えることができる。しかし、「自分の身体が別人のようだ」「以前と違って自分が考えているという充足感がない」と訴える。解離性障害、不安性障害、うつ病、統合失調症で見られる。

② 作為体験（させられ体験）－能動性の障害で、自分の思考、感情、意欲、行動のすべてが外部から操られると感じる体験。

③ 解離－自我の同一性の障害によって起こる。強い葛藤に直面して圧倒されたりそれを認めることが困難な場合に、その体験に関する意識の統合が失われ知覚や記憶、自分が誰でありどこにいるのかという認識などが意識から切り離されてしまう障害。解離性健忘、解離性遁走、解離性同一性障害、離人症性障害などがある。

思考内容や思考体験の異常は、自我意識に影響をおよぼすことがある（表7-5)。

表 7-5　症状による自我障害の分類

能動意識の障害
・自分がしている感じがしない（離人症） ・自分の行動や考えが誰かに操られている（させられ体験） ・自分の考えが誰かに引き抜かれる（思考奪取） ・自分の頭に考えが入れられる（思考吹入） ・自分の意志に反してある観念が現れ抑えることができない（強迫観念）
単一性の意識の障害
・自分が二つに分裂し、自分をもう一つの自分が眺めている（二重身） ・自分の中の他の自分が自分の意志を邪魔する（させられ体験） ・ 狐や霊が自分にのりうつった（憑依妄想）
同一性の意識の障害
・過去の自分と全く別と感じる二つの異なった人格が別に現れる（交代、二重人格）
外界や他人に対立する意識の障害
・自分と外界、自分と他人の区別が不明瞭となる。恍惚状態の際に自分が神と一体と感じる。

（7） 記憶の障害

1） 記憶の機能

記憶とは、過去の経験を脳に保持し必要なときに応じ再び想起したり使用したりする精神機能。記憶の機能は①記銘（新しいことを覚える)、②保持（記銘した内容を保存する)、③追想、想起（保持した内容を必要に応じて再び意識に上らせる)、④再認（追想した内容が記銘したものと同じであることを確認する)

の４つがある。

2） 記憶の障害

①　記銘力障害－新しく体験したことを覚えておくことができなくなる障害。重度な場合、数秒あるいは数分前のことを記憶としてとどめられなくなるが、保持力、追想力は保たれている。

②　追想障害－健忘とは一定の時間内の経験をあとに追想できないことをいう。一定時間内のすべての経験の追想ができないもの完全健忘、一部を想起できないものを部分健忘という。頭部外傷などで受傷以前の事柄にまで遡及して思い出すことができない場合を逆向健忘、交通事故やスポーツなどの事故やケガなどに遭遇したとき、その時点を境にして「未来の記憶」をなくす場合を前向性健忘という。自分の名前や年齢、生育史、家族など自分個人に関する記憶をすべて失ってしまうものを全生活史健忘という。

③　作話－過去の出来事、事情、現在の状況についての誤った記憶に基づく発言や行動がみられるのが特徴的である。相手をだます意図はない。幻覚、妄想、虚言などとは異なる機序で現れる。アルコール精神病や老年精神障碍でみられることが多い。

④　コルサコフ症候群－失見当識、記銘力障害、健忘、作話を特徴とする。慢性アルコール中毒、頭部外傷、一酸化炭素中毒などでみられる。

⑤　記憶誤認－記憶の再認の障害であり、初めての体験にもかかわらず以前見たことがあるように感じることを既視感（デジャ・ビュー）といい、見慣れているものを初めて見るかのように体験されることを未視感（メジャ・ビュー）という。

（8） 見当識の障害

見当識とは、現在の年月や時間、自分の居場所、状況などについて正しく認識できる精神機能をいう。これが障害される場合を見当識障害（失見当識）といい、意識障害や認知症の重要な指標となる。

（９） 睡眠の障害

睡眠とは、精神活動または脳の活動の休止する状態である。睡眠は、心身の疲労回復をもたらすとともに記憶を定着させる、免疫機能を強化するといった役割も持つっている。睡眠障害により集中力や気力が低下する、感情のコントロールができない、易疲労感、頭痛が出やすいなどQOL（生活の質）の低下に影響をおよぼす。

睡眠障害には不眠、睡眠時無呼吸症候群、中枢性過眠症群、概日リズム睡眠障害、睡眠時随伴症群などがある。

① 不眠は、眠るための時間が充分にあるにも関わらず満足のいく睡眠を得られない状態をいい、a. 入眠困難（寝つきが悪くて眠る時刻になっても入眠できない）、ｂ．中途覚醒（一晩に頻回に目が覚めてしまう）、ｃ．早朝覚醒（早く目覚めてその後再入眠できない）、ｄ．熟眠障害（寝ているが熟睡感が得られない）などがある。

② 睡眠関連呼吸障害には、閉塞性睡眠時無呼吸症候群（睡眠中に無呼吸・低呼吸になる睡眠障害）があり中高年の肥満男性に多くみられる。

③ 中枢性過眠症群は日中に強烈な睡魔がやってくるもので、a. ナルコレプシー「昼間の過剰な眠気とともに情動脱力発作『怒る、笑うで誘発される数秒から数分の筋力低下ないし麻痺のエピソード』、睡眠麻痺、入眠時幻覚がみられる」、ｂ．突発性過眠症「日中に強い眠気を感じて１～４時間寝てしまう」、ｃ．反復性過眠症「食事やトイレ以外はほとんど眠りつづける」などがある。

④ 概日リズム睡眠障害は、睡眠のタイミングや時間帯が社会的に望ましい覚醒・睡眠スケジュールと一致しない睡眠。睡眠後後退、不規則型、交替勤務、時差型などがあり生活リズムの改善、睡眠時間の遅延、朝日を浴びるなどして改善をはかる。

⑤ 睡眠時随伴症群は、睡眠の質やタイミング・時間帯によりも睡眠中の行動に問題がある。a. 夢遊病「睡眠中に起き上がり歩き回るが本人は覚えていない」、ｂ．夜驚症「夜中に突然覚醒し激しい恐怖感とともに泣いたり叫んだりする」。ｃ．レム睡眠行動障害「寝ているときに突然起きあがって夢の内容と一致して大声で叫んだり暴力行為が見られたりする。高齢男性で多く

見られる」夢遊病と夜驚症は小児に多くみられノンレム睡眠の障害である。

引用文献

1） 竜人『統合失調症体験辞典』ラグーナ出版、2012、p.105
2） 前掲書 1）p.72
3） 前掲書 1）pp.147-148

参考文献

長谷川澄ほか『精神疾患における MRI 画像検査』昭和学士会誌、第 74 巻第 6 号、2014、pp.609-613
西村勝治『せん妄の基本』看護技術、Vol.56.No58、メヂカルフレンド社、2010、pp.28-31
川野雅資編『新看護観察のキーポイントシリーズ、精神科Ⅰ』中央法規、2011
萱間真美、野田文隆編『精神科看護学Ⅱ、臨床で活かすケア（改訂第 2 版）』南江堂、2015
岩崎弥生、渡邉博幸編『新体系看護学全書、精神科看護学②、精神障害をもつ人への看護』メヂカルフレンド社、2016
吉浜文洋、末安民生編『学生のための精神看護学』医学書院、2010
野嶋佐由美編『明解看護学双書 3、精神看護学（第 3 版）』金芳堂、2013
佐々木三男『睡眠障害を治す本』講談社、2003

第 8 章

自立に向けての地域における支援

― 社会資源とその活用 ―

障害者の日常生活及び社会生活を総合的に支援するための法律（以下障害者総合支援法）は、2012 年 6 月に公布され、地域社会における共生の実現に向けて新たな障害保健福祉施作を講ずるための法律が整備された。障害者総合支援法の基本理念として、「法に基づく日常生活・社会生活の支援が、共生社会を実現するため、社会参加の機会の確保及び地域社会における共生、社会的障壁の除去に資するよう、総合的かつ計画的に行われることを法律の基本理念として新たに掲げる」とある。これにより精神に疾患や障害を有する人に対して、基本的人権はもとより個人としての尊厳や本人の意思、希望を尊重し、入院生活から地域生活へ、さらに社会における自立した生活者としての位置付けが明確になった。

一般的に、病院は治療をする場所であり入院生活はその人の生活の中の一部である。しかし、我が国の精神科医療の歴史を振り返ると、国の施策として精神疾患患者に対し長期入院への道筋を付けたといっても過言ではない事実を垣間見ることができる。

10 年、20 年…と長期間入院している患者にとっては病棟が生活の場となっており、その病院自体が生活圏となっている。そのような状況の患者が退院して自立した地域生活を始めることが、どれだけ不安であるかは安易に想像できることである。そのため、特に長期入院患者の退院支援には、その人が退院後生活する地域や支えとなる社会資源などとの連携が必要不可欠となる。そうした連携の役割は一般的にソーシャルワーカーや精神保健福祉士が中心となり行われているが、近年、そこに看護師が携わることも、また部門配置として看護師が配属されることも一般的で、むしろ患者を日常的に観察し自律性の回復を支援する看護師こそ適任ともいえる。また自立訓練として、生活訓練や就労移行訓練、就労定着訓練などがあるが、それらの社会資源と外来や精神科デイケア等が連携して対象者の望む生活を支援していくケースも多くみられる。

このように、入院から地域生活へ、そして各人の自律性の回復に向けての支援に携わり病院以外で活躍する看護師は今後ますます増えていくことが予測される。本章では、地域生活や就労に向けての支援を、障害者総合支援法で定められたサービスを中心に、その機能や役割を学ぶと共に、地域生活支援の実際について事例を通して学習する。

（1） 障害者総合支援法

本法は、地域社会における共生社会の実現に向けて、障害福祉サービスの充実など日常生活や社会生活を総合的に支援するために障害者自立支援法を改正する形で創設された。2018 年の改正を踏まえた障害者総合支援法の概要として、1. 障害者の望む地域生活の支援、2. 障害児支援のニーズの多様化へのきめ細かな対応、3. サービスの質の確保・向上に向けた環境整備の 3 つが示されている。また、地域生活を支援する新たなサービス（自立生活援助）と、就労定着に向けた支援を行う新たなサービス（就労定着支援）が創設された。障害者総合支援法の概要を表した全体像は（図 8-1）に示す。

障害者総合支援法は、自立支援給付と地域生活支援事業によって構成されており、自立支援給付は介護給付、訓練等給付、自立支援医療、相談支援、補助装具などがある。訓練等給付には、自立訓練、就労移行支援、就労継続支援、共同生活援助などがあり、先ほど述べたように 2018 年の改正で新たに自立生活援助と就労定着支援が加わった。

新設された自立生活援助とは、障害者支援施設やグループホームなどから一人暮らしを希望する人に対し、本人の意思を尊重した地域生活を継続していくための支援である。支援内容としては、定期的に居宅訪問を行い日々の生活や地域住民との関係、健康管理など生活上の課題に対して、具体的に助言や関係機関との連絡・調整などを行う。

また、就労定着支援とは、就労移行支援等を利用して一般就労に移行した人に対し、就労に伴う生活面の課題に対応できるような支援を行うサービスである。支援内容としては、その人の課題の把握や企業、関係機関との連絡・調整、助言

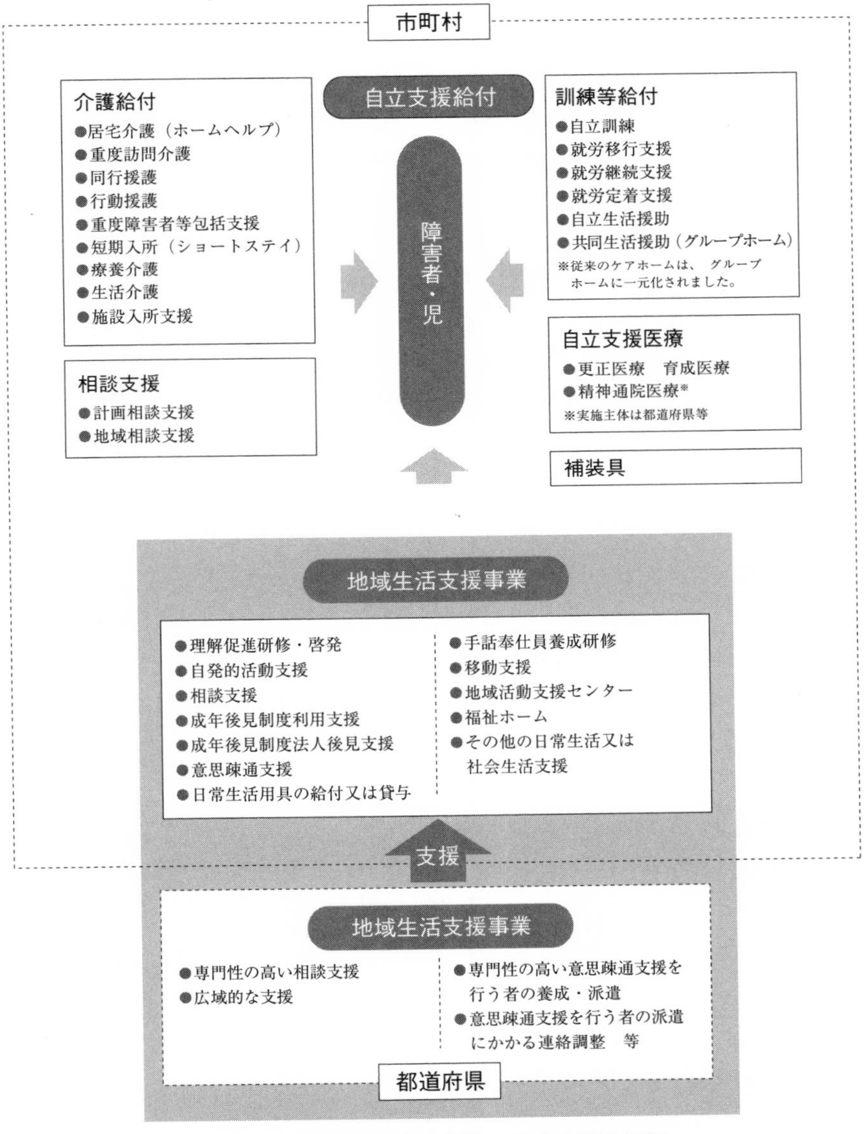

市町村

自立支援給付

介護給付
●居宅介護（ホームヘルプ）
●重度訪問介護
●同行援護
●行動援護
●重度障害者等包括支援
●短期入所（ショートステイ）
●療養介護
●生活介護
●施設入所支援

障害者・児

訓練等給付
●自立訓練
●就労移行支援
●就労継続支援
●就労定着支援
●自立生活援助
●共同生活援助（グループホーム）
※従来のケアホームは、グループホームに一元化されました。

相談支援
●計画相談支援
●地域相談支援

自立支援医療
●更正医療　育成医療
●精神通院医療※
※実施主体は都道府県等

補装具

地域生活支援事業
●理解促進研修・啓発
●自発的活動支援
●相談支援
●成年後見制度利用支援
●成年後見制度法人後見支援
●意思疎通支援
●日常生活用具の給付又は貸与
●手話奉仕員養成研修
●移動支援
●地域活動支援センター
●福祉ホーム
●その他の日常生活又は社会生活支援

支援

地域生活支援事業
●専門性の高い相談支援
●広域的な支援
●専門性の高い意思疎通支援を行う者の養成・派遣
●意思疎通支援を行う者の派遣にかかる連絡調整　等

都道府県

図 8-1　障害者総合支援法による支援の概要
（全国社会福祉協議会　パンフレットより）

などがあり、遅刻欠勤や体調管理など個人の日常生活上の課題に細かく対応し、就労の定着を支援していくものである。

自立支援医療としては、更生医療、育成医療、精神通院医療があり、世帯の市町村民税額、又は本人の収入に応じて、月ごとの負担上限額が設けてある。更に一定の負担能力があっても継続的に治療が必要な高額治療継続者（重度かつ継続）も、月あたりの負担に上限額が設けられており、治療に対し経済面のサポートを受けられる（図 8-2）。この制度に関しての相談や申請窓口は市町村である。精神科の通院などで自立支援医療を利用する場合は、自立支援医療受給者証と自己負担上限額管理票を精神科受診の際の窓口に毎回提出する必要がある。自立支援医療の精神通院医療では、精神科受診のほか、受診の際の薬剤費用や精神科デイケア、精神科訪問看護・指導などの利用も対象となる。

また、相談支援（表 8-1）には計画相談支援、地域相談支援、障害児相談支援があり、指定特定相談支援事業者が対象者のサービスなどの利用計画を作成し、指定一般相談支援事業者が地域移行、定着支援の実際を担っていく。

地域生活支援事業は、市町村、都道府県が各自治体の創意工夫のもと、障がい者のニーズや地域の実情に合わせた支援を行っており、地域生活全般の相談支援や成年後見制度利用支援、精神疾患や障害の理解や人権に関する啓発活動などの取り組みが行われている。また、専門性の高い相談支援や意思疎通支援、市町村を越える広域的な支援は、都道府県が担っている。

（2） 地域と病院の連携と役割の特徴

1） 長期入院患者と地域移行支援

精神病床の平均在院日数の推移は、平成 1 年は 496 日であったが、平成 4 年を境に徐々に減少し、平成 14 年には 364 日となり平成 24 年では 292 日と減少している。しかし 1 年以上入院している長期入院患者の数はいまだ多いのが現状である。平成 25 年度精神保健福祉資料によると、入院期間 1 年以上の長期入院患者は 19 万 1,881 人で、全体の 64.5%となっており、そのうち 10 年以上の入院患者は 6 万 4,272 人で、長期入院患者の 33.49%を占めている。

長期入院患者の地域移行をすすめるために、国は具体的方策として本人に対し「退院に向けた意欲の喚起」「本人の意向に沿った移行支援」「地域生活の支援」

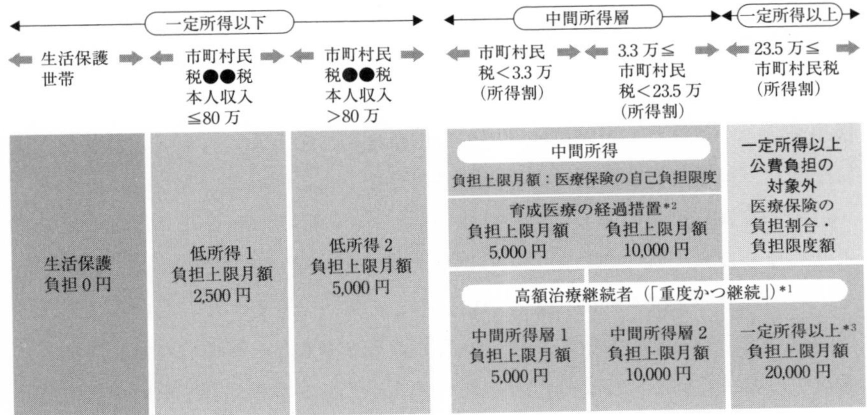

図8-2　自立支援医療
（全国社会福祉協議会　パンフレットより）

表8-1　相談支援

計画相談支援	・サービス利用支援 支給決定前に利用計画案を作成し、支給決定後には事業者との連絡調整を行うとともに利用計画を作成する ・継続サービス利用支援 支給決定されたサービスの利用状況をモニタリングし事業者との連絡調整を行う
地域相談支援	・地域移行支援 精神科病院から退院する障害者、障害者支援施設、保護施設などを退所する障害者などを対象として、地域移行支援計画の作成や不安解消のための相談支援、外出同行支援、住居確保や関係機関との調整等を行う ・地域定着支援 単身で生活している障害者等を対象として連絡体制をとり必要な支援を行う
障害児相談支援	・障害児支援利用援助 ・継続障害児支援利用援助

（全国社会福祉協議会　パンフレットより一部改編）

を行うとし、関係行政機関はそれらの取り組みが効果的なものとなるよう助言や支援を行うよう努めるとしている。相談支援の中に位置づけられている地域相談支援の地域移行支援と地域定着支援は、まさに長期入院患者の退院支援の手法として、国の具体的方策を具現化できる有効な支援と言えよう。入院の長期化や高齢化は精神科看護において現実的な課題であり、それだけに病院と地域の相談支援事業者とが連携し、退院に向けての意欲喚起はもちろん、対象者の意向や希望に配慮した地域移行の計画は、看護師の関与なくして作成はできない。

計画の立案に際して考え方のポイントは、「この症状が無くなりこれが出来るようになったら退院できる」という医学モデルでの考え方ではなく、「地域で何を、どの部分を支援すれば対象者が自分らしく生活できるのか」という生活者支援の視点で、対象者の希望やできているところ、本人とその環境も含めた強みに着目することである。つまり、ストレングスモデルでの考え方が求められるということである。また近年では、病気や障害の如何にかかわらず、その人それぞれの有意義な人生を送ることを目指したリカバリー志向の考え方も、支援の方向性を決める重要なキーワードとなっている。看護師や医師など医療職は問題解決型の医学モデルで判断しようとしがちであるが、リハビリテーションやセルフケア支援、退院支援ではストレングスモデルの視点が重要であり、地域生活を支援している社会資源との連携においても、このようなリカバリー志向の考え方が必要である。

2） 地域生活を支える考え方

《リカバリーについて》

リカバリーは、アメリカにおいてセルフセルプ運動や精神保健におけるユーザー運動、1970 年代におけるノーマライゼーションや自立、さらには 1990 年代には精神科リハビリテーションの中心的概念として認識されるようになってきたといわれている。我が国でも 2000 年代に入って広がり、専門家の立場や当事者の立場からリカバリーについて多く語られるようになった。さらに近年では、精神科リハビリテーションの概念にとどまらず、支援サービスやケアマネジメントの中心的考え方となっている。

《ストレングスモデルについて》

支援の成果として望まれることはその人の生活の質向上や満足感であり、その人が自ら設定した目標を達成し、満足感を得られることで非常に高められる。ストレングスモデルとはその人の強みや長所に焦点を当てそこから関係性を築き、対象者の支援を行っていくことである。具体的に対象者が自身の強みに気づきその強みを活用してある程度の成果が挙げられると、更なるチャレンジへの動機付けともなる。ストレングスに焦点を当てるということは、同時に対象者の目標に対する動機づけを高めることにつながる。その強みとは、対象者の性格や才能のみならず生活や友人関係などの環境、そして自身の関心ごとや希望、夢にも目を向けて考えていくことが必要である。ストレングスモデルは対象者のリカバリーを支援していく上で、重要な視点である。

3） 病院と地域の連携

病院での治療において、入院患者に対し生物学的治療はもとより心理、社会学的な治療を積極的に行い、対象者の希望や同意のもと退院支援を行い、新たな長期入院患者を作らないようにしなければならない。そのためにも入院時から退院を視野に入れ、治療やリハビリを包括的に行っていくこと、また積極的に地域と連携し、必要に応じて入院患者に対する地域移行支援の制度を活用していくことが大切である。特に長期入院となった患者の退院支援では、この制度の活用がその患者の安心感にもつながる。地域移行を支援する事業者はサービス利用希望者（申請者）に対し、初期に、対象者の意向を踏まえての支援計画の作成、情報提供する資料作成、訪問日時の決定を行う。中期には、訪問しての相談支援、必要と思われる社会資源への同行、日中活動の体験利用、外泊や体験宿泊等の実行と評価を行う。終期には、具体的な住居確保、必要と思われる社会資源への同行、関係機関との調整などを行う。その間、特に長期入院患者の退院に向けては、精神科病院の担当者は頻回に事業者と連携し、必要に応じて対象者や関係者でケア会議を行って、進捗状況や情報を共有し確認していく必要がある。このようにして地域移行支援は病院側と地域の支援担当者、その他利用する社会資源の担当者などとの適切な連携が求められる。病院と地域とが連携し地域移行を進めていく経過は、図 8-3 を参照することでイメージができるのではないかと思うが、実際は日々変化する対象者の症状や気持ちに寄り添いつつ少しずつ進めていくため、短期間での終結事例は多くない。また、支援者の都合で先を急ぐと対象者の気持ちが取り残され、結果的に地域移行が遅れてしまうこともある。

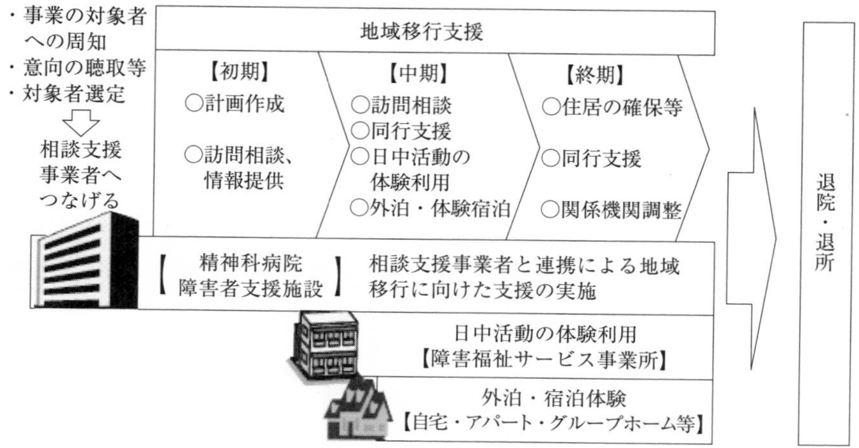

図 8-3　地域生活への移行に向けた支援の流れ
（厚生労働省　地域社会における共生の実現に向けて新たな障害保健福祉施策を講ずるための関係法律の整備に関する法律について　より）

一方、地域で生活する精神に疾患や障害を有する人に対する支援において、支援者は対象者の精神症状や生活上のストレスに気を配り、生活訓練や就労支援を行っていくが、症状の悪化や薬の調整など必要があれば支援対象者に受診を促す。対象者の日常を理解している支援者が、必要に応じて医療現場と連携し日常的に相談できれば、症状悪化による入院を防ぐことも可能となるからである。病院の主な役割は治療ではあるが、それだけにとどまらず、広く地域の支援者のニーズにも答えていく、双方向的関わりが重要であり、精神科医療側からの積極的な連携や気軽に相談できる体制作りが求められている。

（3） 地域生活を支える人的資源と物的資源

自立への支援では対象者のニーズに目を向け、人的・物的資源を活用することは非常に大切である。全国の精神障がい者家族会に家族が所属している精神障がい者にアンケートを取り、そのうちの統合失調症患者 1,133 件について 2011 年にまとめたデータがある。アンケート対象者の年齢構成は 30 歳代以下が 40%、40 歳代が 35%、50 歳代が 24%で、平均 42.9 歳、そのうち男性が 64%であった。日常生活をおくる上で困っていることは何か 13 項目について回答を求めた結果、

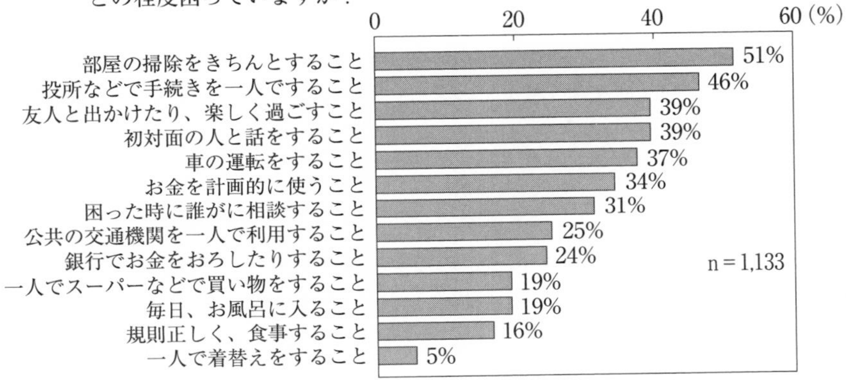

図８-４　日常生活に関するアンケート
（監修：帝京大学医学部精神神経科学教室教授　池淵恵美
実施：公益社団法人全国精神保健福祉会連合会みんなねっと）

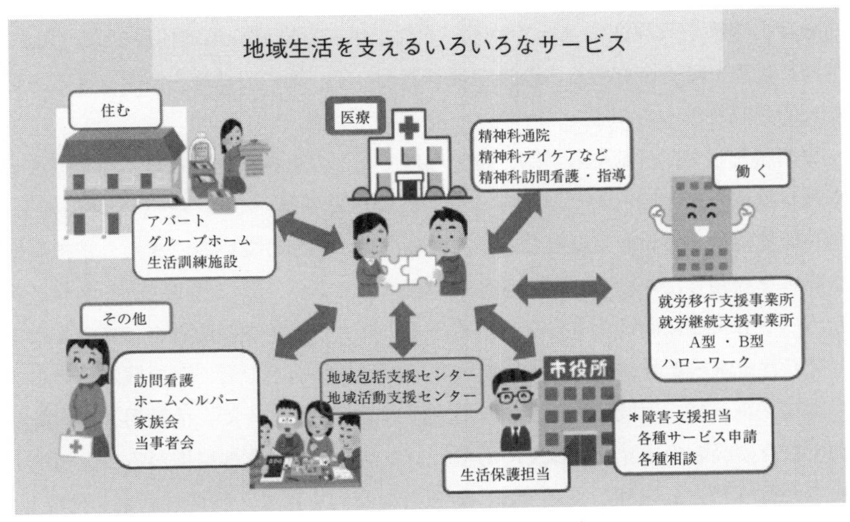

図８-５　地域生活を支える色々なサービスのイメージ

普段の生活において整理整頓や社会的手続き、人と関わることを難しいと感じている人が多く見られた（図 8-4）。

地域生活を支援して行く上で重要なことは、その人が何を願いどのように生活したいと思っているのかであり、支援する側は本人や家族等の意向を確認しつつ、支援に必要な人的・物的資源をどのように組み合わせるかを考える必要がある。そのイメージを（図 8-5）に示した。

1）人的資源

人的資源として一番身近な人は家族であるが、家族もまた突然の病状や障害に困惑し、本人との関係が近いだけに適切な対応が困難な状況となる。本人同様家族も混乱し、時には家族自身が精神的に疲弊し家族生活の維持が危ぶまれることもある。精神科病院などでは入院中に家族教室などを開催し、疾病理解や対応の仕方など学習する機会を提供している。また全国各地で活動している家族会は、家族同士の勉強会や相談支援、精神疾患や障害に対する偏見をなくす啓発活動など、精神保健医療福祉の充実に向けての活動を行っている。家族会は 1962 年に全国精神障害者家族連合会として発足し、地域ごとに精神の病気や障害に関する勉強会や研究、社会的運動を行ってきた。しかし 2000 年に解散し公益社団法人全国精神保健福祉会連合会（みんなねっと）が発足され、それまでの研究や啓発活動は引き継がれ現在に至っている。そこで学んだ家族や地域住民一人一人が、精神に疾患や障害を有する人の良き理解者として、彼らの地域生活を支える大切な人的資源となっている。

専門職としては医師や看護師、臨床心理士などの医療職をはじめ、作業療法士や理学療法士などのリハビリテーションに関する職種、ヘルパーや介護福祉士、精神保健福祉士や相談支援員など多くの専門職が携わっている。また、精神疾患や障害を経験した人はその病気や障害の専門家であり、共にサポートしあうピアサポートも自立に向けた有効な支援である。ピアサポートの活動をしている人をピアサポーターと呼び、活動の場所としては精神科病院などの医療機関、セルフヘルプグループ、地域移行・地域定着支援事業所など様々で、活動形態も病院訪問や自身の経験の紹介など様々である。一方、地域での支援に携わる計画相談実施者が行うサービス利用支援では、対象者の意向を踏まえ利用計画案を作成し、利用予定の事業者との連絡調整を行うとともに利用計画を作成する。また、継続サービス利用支援としては、利用事業者と連携してサービスの利用状況をモニタリング・評価し、修正や継続につなげる。

そのほか就労に関しての支援を行う人的資源として、各就労移行支援・継続支援の事業所の支援員や、労働現場で支援するジョブコーチ、各企業での障がい者雇用担当者、それを支援するカウンセラー、ハローワークの障がい者窓口の職員などがあげられる。

２）物的資源（政策的社会資源）

ここでは、地域移行・地域定着支援において、病院（医療）で活用できる診療報酬上の社会資源（表 8-2）を、また地域で活用できる障害者総合支援法上の主な社会資源から訓練等給付（表 8-3）を紹介する。なお、診療報酬上の社会資源の詳細については「第３章　4. 医療施設」を参照いただきたい。

《診療報酬上の社会資源》

表 8-2　地域移行支援・地域定着支援で活用できる主な診療報酬一覧

入院中	・精神科退院前訪問指導料	・精神科退院指導料
在宅医療	・精神科訪問看護・指導料 ・精神科訪問看護指示料（精神科訪問看護ステーションに対する報酬）	・精神科重症患者早期集中支援管理料
外来医療	・精神科ショートケア ・精神科ナイトケア ・通院集団精神療法 ・精神科継続外来支援・指導料	・精神科デイケア ・精神科デイナイトケア ・通院・在宅精神療法 ・外来作業療法

（診療点数早見表　精神科専門療法より抜粋し作成）

①　精神科退院前訪問指導料

入院している患者の円滑な退院ができるよう患家宅を訪問し、当該患者や家族に対して退院後の療養上の指導を複数の職種が共同して行うもので、入院中に３回（6 カ月を超える入院の場合は６回）診療報酬として退院時に算定できる。特に長期入院患者の退院の場合、退院後の生活に不安を抱えている場合が多く、病棟でいつも顔見知りの看護師が退院後の生活の場に出向き、退院に向けての準備や相談をしていくことは、その患者の安心にも繋がり有効な退院支援となることが多い。

② 精神科退院指導料

入院期間が1か月を超える入院患者、またはその家族に対して、精神科の医師、看護師等が共同して、退院後に必要となる保健医療サービスまたは福祉サービス等に関する計画を必要に応じて当該事業所等と連携しつつ策定し、計画に基づき必要な指導を行った場合に、診療報酬として請求できる。また、入院期間が1年を超える入院患者、その家族に対して実施場合は、精神科地域移行加算として退院時に請求できる。

③ 精神科訪問看護・指導料

精神科を標榜している保険医療機関において、当該患者を診察した精神科医の指示を受けた当該保険医療機関の保健師、看護師、准看護師、作業療法士または精神保健福祉士が、患者や家族の了解を得て、訪問看護・指導を行った場合に週3回（当該患者の退院後3ヶ月以内の場合は週5日）算定できる。複数での訪問（看護師と精神保健福祉士など）も可能で、訪問看護・指導の目的に応じて対応できる。さらに当該患者が服薬を中断して症状が急に増悪し、継続した訪問看護・指導が必要と医師が判断し指示した場合には訪問回数を増やすことができる。また、対象者は、在宅患者のみならず、施設入所者も可能である。

④ 精神科デイケア

精神科デイケアは、社会生活機能の回復を目的として、個々の対象者に応じたプログラムを提供し、グループごとに治療するもので、プログラム内容にかかわらず1日6時間程度の実施時間となっている。その他ショートケア（3時間程度)、デイナイトケア（10時間程度）などもあり、利用者の希望を尊重した上で治療目的を踏え、主治医の指示のもと利用できる。精神科デイケアは外来の患者が対象ではあるが、退院支援の一環として利用できる場合もある。医師の指示のもと、看護師、作業療法士、精神保健福祉士、臨床心理士などさまざまな職種がチームを組み関わっている。

《障害者総合支援法上の社会資源》

表 8-3　訓練等給付

訓練等給付	主な内容
自立訓練	入所施設を退所もしくは病院を退院し、自立した生活ができるよう一定期間必要な訓練を行うもので、機能訓練と生活訓練がある
就労移行支援	一般企業への就労を目指す人に一定期間、必要な知識や能力の向上のため訓練を行う
就労継続支援 Ａ型：雇用型 Ｂ型：非雇用型	一般企業での就労が困難な人に働く場の提供や働くために必要な知識や能力の向上のため訓練を行う 雇用契約を結ぶＡ型と、結ばないＢ型がある
就労定着支援	一般就労した人に、就労に伴う生活面の課題に対応する支援を行う
自立生活援助	一人暮らしに必要な生活力を補うため定期的訪問や随時の対応により日常生活の課題を把握し、必要な支援を行う
共同生活援助 （グループホーム）	共同生活を行う住居で、生活上の相談や援助を行う 介護の必要性が認定されている人に対しては介護サービスも提供する

（全国社会福祉協議会　パンフレットより一部改編）

⑤　生活訓練施設

生活訓練施設には宿泊型と通所型がある。長期入院患者や一人暮らしの経験が無い患者が地域生活を始めるにはさまざまな困難が予想される。宿泊型の生活訓練施設では、居室の掃除、買い物、料理、ごみ出しなどの家事全般や、共同生活を通しての対人関係の練習、通院やデイケアなどへの通所支援、その他相談など生活全般に対する支援を通して、対象者個々の自立を目指していく。通所型の生活訓練施設は、日中活動を通して、コミュニケーションスキルの向上、自身の疾病やストレスに対する対処法や余暇の過ごし方を学ぶなど、さまざまな生活上のスキルアップを目指していく。標準的な利用期間は２年であるが、必要に応じて３年まで利用が可能となっている。

⑥　就労移行支援事業所

就労移行支援は一般企業への就労を目指す人、技術を身に付けて自宅で就労、もしくは起業を目指す人への支援で、一般的に定年といわれる年齢（65歳）に達していない人が対象となる。主なサービス内容は、一般就労への移行に向けて、事業所内作業のみならず、企業での作業や実習なども積極的に行われている。それぞれの事業所により異なるが、事業所内では就労に対応できるだけの体力の向上、集中力や持続力の習得、職業マナー、挨拶、履歴書の書き方や面接の練習なども行われている。また、対象者の適性に応じた職場探しや、就労後の職場定着のための支援も行われている。

⑦　就労継続支援事業所

就労継続支援事業所には事業所が雇用するＡ型と非雇用のＢ型がある。Ａ型は事業所が雇用するため利用対象者は定年年齢未満であることが条件付けられる。その上で、就労移行支援事業を利用したが、一般就労に結びつかなかった人、特別支援学校を卒業して就職活動を行ったが、企業の雇用に結びつかなかった人、企業などへの就労経験はあるが、離職し雇用されていない人などが対象となる。原則として事業所との雇用契約を必要とする。Ｂ型は一般就労に向けた支援というより社会において生産活動に携わり、安定した社会生活を継続していくことを目指している。各事業所で生産活動の内容は異なるが、個人の経験や能力に応じた活動の提供を行っている。就労に必要な知識、体力、能力などが高まった人に対しては一般就労への移行支援も行っている。

（4） 地域生活支援の実際

精神科訪問看護指導を活用しての事例、地域移行支援の事例、訪問看護ステーションでの事例の３つを紹介する。

1） 精神科訪問看護・指導の実際

ここでは、事情があり早期の退院をした患者に対して、入院していた病棟の看護師や主治医、訪問看護師や作業療法士などが連携して、再発予防や生活の立て直しの観点から訪問看護を実施し一定の成果を収めた事例を紹介する。

Ａ氏は40代女性、統合失調症で幻覚妄想の症状が増悪したため、急性期治療病棟に医療保護入院となった。入院経験はなく、夫と子供２人の４人家族として暮らしていたが、夫との別居、離婚問題、子供たちの学校生活や今後の生活など多くの課題を抱えての症状増悪であったようだ。本人は無理やり夫に入院させられたと訴え、子供の生活や自身の生活の立て直しのために早く退院したいと主張していた。治療に対してはとても前向きで、主治医や看護師の意見を受け入れ順調に回復していった。入院後約１か月で任意入院へ切り替えられ、退院に向けての準備が始まった。その直後、入院費の支払いが困難なことや家族の問題で本人からも強い退院希望があったことから、急遽地域での担当ワーカー、主治医、担当看護師、担当ケースワーカー、本人などでケア会議を開催した。話し合いの結果、アパートで一人暮らしをすること、精神科訪問看護・指導を利用し、毎週１回継続的に再発予防のための心理教育を行っていくこと、少し落ち着いてから家族の件を話し合うことなどが決まり、早目の退院となった。

さっそく訪問担当の看護師は、主治医、急性期治療病棟の看護師や担当ケースワーカーから情報提供を受け、作業療法士とともに訪問を開始した。初回訪問時、訪問目的や今後の予定など双方向的に話し合ったが、Ａ氏は、ケア会議での話し合いの内容は承知していたものの、入院は夫の策略であって、再発予防の心理教育の必要性はないと語った。一人暮らしの不安もあったせいか作業療法士と２名での訪問を受け入れてくれ、Ａ氏の発言の傾聴と絵や簡単な手芸などの作業療法を行う訪問が２～３回続いた。この間少しずつ心を開いてくれたのか、心理教育を行うことを受け入れてくれた。

入院となったエピソードの振り返りをした際、自身の怒りや不安が攻撃的な言動となり、夫や子供、ご近所の方に奇異なこととして受け止められていたことに気づくことができた。また、体調がよくなってきたころから抗精神薬の服用が不規則になっていたが、服用の必要性を学ぶことで服薬管理がきちんとできるようになった。心理教育の回数も当初４回くらいで終わりにしてほしいとの要望があったが、開始するととても興味を示し、病気について、薬について、ストレスについて、再発予防について、社会資源の活用についてなど準備したすべての内容を学ぶことができた。就労についても、当初は病気を隠して就職活動をすることを主張していたが、障がい者枠での就労が自身にとってサポーティブであることを理解し、ハローワークの障がい者窓口での就職活動を始めた。もちろんこの就職活動に対しても看護師や作業療法士がハローワークの障がい者窓口担当者と連携した。就職後も本人の希望で訪問看護・指導は継続したが、夫との関係が改善し、本人の両親宅付近にアパートを借りて家族で再出発することとなり、訪問看護は約半年実施して終了となった。

2） 地域移行支援の実際

退院を拒否していた長期入院患者Ｃ氏が、病院や地域の担当者の支援のもとグループホームでの生活を目指し、先ず生活訓練施設で生活訓練を受け、その後グループホームでの地域生活を行うことを選択した事例を紹介する。

Ｃ氏は21歳で統合失調症を発症してＡ病院に入院となり現在51歳、症状も安定していて、いわゆる社会的入院患者であった。両親はすでに他界し近親者との交流もなく、本人は退院せず死ぬまでＡ病院で過ごしたいという希望を持っていた。担当医師、看護師やケースワーカーはＣ氏がまだ51歳であり、自身の将来に希望を持ってほしいと願い本人と話しあった。その結果まずは社会見学を行いたいとの希望があり、地域移行支援事業所、役所の担当ワーカーなどと連携し自立支援員の支援を受けることになった。自立支援員はＣ氏を訪問し関係性の構築をゆっくり行い、時にピアサポーターとともに訪問し対話を重ねた。更に一緒に社会資源の見学に行くことや地域生活支援センターで一緒に過ごすことなどで関わりを深めていった。もちろんその間病院担当者とも連携し、本人の状態や気持ちを確認しつつ少しずつ進めていった。本人の気持も地域生活へ傾き始めたものの、掃除や調理、日用品の買い物など生活上の不安があったため、宿泊型の生活訓練施設の利用を選択した。本人のペースを大切にして何度か体験宿泊を重ねることで、安心してその生活訓練施設に退院することができた。

3） 訪問看護ステーションからのひきこもり青年に対する就労支援の実際

訪問看護ステーションに勤務する看護師が、ひきこもり青年に対して信頼関係を構築し外出訓練を行い、就労支援を行い就労が決まった事例を紹介する。

＊訪問看護が介入するに至った背景

18歳男性のＡさんは、専門学校中退を発端にうつ病を発症し実家に戻ったが、オンラインゲームに依存し昼夜逆転生活となった。次第に注察妄想を抱くようになり、外出困難となり自室でひきこもりの生活を送るようになった。これらの経緯からＡさんの対応に困った両親がメンタルクリニックに相談しことから訪問看護が開始となった。

＊訪問看護の実際

訪問看護導入直後は、訪問してもＡさんにお会いできないこともあったが、ゲームを通しての話題を用いるなど工夫し、少しずつ会話ができるようになり、信頼関係を築いていった。ひきこもりについてもご本人と相談し、人目につかない夕暮れ時から外出訓練を少しずつ開始し、3か月後には「周りの目があまり気にならなくなった」との発言が聞かれ、注察妄想は少しずつ軽減していった。そしてオンラインゲームも一定の時間的制約を自分で作り楽しむことが出来るようになり、日常生活も規則的に安定して行えるようになった。

その後次第に就労を意識するようになり、訪問看護師とともに就職活動を開始することになった。まず、訪問看護師はA氏の適性に合った就労移行支援事業所を探し、A氏の就労意欲が低下しないよう就労移行支援事業所の相談支援員と情報共有を行いながら就労支援を行っていった。A氏は就職活動を開始するも幾度となく書類選考の時点で落とされたが、その都度訪問看護を通して心身のコンディションを整え、就労移行支援事業所の相談支援員とともに仕事探しを続けた結果、月給17万円程度の事務職に就くことができた。

4）まとめ

看護師の地域生活支援の実際を3事例示したが、いずれの事例も多職種、他機関との協働や連携無くしては、なしえなかったことがおわかりいただけたと思う。このように看護師は、自身の専門職としての知識や経験を基に、医療職はもとより福祉や就労などの分野の職員とも連携し、対象者の希望や自立を支援している。このことからも、地域生活支援において看護師は、対象者を適切に理解するとともに、保健、福祉分野など幅広い知識を身につける必要性があることをぜひとも認識していただきたい。

引用・参考文献

1）厚生労働省「障害者総合支援法」
http://www.mhlw.go.jp/stf/seisakunitsuite/bunya/hukushi_kaigo/shougaishahukushi/sougoushien/

2）障害者の日常生活及び社会生活を総合的に支援　厚生労働省
https://www.google.com/url?sa=t&rct=j&q=&esrc=s&source=web&cd=2&cad=rja&uact=8&ved=2ahUKEwjC8bjJl4XnAhXIGaYKHZnuD3UQFjABegQIBRAC&url=https%3A%2F%2Fwww.mhlw.go.jp%2Fcontent%2F12200000%2F000521599.pdf&usg=AOvVaw3zV-RZUYkafkQUfSYe0fF5

3) 厚生労働省社会・援護局障害保健福祉部精神保健課　国立精神・神経医療研究センター精神保健研究所「平成25年度精神保健福祉資料」
http://www.ncnp.go.jp/nimh/keikaku/630/assets/pdf/h25_630.pdf
4) 独立行政法人福祉医療機構　障害者福祉制度解説
http://www.wam.go.jp/content/wamnet/pcpub/syogai/handbook/system/
5) 厚生労働省社会・援護局障害保健福祉部　精神・障害保健課「精神障害者の地域移行について」
http://www.rehab.go.jp/College/japanese/training/27/pdf/soudansien_kougi4-4.pdf
6) 全国社会福祉協議会「障害福祉サービスの利用について」2018
7) 障害者総合支援法サービス利用説明パンフレット（2018年4月版）
https://www.shakyo.or.jp/news/pamphlet_201804.html
8) Charles･A･Rapp著、田中秀樹監訳『第3版 ストレングスモデル』、金剛出版、2015、pp.45-176
9) 池淵恵美監修：精神障がい者の生活と治療に関するアンケート公益法人全国精神保健福祉連合会（みんなねっと）
10) Mark Ragins著、前田ケイ監訳『リカバリーへの道』、金剛出版、2014
11) 野中猛：「リカバリーの概念の意義」精神医学、47（9）、2005、pp.952-961
12) 野中猛著『図説　精神障害リハビリテーション』中央法規出版、2013
13) 野中猛著『図説　医療保健福祉のキーワード　リカバリー』中央法規出版、2011
14) 診療点数早見表、医学通信社、2016
15) 田中秀樹：「リカバリーの概念の歴史」、精神科臨床サービス、星和書店、10（4）、2010、pp.428-433
16) 末安民生他著『系統看護学講座　精神保健福祉（別巻）』、医学書院、2016、pp.122-172
17) 武井麻子他著『系統看護学講座　専門分野Ⅱ　精神看護学2』、医学書院、2016、pp.234-292

第９章
児童・思春期精神看護

1. こどものメンタルヘルス

児童思春期にみられる不登校や、不適応、問題行動（いじめ、暴力、非行、自傷など）、児童虐待やこどもの貧困などは、こどもやその親のメンタルヘルスの課題があることが多い。

OECD加盟国（25か国）における15歳を対象に行った意識調査[1) 2)]で、「居心地が悪く、疎外感を感じる」と「孤独を感じる」の２項目において日本が最も高い割合を示した。特に、「孤独を感じる」割合は他国に比較して飛びぬけて高

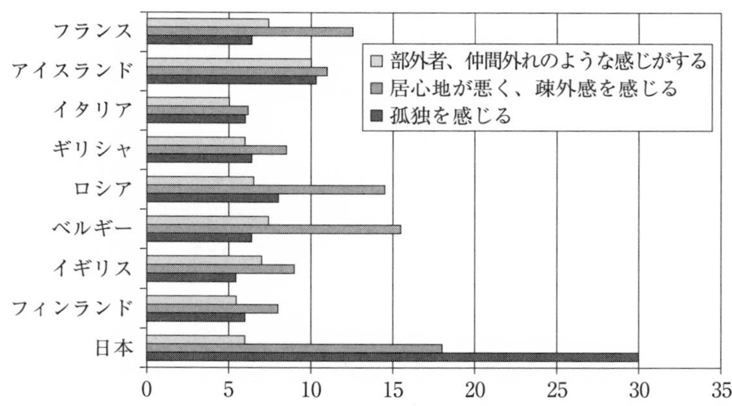

図9-1　「OECD25か国における15歳の意識調査」2007年ユニセフ

出典／UNICEF: Child poverty in perspective: an overview of child well-being in rich 9cuntries, Innocenti Report Card 7, UNICEF Innocenti Research Centre, 2007.

く、3～4人に1人がそう感じていた。

国政状況、衛生状態、物質・生活環境面など異なる国々において、主観的な価値観ともいえる孤独感や疎外感を比較することは難しいことではある。しかし、実際にそう感じているこどもたちは世界に比較し、日本に多いという事実を受け止める必要がある。

その背景としてまず考えられるのは、人間は“異質”に対して理解や受け入れが難しかったり、抵抗を示したりする点である。これは大人の世界でもみられることだが、こどもの世界では特に強い傾向を示す。そして、核家族化が進み、個々の対人関係が希薄になりがちで、ちょっとした違いや誤解から疎外されたり、いじめに発展したりしやすい。また、受験戦争の低年齢化や、部活動での過度なトレーニングなどにより心身に不調をきたすこともある。うつや身体化症状による精神科受診も増加している[2)]。こうしたことから、メンタルヘルスの課題を抱えるこどもが増えていると考えられる。

❒ メンタルヘルス　Mental health

メンタルヘルスとは「心の健康」を指す。メンタルヘルスケアは、精神疾患の予防や治療のほか、精神的疲労やストレスを減らしたり、よりよい心の健康づくりなども意味する。

2. 児童・思春期精神看護の対象

(1) 年　齢

児童精神科の対象年齢は、施設によりさまざまであるが、15歳以下とするところが多い。ほかに、児童福祉法における定義に沿い18歳未満を対象とするところや、医科診療報酬における定めに倣い20歳未満を対象とする施設もある。

❒ 児童福祉法において「児童とは、満18歳に満たないものをいう」と定められている。

❒ 医科診療報酬における児童・思春期精神科入院医療管理料の対象は、「20歳未満の精神疾患を有する患者」と定められている。

（2） 疾患や状態

対象となる症状や疾患は、ICD-10（国際疾病分類）を用いて説明すると、「小児期および青年期に発症する行動および情緒の障害」や「心理的発達の障害」にあたる。これには、注意欠如・多動性障害（ADHD ）などの多動性障害、行為障害、小児期の情緒障害、チック障害、広汎性発達障害（自閉スペクトラム症）、学習障害（LD）が含まれる。このほか、近年では青年期・成人期に多く発症する精神疾患の低年齢発症も増え、統合失調症、うつ病などの気分障害、適応障害、摂食障害などもみられる。

（3） 受診・入院に至るまでの経過

こどもがメンタルヘルスの問題を抱えて受診する際、専門の診療科とされるのは、「児童精神科」や「児童思春期外来」である。そのかたちは単科病院、小児科総合病院に設置、精神科病院に併設など、さまざまである。2018年現在、全国児童青年精神科医療施設協議会に登録している専門施設は全国で31施設ある。このほか、メンタルクリニックなどで児童思春期にも対応することを謳っていたり、大人の精神科外来でも診察できる医師がいれば診ることもある。

外来を受診するケースの多くは、症状や疾患そのものではなく、その影響により日常生活や社会生活に支障が生じて訪ねてくることが多い。具体的には引きこもり、不登校、昼夜逆転、暴力、非行、母子密着などの問題を抱えて受診となる。

児童思春期外来に関する統計データは少なく、全国的な傾向の把握は難しい。参考に、札幌医科大学病院児童思春期こころと発達外来における初診時診断名に関する報告[3)]をもとに、5年間の初診患者の初診時診断名の内訳をグラフに起こした。これをみると、疾患や症状としては広汎性発達障害が最も多く、次いで身体表現性障害、摂食障害、重度ストレス反応および適応障害、多動性障害、恐怖不安障害などが挙がる。また、不登校に関する受診も極めて多いことが伺える。

入院適応となるのは、症状が悪化・長期化し介入が必要な場合や、本人または家庭の保護のためなどである。

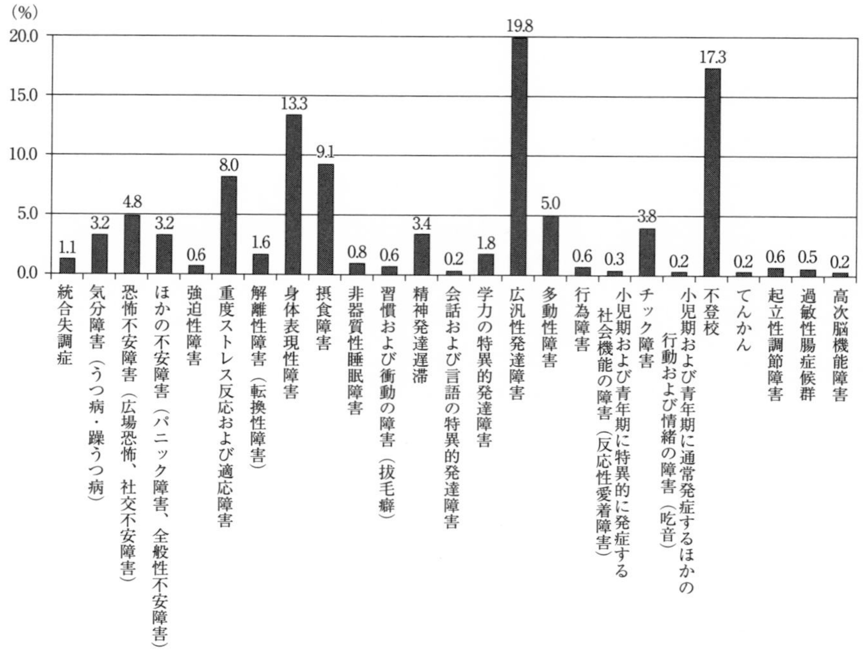

図 9-2　札幌医科大学病院児童思春期こころと発達外来における 5 年間（2008 ～ 2012 年度）の 10 歳以上の初診患者診断名

「國重美紀，氏家武（2016）．外来診療で出会う思春期の精神疾患．外来小児科，19（3），327-334.」表 1 よりグラフ作成

（4）「発達障害」という概念

児童思春期のメンタルヘルスについて述べる際、「発達障害」はよく用いられる言葉であり、現在では幅広い概念で用いられることが多い。

狭義的には、発達障害者支援法（2004 年施行）に定義されているように、「自閉症、アスペルガー症候群その他の広汎性発達障害、学習障害、注意欠陥多動性障害その他これに類する脳機能の障害であってその症状が通常低年齢において発現するもの」といえる。発達障害白書（日本発達障害福祉連盟）では、狭義的な発達障害の定義に加え、知的障害や運動障害を含む包括的な概念として理解しており、これは広義的な捉え方といえる。

医学的には、神経発達症群 neurodevelopmental disorders という総称を用い、自閉スペクトラム症（広汎性発達障害）、注意欠如多動症（注意欠如多動性障害）、限局性学習症（学習障害）等に加えて知的能力障害（知的障害）も含んだものとして捉えている。この発達障害（神経発達症群）の概念図を示す。ケースにより単一の症状を呈することもあれば、複数の症状を併せ持つこともある。

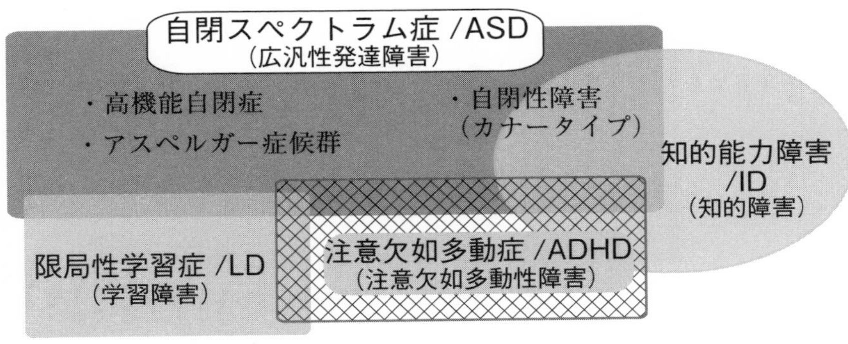

図 9-3　発達障害（神経発達症群）の概念図

（5）発達障害圏の主な疾患

①　自閉スペクトラム症（ASD: Autistic Spectrum Disorder）
／広汎性発達障害（PDD: Pervasive Developmental Disorders）

自閉性の障害の総称。これに含まれるのは、自閉性障害（カナータイプ）、高機能自閉症、アスペルガー症候群などである。これらは「自閉症状の強弱」「知的障害レベル」により区別され、それぞれ名称がついている。それぞれの状態には明確な境界線はなく、連続していると捉えられている（そのため自閉スペクトラム症と名付けられた）。

❒「スペクトラム」は連続体と訳す。例えば、黒から白を呈する連続体はグラデーションを示しながら色が変化し、明確な境界線はない。

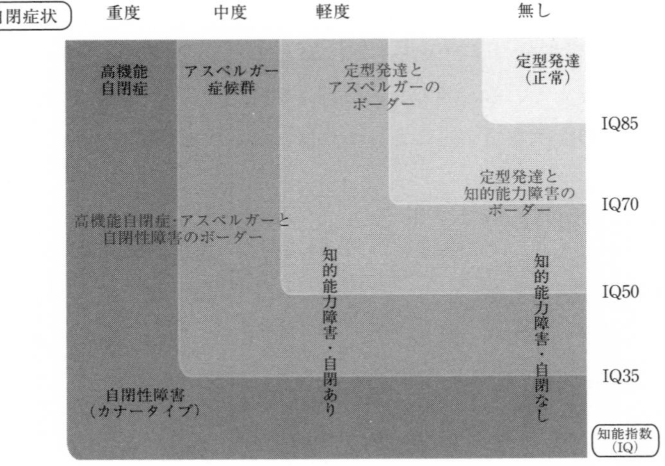

図9-4　自閉スペクトラム症の自閉症状・知的障害レベルによる名称の分布

■ 有病率および性差

広汎性発達障害の枠では1%、自閉スペクトラム症の枠では診断基準が幅広くなったため1.6～6.7%との報告がある。男児に多い（男児3～4：女児1）。

■ 原因・誘因

下記要因の相互作用によって、症状を呈するとされている。

・中枢神経系の成熟の障害または機能障害。前頭前野・扁桃体・大脳基底核・小脳などに異常が認められている。

・遺伝的要因（一卵性双生児は一致率高く、二卵性双生児の一致率低い）

・心理社会的要因

■ 症状

基本的症状は下記のA～Cで、“3つ組症状”と呼ばれる。

A　**社会性の障害**（対人的相互作用の障害）

視線、指さし、表情、ジェスチャー、模倣、興味の共有、情緒的交流、仲間作りなどの困難さがある。対人関係のあり方から孤立群・受動群・積極奇異群の3群に分けられる（表9-1）。

B　**コミュニケーションの障害**（意思伝達の障害）

言葉の遅れ、オウム返し（反響言語、エコラリア）、会話が一方的、字義

表9-1　対人関係のあり方から分ける３群

孤立群	他者への関心が乏しい。加齢や知的発達の進行に伴い別群に移行する場合がある。
受動群	他者からの関わりは受け入れることができる。問題行動が少ないが青年期に際だった変化が訪れることもある。
積極奇異群	援助者に対して自分の興味関心のあることを一方的にしゃべるのが特徴。

通りに理解するなどがある。

C　こだわり／想像力の障害（興味の限局、同一性保持の強迫的欲求）

興味の偏り・幅の狭さ、特定のものごとに固執、環境の変化を嫌うなどがある。

D　感覚反応の亢進／低下

聴覚や触覚などの感覚過敏を呈する。程度が強いと日常生活や学業にも影響を及ぼすことがある。

例 ～

- 聴覚過敏が強く、音楽の授業に参加できない・徒競争のピストル音が我慢できない
- 触覚過敏が強く、他者から急に触れられたりすると異常に驚いてしまう
- 味覚の亢進または低下にて、食事がおいしく感じられず偏食になる

■ 経過

- 障害や発達の状況、ライフステージに応じ、症状の表れ方や特徴は変化する。それらのバランスが本人を取り巻く環境に適応しないと、二次障害を呈することがある。
- 家庭や学校などの環境要因の影響を大きく受ける。安全で安心できる保護的な環境、親や教師などとのよい関係は発達を促進する。
- 独立した社会人としての全般的予後は、知的水準に依存するところが大きい[4)]。
- 成長に伴い、３つの中核症状（社会性、コミュニケーション、こだわり）のうち限局的反復行動の症状は軽減することが多い[5)]。

◆　心の理論課題　（サリー・アン課題、スマーティ課題）

「心の理論」とは、他者の心の動きを類推したり、他者が自分とは違う信念を持つということを理解する機能とされる。

『自分はある事を知っている。では、その事を知らない他者はどう考えるのか？』

一般に3～5歳には「心の理論」が成立すると言われ、相互交流的な対人関係の基礎となる。一方、自閉スペクトラム症児の「心の理論」の成立は10歳～思春期と言われ、多くは学習により獲得するとされる。但し、近年はこの考え方に否定的な意見を持つ者も出てきている。

「サリー・アン課題」

ウサギさんとクマさんは同じ部屋で遊んでいます。

クマさんは、自分のボールをかごの中に入れて部屋を出ました。クマさんが出て行ったあと、ウサギさんはかごからボールを取り出して、箱の中に入れました。

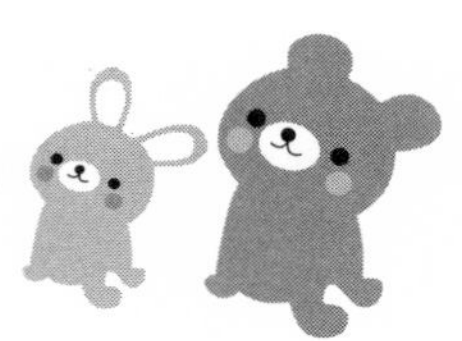

「部屋に戻って来たクマさんは、まず、どこを探すでしょうか？」

→　自閉スペクトラム症児の約80％は「箱を探す」と答える。
クマさんはボールを移した事実を知らないから、最初にかごを開けてみるという、相手の立場に立った捉え方ができない。知的能力障害児の誤答率は20％だった。

②　注意欠如多動症（ADHD: AttentionDeficitHyperactivityDisorder）

■　有病率および性差

学齢期における有病率は3～5％で、男児に多い（男児4～9：女児1）。

■　要因

脳機能障害（構造的・機能的な発達上の問題）が主要因と考えられている。

■　症状

・多動

落ち着きがなく、椅子にじっと座っていられない。走り回ったり、高いところに上がったりして、じっとしていない。

・衝動性

会話中に相手の言葉をさえぎる、順番を待てずに割り込む、思い通りにならないと感情的・攻撃的になるなど。

・不注意（集中困難）

勉強や遊びに集中できず、1つのことを続けてやることができない。人の話をじっと聞いていられない。外からの刺激に容易に注意をそらされる。

■ 経過

・2～3歳頃から認められ、顕著になるのは4～5歳から小学校低学年。
・限局性学習症、知的能力障害、自閉スペクトラム症を合併することがあり、診断が難しい。
・主症状のうち、「不注意（集中困難）」は成人後も残存することが多い。「多動」は発達に伴い思春期までに改善することが多く、「衝動性」は思春期にも持続するためトラブルになりやすい。

③　限局性学習症（LD: LearningDisabilities）／学習障害

■ 有病率および性差

全体としての疫学調査は少なく、特定のタイプごとに出現率を調査した報告が多い。

読字障害　…　学齢期の4%にみられる。性差はみられない。
書字表出障害　…　学齢期の4%にみられる。男児に約3倍多い。
算数障害　…　学齢期の1%にみられる。女児に多いことがある。

■ 要因

中枢神経系の何らかの機能障害と関係があると推定されている。

■ 症状

知能に大きな問題はなく、目も見え、耳も聞こえているのに、「読む」「書く」「計算する」といった学習技能のいずれかが1つ以上がうまくできない状態をいう。

表9-2　学習障害の症状

症状	内容
「読む」ことの問題（読字障害）	誤った発音、文章の文字や単語を抜かして読む、読んでいる物の意味を理解することが難しい、など。
「書く」ことの問題（書字表出障害）	誤った文字を書く、句読点を間違える、単語の中に誤った文字が入る、文法的な誤りの多い文章を書く、など。
「計算する」ことの問題（算数障害）	数の感覚、計算の正確さに困難がある、数学的推理の正確さに困難がある、など。

▮ 経過

特性は青年期・成人期まで持続することが多い。

④ 知的能力障害（ID: Intellectual Disability）

知的能力障害群は“病態像”であり、一定の原因による疾患名ではない。

▮ 有病率および性差

近年の諸外国の疫学調査では1%程度で、男児に多い（男児1.5：女児1）。

▮ 要因

脳の発達を妨げる病理的要因（遺伝子病、先天性脳奇形、外傷ほか）や環境要因（療育の欠如や虐待ほか）により起こるとされる。

▮ 症状

知能指数IQ70未満に相当し、IQ値により軽度・中等度・重度と分類される。18歳未満に生じるとされ、次のような病態像を示す。

・全般的な知的機能が同年齢のこどもと比べ明らかに遅滞している。

・適応機能に明らかな制限がある（意思伝達、自己管理、社会的・対人的技能、自律性・学習能力など）。

表9-3 知的障害の知能指数による分類

	IQ	精神年齢	
軽度	70～51	9～12歳に相当	知的障害の約85%を占める
中等度	50～36	6～9歳に相当	知的障害の約10%を占める
重度	35以下	3～6歳に相当	知的障害の約5%を占める

▮ 経過

症状の起こり方は基礎疾患の有無、知能の程度や年齢によってさまざまであるが、言葉の遅れという主訴で受診するケースが多い。軽度の場合は、学童期になってから学習の遅れや集団適応が難しいなどの行動面から気づくことがある。重い運動障害を伴った重度知的障害を重症心身障害と表記することがある。

（6） 一次性併存障害、二次性併存障害

発達障害を包括的に理解するために、図に示したような発達障害とそれがひき起す障害の構造を理解しておくことが重要である。特定された中核となる発達障害だけではなく、重複して持つ別の障害や、二次性併存障害が多彩な症状となり現れていることに注目した捉え方である[6)]。

発達障害のこどもたちは、その特性が周囲から理解されにくく、不適切な対応を受けることも少なくない。そういった理解不足からくる否定的な評価や叱責などの不適切な対応が積み重なると、否定的な自己イメージを持つようになったり、自尊心が低下したりする。それにより情緒の不安定、反抗的な行動、深刻な不適応の状態などを招きやすくなる。

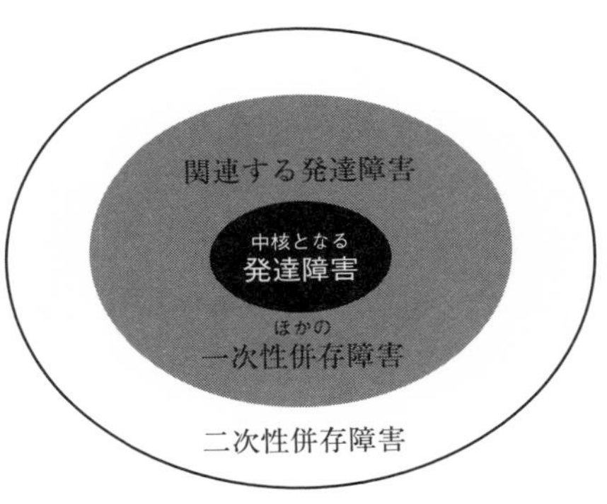

図9-5　発達障害の障害構造（横断面）

① 一次性併存障害（一次障害）

発達的身体機能的障害（夜尿のような排泄障害やチック障害など）のような、体質的機能障害のことを指す。

② 二次性併存障害（二次障害）

情緒と行動を通じて表現される多彩な障害をいう。これらの多くは、生育環境やライフイベントなどとの相互作用のなかで生じるもので、二次障害とも呼ばれる。

内的な怒りや葛藤を自己以外の対象に向けて表現するもの（外在化障害）

表9-4　発達障害が引き起こす二次性併存障害（二次障害）

外在化障害	内的な怒りや葛藤が自己以外の対象に向かい、行動上に表現される ・極端な反抗、暴力、家出、反社会的犯罪行為など ・反抗挑戦性障害、行為障害など
内在化障害	内的な怒りや葛藤が自己に向かい、情緒・内的苦痛として表現される ・不安、気分の落ち込み、強迫症状、対人恐怖、引きこもり など ・分離不安障害、社会不安障害、気分障害、強迫性障害など

と、怒りや葛藤を情緒的問題に託し、自己の内部的苦痛を特徴とするもの（内在化障害）とに分類できる。発達障害そのものが問題というより、二次性併存障害が問題となり医療機関を訪れるケースが多い。

3. 児童精神科における支援のあり方

（1） 入院治療

入院治療とは、それまでこどもがおかれていた悪循環状態や逆境から分離させ、保護し、こどもの成長発達を促せるような安全で安心できる環境を提供することである。

そのために、精神療法・心理社会療法・薬物療法などの治療のほか、家族療法・心理教育・ペアレントトレーニングなどを中心とする家族関係調整、仲間関係の構築・同年代の仲間との交流、院内学級などを利用した義務教育の継続、リハビリテーションとしての外出や外泊が実施されている。

表 9-5　入院治療にて行われる治療や対応など

・治療（精神療法、心理社会療法、薬物療法）→但し、薬物は最低限の投与とする
・家族関係調整（家族療法、心理教育、ペアレントトレーニング）
・仲間関係の構築・同年代の仲間との交流
・院内学級などを利用した義務教育の継続
・リハビリテーションとしての外出や外泊など　　ほか

（2） 基本的方針

児童精神科にくるこどもたちは、次のような価値観、体験をもつこどもが少なくない。例えば、自己肯定感が低い、適切な保護を受けられなかった、適切な発達過程を経ていない、仲間集団や学校から受け入れられなかった、精神疾患の発症などである。このようなこどもたちに対する基本的支援は次のようなものといえる。

①　心身の休息と安全を保証する

②　存在を肯定し、その価値を認める

③　よい行動に対しては十分にほめる

④　自己価値を傷つける行動（自傷や非行など）から保護する

⑤　回復までの道のりを示す

⑥　教育を受ける経験を再開させる

⑦　よい仲間集団づくり

⑧　信頼関係を築け、モデリングとなる大人となる

⑨　薬物療法による生物学的均衡の再建

（３）　療育および多職種連携

児童思春期精神看護においては、医療的ケアのほか、併行して個々のこどもの成長発達段階に合わせた心も身体も育てる支援を行う必要がある。それに従い、学校における教育も継続される。こうした医療的ケアと教育を併行して行う、いわゆる“療育”が行われる。そのため、多くの専門職種が連携し関わっている。

❐　療育とは

「療育」とは、心身に障害をもつ児童に対して、社会人として自立できるように医療と教育を、バランスを保ちながら並行してすすめること。「治療をしながら教育する」ことが大切であるという意味の言葉。

①　基本的な構成職種

精神医療はチームで行われることが多く、医師、看護師、臨床心理士、作業療法士、精神保健福祉士を基本構成員とする。更に、児童精神医療において「療育」を行うにあたり、基本構成員に加え、さまざまな職種による支援、多職種間の連携が行われる。例えば、保育士や生活指導員、特別支援学級の教員、もとの（または戻る先の）学校の教員、児童相談所職員などである。その医療チームのなかで、コーディネーター役割をとるのは看護師であることが多い。

②　連携における視点、役割

・それぞれの発達領域について、発達段階を正確に評価する。

・短期間に到達可能な段階を目標設定し、達成に向けて家族と専門家が協力する。

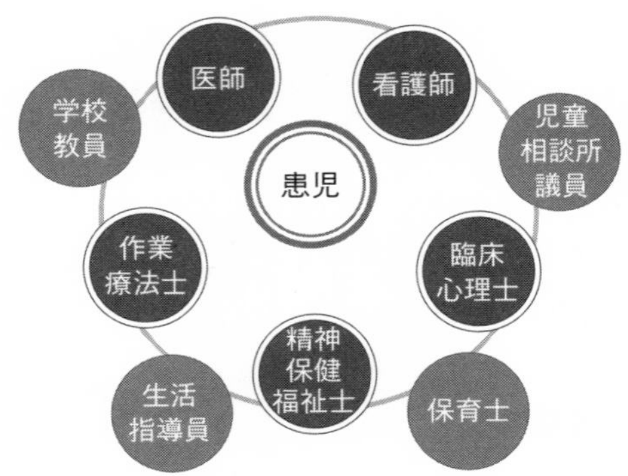

図 9-6　児童精神医療における構成職種例

・医療・福祉・教育が連携し、包括的かつ計画的に、児の障害に応じた療育を行う。

③　医療機関と教育機関との連携例

児童精神科病棟には、特別支援学校が併設または隣接されていることがある。その連携状況例を下表に示した。朝の申し送りにはじまり、直接的または間接的な情報交換を日々行っている。併設している利点を活かし、病棟職員と学校職員が互いに行き来しながら患児達への支援、療育を行う様子が伺える例である。

表 9-6　病棟と教育の連携例　～A 病院児童精神科病棟と特別支援学校訪問部

朝の申し送り	訪問部に学籍を持つ患児について、訪問部教員（代表１名）が朝の看護師の申し送り（引継ぎ）に参加し情報を得る。医師やコメディカルも参加する。
登下校	朝は看護師、下校は教員が引率する。
学習形態	学習のかたち（登校、ベッドサイド授業など）や受ける授業時間数は主治医が決定し、患児の状況に応じて変更する。
情報交換方法	カンファレンスや申送りのほか、互いに行き来し直接情報交換・連携をとる。 「学校－病棟連絡票」を用い、様子や連絡など書面でやりとりする。
カンファレンス	週１回開催。看護師、訪問部教員ほか関連職種が参加し、情報交換および検討を行う。

（4） 児童精神科における看護支援の実際

《参考：こどもの特徴》

児童精神科では、こども達の状況や発達段階に合わせて看護支援を行う。それに際し、こどもの特徴を復習してみよう。

・親に大きく依存した未成熟な児童・青年であり、段階ごとに発達課題がある。
・両価性を持ち（好き－嫌い、甘え－攻撃など）、対人関係は複雑で不安定になりやすい。
・“同世代との仲間関係”が、世界の中心である（両親や兄弟との家族関係ではない）。入院患児の多くは、仲間関係での挫折や失敗の経験を持つ。
・考えや気持ちの言語的表現が未熟なため、身体表現性や行動化などもみられる。
身体表現性：お腹が痛い、頭が痛い、歩けない、動けない、しゃべれない
行　動　化：リスト／アームカット、大量服薬、喫煙、盗難、性的逸脱行為

① 看護支援の方向性とケア

● 安全・安心な環境をつくる

・安全が守られるよう、環境や行動において充分配慮する（児童であることや症状特性から、怪我や事故が起こる可能性が高い）。
・受容的な関わりをする。
・家族と離れて入院する児の心境を理解し、安心して治療・教育を受けられるよう関わる。

注）こどもが帰る先は「家」。スタッフは家族よりも有力な支えであってはならない。

● 心身の発育を促す

・発達課題を意識し、日常生活や遊び、プログラムなどを通して、こころと身体の発達を促す。
・個別性を重視する。それぞれ成長発達の内容やスピードは異なる（こどもは必ず成長・発達する）。

● 自尊感情・自己肯定感を高める支援

・できていることをほめる（よく観察していないとできない）。
・目標はスモールステップにし、達成感を感じられるような配慮をする（難しすぎても、簡単すぎてもダメ）。

・よいところを伸ばせるような環境づくり、声掛けをする。
・自己の成長を自覚できるような方法や、機会を作る。

例 ～ モニタリング（自己の振り返り、○○日記）、他者評価、試験、評価表、発表会

● 適切な感情表現を促す

・感情を言語化できず代替行為（身体表現性・行動化）が表われる場合、それを受け止めつつ、言語化できるように表現を促す。
・非言語的コミュニケーションを活用する。手紙や交換日記など、落ち着いて振り返ることができ、言語で表現できるツールを利用するのもよい。

● 集団生活・社会生活におけるスキル獲得への支援

・限界設定（リミットセッティング）をする。　例 ～ 約束やルールを設け守る。
・こども同士が話し合う機会を設け、自分達でルール作りをする。
・自らがロールモデルとなり、学ばせる（スタッフの人間性・言動をこどもたちはよく見ている）。

● 対人関係スキル獲得への支援

・介入時は、こども自身が自分の課題（改善点）に気がつけるように関わる
・仲間づくりがうまくできないこどもに対しては、段階を踏んだ関係づくりを支援する

例 ～ 大人と一対一で関係構築 → 大人がいる場面で少人数の関係構築 → 大人がいる場面で大人数の関係構築 → こどもだけで関係構築

● 家族機能調整

・こどもの受診や入院に至るまでの親自身の苦労や複雑な気持ちなどを理解し、ねぎらう（親の責任・躾や関わりのせいと感じ、自責感を抱いていることが多い）。

例 ～「大変な思いをされてきたんですね」「受診を決意すること、さぞ悩まれたでしょう」

・こどもの良い面に目が向けられるように、成長した点・発達した点を情報提供する。
・対応方法は一緒に考える姿勢を示し、情報交換や検討、助言などを行う。
・外出・外泊なども大切な治療の一環であることを説明し協力を求める。
・家族会などを紹介する。

② 発達障害圏の特性に合わせた看護

● 構造化を意識する

規則正しい生活、時間割、日課表など構造化されたもののほうが、取り組みやすい。日常生活の中に構造化を意識して取り入れると、ものごとを進めやすい。

△ 突然の予定変更や新しいことが不安、苦手

● 視覚的資料を用いる

ルール、約束、重要事項などは視覚化して訴えたほうが、認識に残りやすい。

例 ～貼紙、ポスター、パンフレット、ワークシート、廊下の中央線など

● 一度に１つの指示・伝言

曖昧な表現の理解が難しいため、短文で明確に伝える。複数の内容を盛り込まず、一度に１つの指示・伝言にするとよい。

１週間の予定表

日にち	4/3	4/4	4/5	4/6	4/7	4/8	4/9
曜日	月	火	水	木	金	土	日
予定	学校 勉強 スーパー	学校 勉強	学校 病院 勉強 公園	学校 勉強	学校 勉強 図書館	家 おでかけ	家 勉強 外食

図 9-7　構造化・視覚化を意識したスケジュール表

● 肯定的に注意する

注意をする際、否定するかたちで言うと焦ったりパニックになるなどし、効果的ではない。肯定的なかたちで注意するほうが、比較的落ち着いて聞くことができ、行動変容に繋がりやすい。

例 ～△「時間に遅れたらダメじゃない！」　○「９時までに来れるようにしようね」

● トークンエコノミーの活用

適切な言動を増やすために、トークン（代用貨幣）という報酬を与え、目的行動を増やす。

例 ～ シールプラン、シールチェック表、約束と報酬・ペナルティなど

● 感情的に振り回されない

症状特性からくる無遠慮な言動・協調性のない言動・暴言などが繰り返されることがあり、治療者でも陰性感情を抱くことがある。治療者も人間なので、

そういった感情を抱くことは普通のことである。ここで気をつけたいのは、感情的になるあまり、それに振り回され、ケアがおろそかになることである。陰性感情を自覚できたら、それはそれとして受け止め、必要な観察や対応は変わらずできるよう、冷静に行動できることが望ましい。

❒ トークンエコノミー

行動療法の1つ。適切な反応に対してトークン（代用貨幣）という報酬を与え、目的行動を増やす。トークンが決まった量に達すると、特定物品（または特定の活動）との交換が許される。適用する際、治療者と患児は事前に「トークン」「代替する物品・活動」について取り決めることが不可欠である。

例 ～遅刻せずに通学するたびにシール1枚もらえ、20枚たまったら欲しい本を1冊買ってもらえる。

～ その日のテキストを忘れず持参できたら1ポイントたまる。10ポイントたまったら電車に乗っておでかけできる。

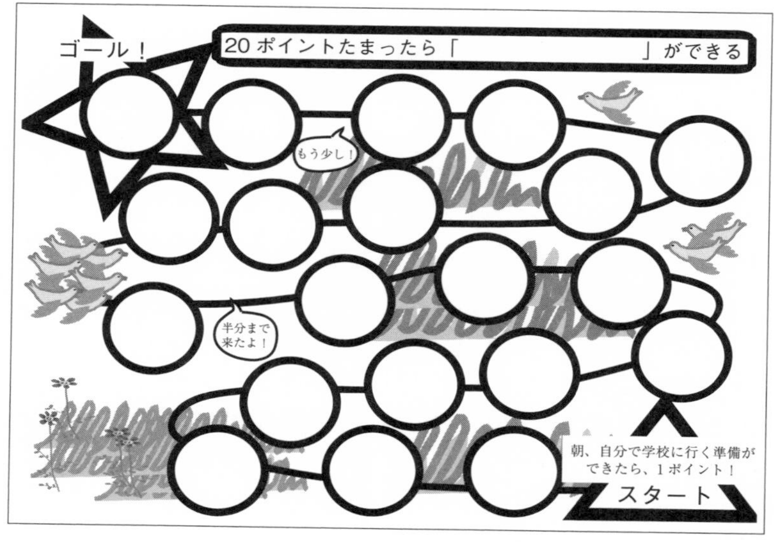

図9-8　トークンエコノミー台紙例

③　遊びやレクリエーション、イベント時の看護

遊びやレクリエーション、季節のイベントなどを行う目的は、仲間関係の形成・促進、社会的ルールを体験する、気分転換、精神的・身体的発達を促す、楽しい時間を過ごすことなどが挙げられる。こうした遊びやレクリエーションを通して、"こどもがこどもらしい時間を体験する"ことは、大人になるための必要不可欠な体験だともいえる。

プログラムの検討時には、目的を踏まえ安全に配慮した内容となるよう意識する。実施の際は、全体且つ個々をよく観察しつつ、安全に行えるよう充分に配慮する必要がある。また、参加するスタッフ自身も遊び心をもって、一緒に楽しむことも大切である。

表 9-7　遊びやレクリエーション、季節のイベント時の看護

目的	・仲間関係の形成・促進、社会的ルールを体験する、 ・気分転換 ・精神的・身体的発達を促す ・楽しい時間を過ごす （こどもがこどもらしい時間を体験する！）
スタッフの動き	・目的を踏まえたプログラム内容とする。 ・内容、実施ともに安全に行えるよう十分配慮する（無理な計画は立てない）。 ・全体、且つ、個々のこどもたちをよく観察する。 ・スタッフ自身も一緒に楽しみ、自由さや遊び心をなくさない。
終了後の評価	・必ず振り返りをし、以降の支援に活かす。 ・児の取組みの様子と評価、目的や計画の達成状況、反省点、今後に向けた課題などについて多角的に評価する。

＊＊　コラム　～大人の発達障害　＊＊

以前は幼児～児童期の診断と思われていた発達障害（神経発達症群）も、現在は認知度が高まり、成人期になってから診断されることも珍しくない。

その多くの人は、幼少期から自分の特性を理解してもらえずに周囲の間違った対応で傷つき、失敗体験も多く、結果としてほとんどの人に二次障害（併存症）があるといわれる。発達障害による症状や状態は、就学・就労、結婚生活、育児などにも大きな影響を及ぼす。しかし、その一方でプラスとなる特性・才能も多

く持ち合わせている。その付き合い方を理解し、適切な対応ができさえすれば、その特性や才能を活かした人生を送ってもらうことができる。

発達障害による特性は、「個性」とも言えるのである。

注

1) UNICEF『Child poverty in perspective: An overview of child well-being in rich countries』*Innocenti Report Card* 7, 2007 UNICEF Innocenti Research Centre, Florence. © United Nations Children's Fund, 2007

2) 石川真紀『第6章現代社会と精神（心）の健康，Ⅰ現代社会の特徴：社会構造の変化と社会病理』／岩崎弥生，渡邉博幸編.「精神看護学概論・精神保健（新体系看護学全書　精神看護学①」、メヂカルフレンド社、2015、p.180

3) 國重美紀・氏家武『外来診療で出会う思春期の精神疾患』外来小児科 19（3)、2016、p.327-334

4) 神尾陽子『自閉スペクトラム症の長期予後』臨床精神医学 43（10)、2014、p.1465-1468

5) Howlin P, Moss P, Savage S et al.『Social outcome in mid-to Iater adulthood among individuals diagnosed with autism and average nonverbal IQ as children.』J Am Acad Child Adolesc Psychiatry 52, 2013, p.572-581

6) 齋藤万比古編『発達障害が引き起こす二次障害へのケアとサポート』学習研究社、2009

第 10 章
精神科救急医療

1. 精神科救急医療とは

精神科救急医療は、地域で生活する精神障碍者に対して、危機介入を中心とする医療の提供、精神疾患に起因する重大行為を未然に防止すること、在宅患者の地域生活維持を支援することを目標とする精神的な危機状態に対する介入システムである。

精神科救急医療が指し示す内容は、狭義には救急外来での危険介入や医学的処置など救急診療であるが、広義には急性期入院医療が含まれる[1)]。また行政機関との連携が重要であるため、包括的な考えとして地域で発生した精神科的な危機状況に伴う介入ニーズに対し、医療機関や行政機関が体制を構築して対応にあたる場合の対応体制と医療活動等を指す総称[2)]としてとらえていく必要がある。

（1） 精神科救急医療の対象

精神科救急医療の対象となることの多い基礎疾患には次のようなものがある。

① パニック発作や強度の不安状態を呈する神経症性障害

② 幻覚妄想、精神運動興奮、混迷などを呈する統合失調症

③ 精神運動興奮や焦燥、混迷などを呈する気分障害

④ てんかん発作およびてんかん精神病

⑤ 精神作用物質使用による精神および行動の障害

⑥ 意識障害を伴う症状性を含む器質性精神障碍[3)]

これらの基礎疾患に起因する症状とともにせん妄や自殺企図、自傷行為も多

い。また統合失調症、気分障害、認知症その他の精神疾患を有する患者が身体疾患を合併する場合やパニック発作など精神症状の一部として身体的症状が出現している場合もある。このような身体症状への対応の必要性が差し迫っている場合は、身体的な救急医療への対応が優先される。しかし、身体症状と精神症状の優先度が明確ではない場合はどちらを優先するかということや、地域により精神科救急医療体制に違いがあることが課題となっている。精神科救急に携わる看護師は症状に対する専門的なアセスメントとともに当該地域の精神科救急医療体制や入院の法的根拠となる精神保健及び精神障害者福祉に関する法律（精神保健福祉法）なども理解して援助にあたる必要がある。

（2） 精神科救急の分類

精神科救急の分類は、認識主体、受診意志の有無、処遇判定によりいくつかに分類される。

1） 認識主体による分類

認識主体による分類とは、誰が救急状態と認識するかによって、個人内救急、家庭内救急、社会的救急に分類される。

① 個人内救急：当事者本人が、自分は救急状態にあると認識

② 家庭内救急：家族が救急状態を認識

③ 社会的救急：通行人などの第三者が救急状態と認識。通常は消防や警察が介入

2） 受診意志による分類

受診意志による分類とは受診意志の有無によって、柔らかい救急と硬い救急に分類される。

① 柔らかい救急：受診意志が明瞭な場合

② 硬い救急：受診を拒否している場合　自傷・他害の可能性が高い

3） 処遇判定による分類

処遇判定による分類とは、救急受診後の処遇形態によって一次救急、二次救急、三次救急に分類される。一次救急は外来対応のみで、入院を要しなかった場合である。二次救急は原則として、患者本人もしくは家族との契約による入院である。三次救急はこうした契約が成立しない行政による介入が必要な入院であ

る。しかし、臨床的には二次救急が三次救急より軽症とは限らない。

① 一次救急：入院を要しなかった場合。

② 二次救急：任意入院、医療保護入院、一般病棟入院となった場合。

③ 三次救急：応急入院、措置入院、緊急措置入院となった場合。

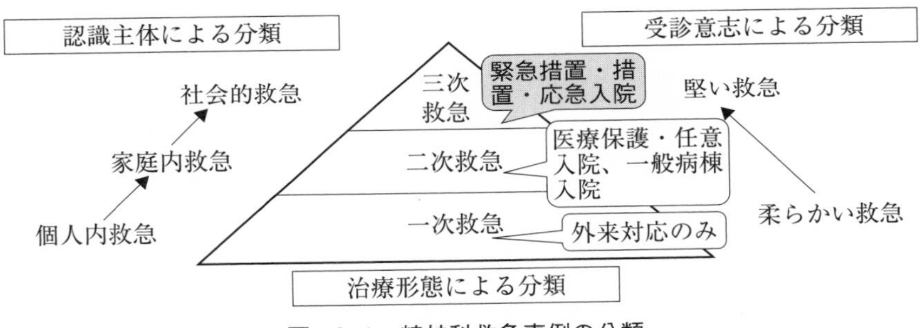

図10-1　精神科救急事例の分類
「精神科救急」の定義による提案 p1　www.jaep.jp/topics/qq130619.pdf より引用

4）精神科救急ケースの緊急度評価

精神科救急ケースの緊急度は、病状因子、行動因子、サポート因子（家族因子）、時間帯因子、治療関係因子の5つの因子から多元的に評価される。

① 病状因子：精神病理学的重症度

② 行動因子：自傷他害行為の有無と程度

③ サポート因子（家族因子）：家族などのサポートの有無と程度

④ 時間帯因子：受診要請のあった時間帯

⑤ 治療関係因子：精神科医療機関との治療関係の有無

認識主体や受診意志は、今後の治療方針や入院形態といった処遇判定に大きく関わってくる。また図10-2で精神科救急ケースの緊急度評価の例を示したが、このレーダーチャートが大きくなるほど重症ケースと判断できる。このような精神科救急ケースの分類や緊急度評価は今後の治療や看護を行っていく上での情報となるため、多次元での評価が重要となってくる。

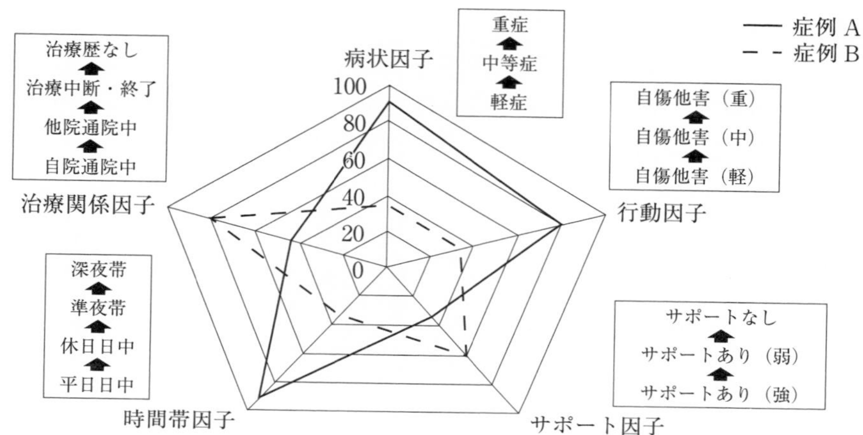

図 10-2　精神科救急ケースの緊急度評価（例）

精神科救急ガイドライン 2015 年版　日本精神科救急学会 www.jaep.jp/gl/2015_all.pdf　p6 より引用

2. 診療から入院に至るまで

精神科救急の始まりの多くは電話相談であり、そこでの対応は経過や予後に影響する場合がある。このような電話相談は精神科救急情報センター（精神医療相談窓口）、地域の基幹病院（常時対応型）、各当番病院（病院群輪番型）、救急隊や警察が担っており、地域の救急医療体制や認識主体、受診意志によって異なってくる。ここで外来治療が必要と判断された場合、外来受診となる。

精神科救急外来はいつ患者が来院しても対応できるように、静かな環境でプライバシーに配慮し、器物破損などの事故が起こらないように整えておく必要がある。また、安全・迅速にバイタルサイン測定や血液検査、治療や処置が行えるような設備や救急カートの備えも必要である。

（1）外来受診の受け入れ準備

救急外来に受診依頼の連絡が入ったら、性別、年齢、体格、現在の行動と攻撃性、精神科通院歴、薬物使用歴、身体疾患等を確認し、大まかな患者像を把握する。その患者像をもとに来院時の安全確保のためのスタッフを集め、使用が予想される薬剤や治療器具の準備、病室や保護室の確保などを行う。

(2) 受診した際の情報収集

受診に来た際はまず、治療に必要な情報収集を目的に面談を行う。面談は医療機関により医療ソーシャルワーカー、精神保健福祉士、医師、看護師等により行われる。面談は患者本人と同伴者に行われるが、患者の状態に応じて、どちらから先に行うかを判断する。情報収集の内容としては受診に至った経緯、家族構成、生活歴、病歴（発症時期、経過、治療歴）等を聴取する。

患者本人との面談の場合、多くは精神運動興奮や幻覚妄想状態、不安、せん妄状態を呈している場合が多く、情報を取りにくい場合が多い。また、重大な身体疾患などで緊急の処置が必要な場合もあり、限られた時間で面談を行い、情報を集める必要がある。面談の際には受診に至る経緯や精神状態、身体状態について聞く必要があるが、場合によっては患者本人の葛藤に触れる場合もある。そうなった場合、患者の興奮や不安を増強させる場合があるため、配慮が必要である。患者の苦痛に共感し、安全を保障する態度をとり、追及や詰問とならないように配慮して必要最小限にとどめる努力をする。具体的には「いろいろたいへんなことがあったようですが、少しお話ししてもらえますか」あるいは「辛いところ申し訳ないが、今話せる範囲で事情を教えてください」といったきき方が良いと思われる[4)]。

同伴者の面接については、この場合の同伴者とは患者の家族だけではなく患者の知人や警察の場合もある。同伴者もまた、強い緊張や不安状態にある場合も多いため、面接者は冷静さを失わず十分な関心を示し、受容的態度で接する。また同伴者は一般的に患者についての多くの情報を有している場合が多いが、偏った見方をしている場合もある。そのため患者本人の言動と照らし合わせ、しっかりと吟味していく必要がある。

(3) 救急患者への対応

救急患者への対応は以下のような流れに沿って行われる。

① 患者の症状や緊急度の評価

患者の症状や緊急度の評価を行う。医師による問診が行われ、精神症状および身体症状の把握（バイタルサイン・身体的重症度の評価など）睡眠・摂食を含む生活状況の確認、精神作用物質（精神科処方薬の乱用、アルコール、不法薬物など）の使用の把握などである。看護師は、バイタルサイン測定や診療の補助を行う。患者に対して安心するような声掛けをし、安全に診察や処置ができるように介助を行う。強い拒絶や協力が得られない場合は、根気強くわかりやすい説明を行い協力が得られるような努力をする。精神運動興奮が著しい場合は衝動的な行動を起こす可能性があるため、複数の看護師で対応するが、人数については多いと興奮を鎮める効果がある反面、患者にとって脅威となるため、患者の状況に応じて配置する。

② 応急処置の実施

多くの場合、患者の安全（自殺・自傷）や精神症状の鎮静を図るために薬物投与を行う。鎮静方法は患者の状態によって、内服、筋肉注射、静脈注射などが選択され、多くの場合睡眠を伴う鎮静が選択される。身体症状を合併している場合もあるため全身観察は必須であり血液検査、必要に応じて胸部レントゲン・頭部CT・MRI検査も実施される。鎮静や処置の際には安全に行うため複数でかかわり、薬の必要性や検査の内容について、分かりやすい言葉で丁寧に説明を行う必要がある。鎮静薬の投与後は循環器系や呼吸器系の身体管理を行う、特に鎮静薬は呼吸抑制をきたすものが多いため、呼吸については十分に観察が必要である。

③ 処遇の決定（入院形態）

状態像、自傷他害の恐れの有無、患者の同意の有無などにもとづき、入院の必要性を検討し入院の適応であれば、どのような入院形態（緊急措置・措置入院・医療保護入院・応急入院・任意入院）が適切かを検討する。（表10–1参照）このような処遇については主に医師により判断されるが、入院形態により精神保健指定医の人数や同意者・命令者などが異なる。看護師も入院形態に関する知識は必須であるため、理解しておく必要がある。入院形態の決定後、その旨を患者に口頭および書面で説明・告知する。

表 10-1　精神保値福祉法における入院形態

非自発入院	
措置入院	精神障害のための「自傷・他害の虞（おそれ）」がある場合。発見者（多くは警察官）からの通報（法第 23 条～ 26 条）で、行政職員（保健所など）によって状況が調査され、知事から 2 名の精神保健指定医（指定医）に診察命令が下り（27 条)、その診察の結果 2 名が一致して措置入院が必要と判断した場合に、指定病院に措置入院する(29 条)。公権力による強制性をもち、専門医学的判断をもとに知事や政令指定都市長名で行政が発動するという形式をとる
緊急措置入院	措置入院のうち、緊急を要し上記手続きがとれない場合で、1 名の指定医によって判断され、72 時間に限るもの
医療保護入院	精神機能の病的状態のために、医療介入が必要であるにもかかわらず、本人がそれを理解することができず、指定医の判断と保護者の代諾によってなされる非自発入院。頻度が高い
応急入院	医療保護入院相当の病態であるが、なんらかの理由により代諾（書面）がとれない場合（適切な代諾者がみつからない、保護者が遠方にいる場合など）に、72 時間を限度に適用される非自発入院。医療機関はあらかじめ指定を受ける必要がある
自発入院	
任意入院	自らの意思で入院する場合で、本人の同意書が必要である。判断力が保たれているため、救急案件にはなりにくい

救急医療における精神症状評価と初期診療：PEEC ガイドブック ― チーム医療の視点からの対応のために ―　日本臨床救急医学会　へるす出版　p195 より引用

（4） 入院患者への説明の必要性

精神科への入院は、患者の尊厳を尊重し人権に配慮しつつ、適切な精神医療の確保および社会復帰の促進に資するものでなければならない。また、最初の入院の仕方がその後の治療関係や回復に影響を及ぼす場合がある。来院するまでに患者自身も症状に圧倒され、疲弊し困り果てていることが多い。そのため病識の有無にかかわらず患者の話を聞き、状態の説明や治療について丁寧に説明を行い、本人が納得して入院できるような努力が必要である。しかし、精神運動興奮が強く、同意が得られず非自発的な入院を要する場合もある。いずれの場合でも説明しても理解できないと決めつけずに、最低限以下のことは伝える必要がある。

①　ここが精神科病院あるいは精神科病棟であること。病院の名前と所在地、

どのような経緯でここに来たか

② 話をしている人の名前と職種、どういう立場で話をしているか

③ なぜ入院が必要か、入院の目的は何か

④ 入院から退院までの間、どのような治療を行うか

【精神科救急における対応のまとめ】

救急時のケアは緊急に発生した問題に対処するため、常に迅速でなければいけない。そして全体の流れを把握しながら予測を立て判断していく能力が求められる。そこでは看護師自身が、一定の戦略を持ってシステマティックに実践していく事が重要である[5)]。図 10–3 に「救急時ケアのフローチャート」を示した。この図は受け入れ段階から入院まで時間軸に沿って展開されている。精神科救急外来で対応する際はこのような流れを踏まえたうえで、患者の状態像によって個別的に判断していく必要がある。

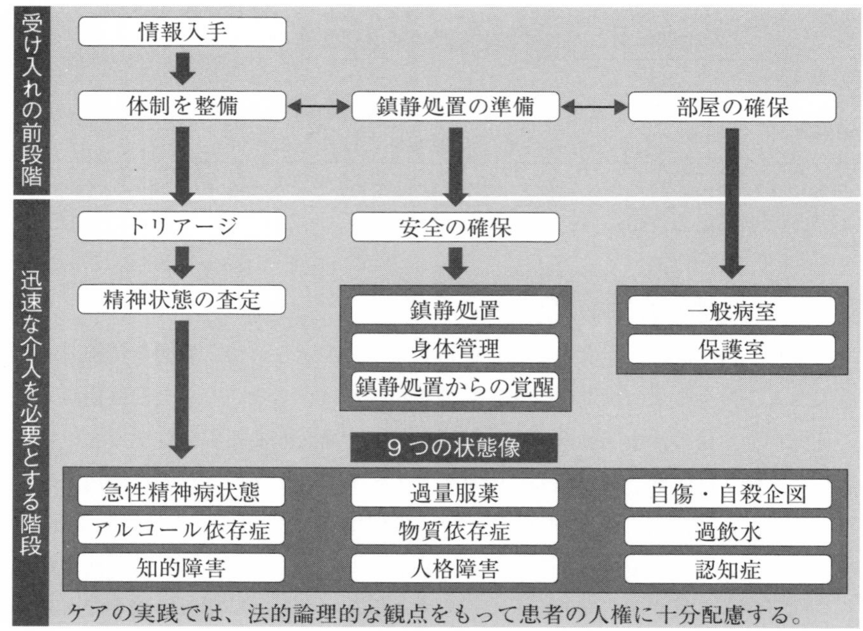

図 10–3 救急時ケアのフローチャート
『精神科救急・急性期ケア』精神看護出版 2011 p42 より引用

3. 入院直後の治療・保護室での看護

（1） 入院直後の治療

精神科救急の治療は、原則として最初ほど全般的な身体的治療の比重が高く、状態が改善するにしたがい個別的な精神療法的対応の比重が高まっていく。

入院直後の患者は、自我境界が損傷し安全感を喪失しており、睡眠・摂食・排泄という基本的な生存機能が保たれていない状態が多い。また、疲弊状態にもかかわらず交感神経が優位となっており、混乱状態に陥っている場合が多い。治療課題としては身体合併症および事故の予防、安全・安心感の保証、睡眠の確保である。病室は、自我境界の損傷を代償する安全で快適な隔離室（保護室）あるいはそれに準じた個室が基本で、鎮静系の抗精神病薬を就寝前に重点投薬し、睡眠の確保を図る。薬物療法の効果がなく、生命的危険を伴うケースには電気けいれん療法も検討する。精神療法的アプローチとしては、医師・看護師による心身一体的な密着的ケアで安全感を保障することが最重要であり、これは治療同盟の基盤となる[1)]。

（2） 保護室（隔離室）での看護

1） 保護室の目的

精神科救急においては、患者の精神的な混乱が鎮静化するまでの間の安全を確保するため、やむを得ない処置として精神保健指定医の指示のもとに保護室に隔離する場合がある。隔離はそれ以外によい代替方法がない場合において行われるものとされ、精神保健及び精神障害者福祉に関する法律（精神保健福祉法）第37条第1項に基づき運用される。

急性期状態にある患者は物理的・人的な侵入感があるため、音に対する過敏さや他者から脅かされる感覚を抱くことがある。また、精神的な混乱により自傷他害の危険性もある。保護室はこのような自他ともに危険な状況において、患者の保護を目的に使用される。

保護室入室にあたっては、12時間以内の使用であれば精神保健指定医以外の医師の判断で行うことができるが、12時間を超える場合は精神保健指定医の診察によって行われなければいけない。この他に本人の意思により保護室に入室する場合もあるが、この場合には隔離には当たらず、入室の際には本人の意思による入室である旨の書面を得る必要がある。

保護室の構造は刺激が少なく、自傷他害行為が起こしにくく、万が一起きたとしても重症になりにくいような構造となっている。部屋は個室で、床や壁はクッション素材となっている場合もある、部屋の中は基本的に寝具（ベッド）とトイレのみとなっ　ており、ドアは施錠されている。病院によってはカメラが設置されているところもある。以前は鉄格子がはめられていたり、トイレは穴が開いているだけといった部屋も存在したが、最近は外の景色が見られるようになっていたり、保護室者専用のデイルームやシャワールームが設置されるなど、患者の人権や QOL に配慮したつくりとなってきている。

2） 保護室使用の対象となる患者

対象となる患者は、主として次のような場合に該当する患者であり、精神保健及び精神障害者福祉に関する法律（精神保健福祉法）により定められている。保護室の使用は患者の症状からみてその医療または保護を図るうえでやむを得ずなされるものであって、制裁や懲罰のためなどに使用してはならない。

① 他の患者との人間関係を著しく損なうおそれがある等、その言動が患者の病状の経過や予後に著しく悪く影響する場合

② 自殺企図または自傷行為が切迫している場合

③ 他の患者に対する暴力行為や著しい迷惑行為、器物破損行為が認められ他の方法ではこれを防ぎきれない場合

④ 急性精神運動興奮等のため不穏、多動、爆発性などが目立ち、一般の精神病室では医療または保護を図ることが著しく困難な場合

⑤ 身体的合併症を有する患者について、検査および処置等のため隔離が必要な場合

⑥ ①～⑤のほか、積極的に対応しなければ生命まで危険が及ぶ恐れがあるとき

3） 保護室入室時の看護

保護室での看護にあたる際は、必ず複数の看護師で対応する。興奮も見られず、医療者の働きかけに素直に応じるように見える患者でも、少しの刺激で突発的に予測のできない事態が起こることがある。また、一人での対応は看護師にも

負担となり、思わぬ事故に発展する場合がある。病棟であらかじめ保護室での看護の取り決めを行いそれに基づいて対応することが望ましい

①　保護室入室が決まった際の看護

入室が決まった際に重要なことは、まず患者の納得が得られるような説明である。隔離については医師から文書を用いた説明がなされるが、その際に患者の理解度を確認し、必要に応じてわかりやすい言葉で保護室に隔離する理由、どのような状況になれば保護室から出られるようになるかを説明する。

入室の際には危険予防と心身の安静の必要性を説明し、貴重品（財布や現金）や危険物（たばこ、ライター、刃物、アルコール、薬、その他危険につながるもの）を預かる。できればすべての私物を持ち込み禁止にするのではなく、医師の指示に従い、持ち込める私物を患者とともに確認し、書面に記載し保管するなどの配慮が必要である。

②　保護室入室中の看護

保護室使用中は表情や行動、看護師の声掛けに反応するかといった疎通性、セルフケアの程度などを30分に1回は観察を行う。病院によってはカメラが設置されているところもあるが、プライバシー保護の問題や映像を通しての観察には限界がありカメラについては慎重に扱う必要がある。

急性期状態の患者は身体知覚の歪みから、尿意・便意が感じにくい、口渇感を感じず水分を摂取しない、あるいは多量に摂取してしまうといった症状や、精神症状から、室内の設備を破壊する、食事の箸で皮膚を損傷させる、排泄物を食べるなどの行動をとったりする。また自殺念慮のある患者は医療者が想定しない方法で自殺を試みるなど、保護室では医療者の考えが及ばないような行動がみられる場合がある。そのような危険を防止するために直接看護師自身の目で見て観察を行っていく必要がある。食事や清潔援助の際はどうしても保護室の中に、食器やビニール類、タオルなどを持ちこむ必要があるが退室するときは必ず持ち帰るようにする。

日常生活行動については食事・排泄・睡眠に問題がないか、清潔ケアが自分で行えるか、声掛けや部分的な介助が必要か、などを観察し充足されていなければ援助を行う。保護室に入室している患者は、精神症状により清潔ケアが充足されない場合が多い。清潔ケアへの援助は患者の反応を観察したり関係性

を築く良い機会となる。たとえば、入浴後の水分を勧めるなど身体ケアへの配慮が「ありがとう」などの感謝の表現を引き出したりする。入浴などの清潔ケアは、爽快感という現実的な患者の身体感覚をとり戻し精神状態の改善に効果的に働くし、また、患者の皮膚や運動機能などの全身状態、そして室外での刺激への反応を観察するための貴重なチャンスでもある[5)]。

また患者にとって保護室は、治療の場であるとともに生活の場でもあるため、毎日掃除を行い、室温や照明、室内汚染の有無も確認して生活環境を整えることも大切である。環境整備は患者の観察やコミュニケーションの良い機会となる。

保護室入室の患者であっても信頼関係の構築は重要である。精神運動興奮が強く易刺激性がある場合は、言語的コミュニケーションでの構築より、食事や排せつ、清潔ケアといった身体援助を通した非言語的コミュニケーションが有効であろう。

保護室という環境は心身の安静を図るうえで必要であるが、その一方で疎外感や孤立感を抱きやすい。また、入院早期の混乱した時期であっても患者は医師や看護師の言動や行動を記憶しており、対応の仕方によってはその後の援助関係に大きな影響を及ぼすことがある。看護師は患者の病状に応じたコミュニケーションの方法を選択し、強制的な介入を避け信頼関係を築く努力が大切である。

③　保護室から解放に向けた看護

保護室での治療は行動制限であるため、必要最小限としなければいけない。そのため患者の状態が落ち着いてきて、保護室から解放しても問題がなさそうと判断したら、医師の指示に従って室外にいる時間を徐々に延長していく。はじめは洗面や入浴時の短時間とし状態を見ながら食事の時間帯、午前中、日中と徐々に時間を拡大していく。保護室を出るときは看護師が付き添い、状態の変化を観察する。保護室から解放することにより外部からの刺激が多くなるため、その刺激やストレスに対処できるか、症状の再発はないか、他患者とのトラブルはないかといった点に留意して観察を行うことが必要である。

4）保護室の代替法としてのタイムアウト・限界設定の考え方

最近、保護室の利用に代替するより制限の少ない行動制限手法が提案されている。具体的には、刺激の少ない施錠のない空間（部屋）を用意して、一定の時間（1 時間程度）を設定し興奮を鎮め、回復や休息・静穏化を促進するという方法である。また、近年は保護室などで刺激を遮断するのではなく感覚（視覚、聴覚、触覚、味覚、嗅覚や動き）の量や質をコントロールすることで興奮・攻撃性を鎮める、感覚調整室（コンフォートルーム、スヌーズレンルーム）の設置なども広まってきている。

5）トラウマインフォームドケア

強制治療手段を用いることの多い精神科救急医療現場では、治療自体がトラウマや再トラウマ体験になる危険性が高い。トラウマとは、個人がある出来事または状況により、身体的・心理的被害を受けるか脅威にさらされるかし、その結果、身体的・社会的・感情的・精神的健康に支障を来すこと [1] である。

精神科救急医療ガイドラインではトラウマインフォームドケア（Trauma-informed care：TIC）の重要性を述べており、TIC の概念に基づいた介入を取り入れることで、当事者と医療者との治療関係や予後の改善の効果が期待されるとしている。

TIC では、当事者の病態のアセスメントから治療、環境設定や治療にかかわる全スタッフに及び得る影響に至るまで、医療サービスの過程のすべてを、トラウマを意識した観点でとらえ構築し直すことを目的としている。

TIC を実践する具体例としては次のようなものがある。

① トラウマについての知識を正しくもつ
- 精神疾患を有する人の 51 ～ 98% にトラウマがある
- トラウマは扁桃体、海馬の成長阻害など脳発達を障害し、情動反応の調節異常を来す。特に幼少期のトラウマ体験は、成人後にも興奮や攻撃性を呈しやすくなるなどの影響を及ぼす

② トラウマアセスメントを行う
- できれば当事者全員にファーストコンタクトのときに、トラウマ歴と関連症状のアセスメントをしそれをもとに治療を組み立てる

③ 全スタッフが口調や服装などに気をつけ、威圧的・挑発的態度を避ける
- 乱暴な物言い、命令や脅しを用いない
- 受付や警備員など、当事者が接するすべてのスタッフに徹底する

④　組織全体でトラウマに敏感なサービスを提供できるようにする

・基準やガイドラインの設定、TIC を熟知するスタッフ、ピアサポーターらの雇用、TIC を評価する体制、他機関との連携など

⑤　「暴力や衝突には原因がある」と理解し、当事者を責めない

・「操作的」「アピール」などの表現をしない

⑥　治療の主役は当事者であることを忘れない

⑦　疾患、治療についての教育を重視し、セルフマネジメントを促す

⑧　薬物療法への過度の依存を避ける

⑨　静かな巡回、スケジュールの周知など当事者の安心のための配慮を怠らない

⑩　問題があるときには当事者と協力し、話し合って対策を考える[1)]

引用文献

1)　日本精神科救急学会　精神科救急ガイドライン 2015 年版　www.jaep.jp/gl/2015_all.pdf　2016/12/19 閲覧、p.3, p.18, p.54, p.55

2)　日本臨床救急医学会『救急医療における精神症状評価と初期診療：PEEC ガイドブック ― チーム医療の視点からの対応のために ― 』へるす出版、2012、p.192

3)　精神保健福祉士養成講座編集委員会編集『精神医学　新・精神保健福祉士養成講座 1』中央法規、2012、p.238

4)　上島国利『精神医学テキスト』南江堂、2004、p.265

5)　阿保順子編著『精神科救急・急性期ケア』精神看護出版、2011、p.71

参考文献

松下正明、坂田三允、樋口輝彦『精神看護学』医学芸術社、2008

川野雅資『精神看護学Ⅱ精神臨床看護学第 5 版』ヌーヴェルヒロカワ、2010

特例社団法人日本精神科看護技術協会　政策・業務委員会『精神看護ガイドライン 2011』

厚生労働省『精神科救急医療体制に関する検討会報告書』平成 23 年 9 月 30 日

「精神科救急」の定義による提案　www.jaep.jp/topics/qq130619.pdf　2016/12/09 閲覧

坂田三允『精神疾患・高齢者の精神障害の理解と看護』中央法規、2012

宮崎和子監修　川野雅資編集『精神科Ⅱ』中央法規、2008

マーティン F. ウォード『精神科臨床における救急場面の看護』医学書院、2003

内村英幸・吉住昭編『精神科保護室の看護とチーム医療』金剛出版、2003

上島国利　渡辺雅幸編著『ナースの精神医学』中外医学社、2006

第 11 章
精神科身体合併症医療

1. 身体合併症を取り巻く状況

精神科入院患者の身体合併症の問題は、1990 年代から精神科医療体制の課題として取り上げられ、平成 8 年度には日本精神病院協会が厚生省の委託事業「精神障害者の身体合併症の治療体制の整備に関する状況調査事業」で実施した平成 8 年当時の調査結果で、精神科入院患者に 65 歳以上が占める割合が約 27%と高齢化している中で、身体疾患を合併症している患者の増加に対する治療体制の整備が急がれている状況である[1) 2)]。

(1) 精神科医療の現状について

2014 年（平成 26 年）の患者調査では、精神疾患を有する総患者数は約 392.4 万人、内入院：約 31.3 万人、外来：約 361.1 万人であり、精神病床の入院患者数は過去 15 年間で 32.9 万人から約 28.9 万人で減少傾向にあるが、精神病床入院患者の 29%が 75 歳以上であり、65 歳以上は 54%を占めている。入院患者の高齢化は、身体機能の低下や身体疾患を罹患し治療を必要とし、そのような精神科患者が年々増加している状況がみられている[3) 4)]。さらに、身体疾患を罹患した精神障碍者の場合、精神症状に伴う問題行動に対応しながら身体治療と精神症状の看護を同時に行わなくてはならない難しさが示唆されている[3)]。

政策的には、2008 年（平成 20 年）頃からこの課題が認識されるようになり、診療報酬での対応もなされてきている。

(2) 一般的な精神科病棟よりも多くの人員が必要

精神障碍者が、入院して治療が必要な合併症を持った場合、身体疾患の専門的治療を行う病棟での受入れの限界もあり基本看護料の低い人員配置の精神科病棟が治療・看護ケアを担っている状況がある。

現状では、高齢に伴う身体合併症はもちろんであるが、精神科病院の臨床では入院期間1年以上の患者の中に、身体合併症に対する医療・看護や、身体ケアの必要性が高い患者が多く含まれ、臨床の看護者からは、身体合併症の看護に要する時間や労力は、年々増加している。

(3) 精神科病棟における身体ケアおよび身体合併症ケアに関する調査報告書

この調査は、日本精神科看護協会が医療の必要性が高い身体合併症を有する患者が増加している実態を明らかにすることを目的に精神科病棟における身体化ケアおよび身体合併症ケアに関する調査を行った報告書である[5)]。

その結果は、現在治療・看護を要する身体合併症、処置やモニタリングの実施状況等について、以下の結果が明らかになった。

精神科医療における身体合併症の治療・看護を要する身体合併症の割合は31.5%（図11-1）であり、身体合併症を割合の高い順から述べていくと、糖尿病、虚血生心疾患、肝炎、肺炎、脳血管疾患、がん、骨折の順となっている（図11-2）。また、精神疾患と身体合併症の関連を割合別に外観すると、アルコール使用障害、認知症、気分障害、統合失調症の順になっている。

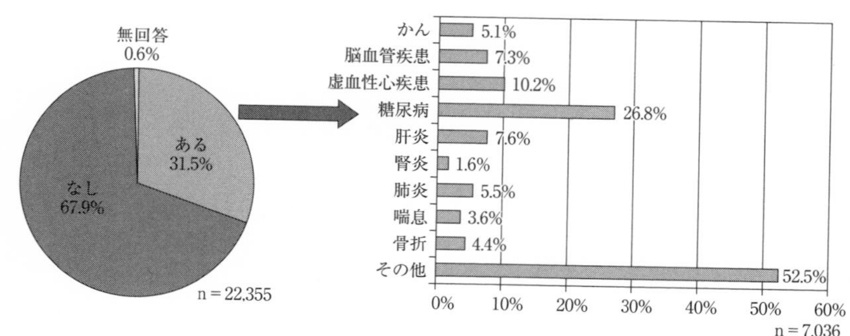

図11-1 治療・看護を要する身体合併症を有する患者の状況

図11-2 治療・看護を要する身体合併症の内訳

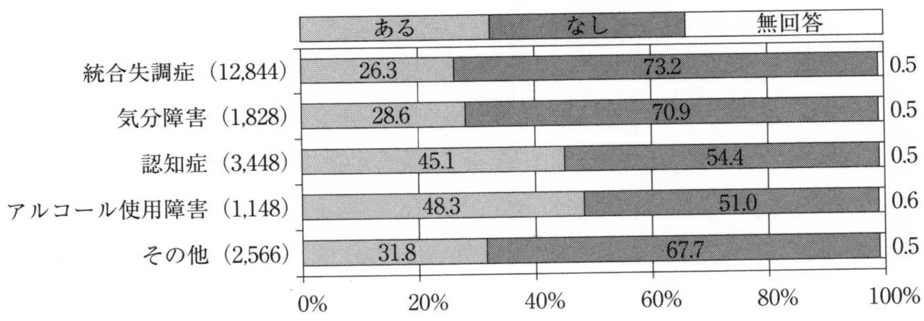

図 11-3　治療・看護を様子身体合併症を有する患者の状況（精神疾患別）

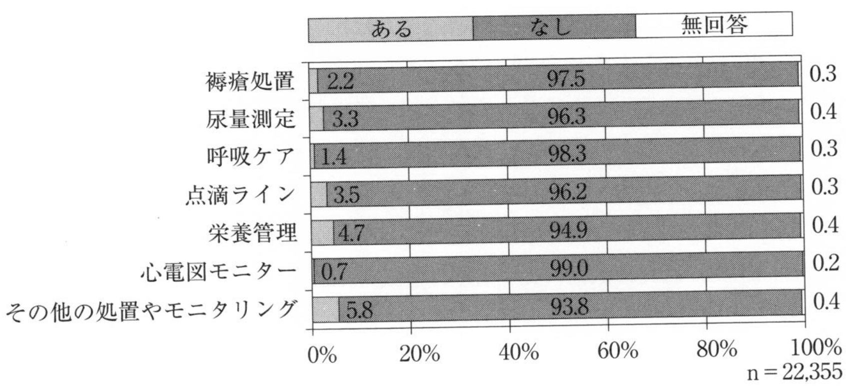

図 11-4　処置やモニタリングの実施状況

さらに、身体合併症の治療や看護について割合別にみると、褥瘡処置、尿量測定、呼吸ケア、点滴ライン、栄養管理、心電図モニターの実施率は 5%未満であった（図 11-4）。一方、危険行動がある患者を割合別にみると 21.3%であり、主たる精神疾患別でみると認知症、統合失調症に危険行動があるいう結果であった（図 11-5）。

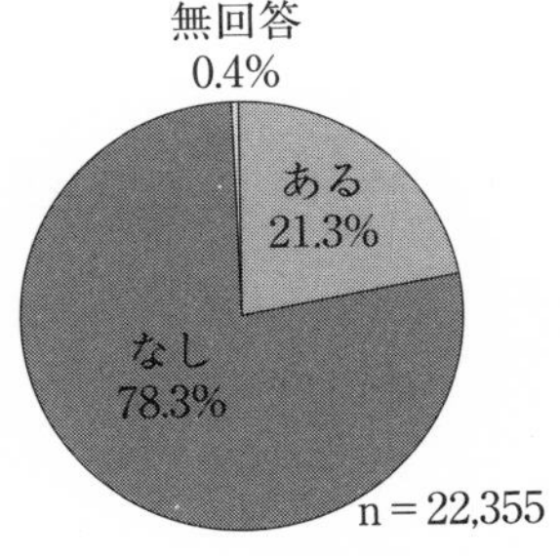

図 11-5　危険行動の有無

（4） 精神科における身体合併症とは

合併症とは、もともと持っている病気が原因となって起こる病気と考えられている。精神科の場合の身体合併症とは、精神科の病気に関連する身体的な病気と精神科の疾患に伴う身体症状、身体疾患、長期に服用する薬物による副作用がもたらす身体疾患、また、精神科の病気を持ちながら新たな病気に罹患するということであり、それにより身体管理を必要とされる状態と考える。

（5） 精神科看護の対象となる身体疾患

身体疾患については身体的・心理社会的ストレスをもたらすばかりでなく、精神疾患の発症率や自殺のリスクを高めることは知られているが、身体疾患と精神疾患の間には共通した生物学的因子があるかどうかは、いまだ、明らかになっていない状況でもある。また、これまでも精神障碍者の精神症状が日常の生活に影響し、生活習慣として、食習慣、運動習慣、喫煙習慣、睡眠が特徴的であり身体合併症をもたらすものと考えられる。これらの習慣は、メタボリックシンドロームになるリスクが高いこと、その生活習慣となる原因から、運動習慣の運動量の低下、高脂肪、低食物繊維の食生活や、無気力や傾眠傾向といった状態となることが多く、その結果、肥満・代謝系障害、心血管障害を引き起こすものと考えられてきた。

ここでは、吉田ら（2001）の報告による、精神科看護の対象となる身体疾患についてあげる。

（6） 精神障碍を持つ患者の身体合併症の特徴

精神障碍者の慢性身体合併症には、向精神薬の副作用以外にも様々な問題がある。患者の生活パターンがあり社会的な要因として、孤立した生活を送りやすく、健康保険の問題等も含めて経済的問題がある。そのことも受療行動に結びつかない傾向につながるのではないかと考える。

また、患者の認知の問題としては、精神症状や薬物の作用によって認知機能が低下しているため痛覚などの身体症状を自覚しにくい。そのため、身体症状を自覚・認識しにくく、禁止されている事項や安静・良肢位を保つことが困難となり、事故にあいやすい可能性がある。また、意思疎通が難しく、状況や状態をう

表 11-1　精神科看護の対象となる身体疾患

1. 身体疾患から発生する精神症状
2. 身体疾患の併発
3. 精神疾患の急性期における身体管理
4. 治療（薬物療法）に関連する身体疾患
（イレウス、水中毒、悪性症候群）
5. 自殺と身体的後遺症
6. リエゾン精神医学における身体疾患

（吉田圭郎　平澤久一，長谷川雅美．編．精神疾患・身体疾患の併発と看護．医学書院．2001）より引用

まく伝えることが困難である。現在も日本の精神医療全体の問題としては、精神障碍は今も強いスティグマになることが多いこともあげられる。

これは、精神疾患の特徴として患者自身が身体的な変化に気づきにくかったり、周囲に相談や言語的に伝えられないことがある。そして、周囲の理解の問題や経済的な問題もあり自分から受療行動につながらないことが多いこと、慢性疾患にかかると継続的な服薬や規則正しい生活習慣を求められるが、自己管理の点で困難な状況の患者が多い。これまでの経過の中で、精神科の入院期間が長く管理的な生活を強いられてきた患者が地域で生活を送ることになった場合には、これらが課題になることが多い。そのため、地域で生活を送ることを支援する患者に対しては、退院準備として並行して身体合併症に対する心理教育（認知行動療法等）を行うなど、患者自らが自身の生活を見直して、自分に合った生活を見いだし身体合併症と付き合っていけるように働きかけていくことが重要になってくる。

2. 精神科医療における身体合併症看護を必要とする患者

平成27年度の患者調査から、治療・看護を要する身体合併症の内訳をもとに割合の高い7疾患の特徴と看護のポイントを述べる。

（1） 糖尿病

1） 特 徴

インスリンの作用不足により高血糖が長時間持続する結果、網膜症、腎症、神経障害等の合併症が生じる疾患である。1型糖尿病、2型糖尿病がある。

・1型糖尿病

膵β細胞が自己免疫学的機序で破壊され、インスリンが不足するためインスリンによる治療が必要とされる。小児期に多く発症する。

・2型糖尿病

膵β細胞のインスリン分泌不全とインスリン感受性低下を原因とする。遺伝的素因、加齢、過食、肥満、運動不足、ストレスなどの環境因子が発症に関与する。

血糖値が約600mg/ℓ以上にならない限り、自覚症状は口渇、多飲、多尿がみられる。極度の高血糖時には糖尿病ケトアシドーシス、非ケトン性高浸透圧により昏睡状態になる。慢性期には三大合併症として、網膜症による失明、腎症によるネフローゼ・腎不全、神経障害による四肢末梢のしびれ感がある。さらに生体の防御機能の低下による易感染状態も伴い、下肢の壊死や潰瘍を形成する恐れがある。生命予後に影響する大血管障害として心筋梗塞が挙げられる。高血圧、脂質異常症、喫煙の要因が重なるとさらに動脈硬化を進行させる。精神科の入院患者の場合は、その大半が2型糖尿病である。その要因の主なものは加齢のほか閉鎖的な入院生活からくる運動不足、早食い、清涼飲料水の多飲などの食習慣から過食・肥満となる患者が多いといわれている。また、抗精神病薬の有害事象には体重増加と活動の低下があり、大きな要因となっている。特に非定型抗精神病薬のオランザピン（ジプレキサ®）は高血糖を引き起こす。

2） 看護のポイント

① 観察：空腹時血糖・HbA1c などの検査結果、自覚症状、肝機能、内分泌機能、合併症の併発の有無と程度、生活パターン、糖尿病に関する知識の程度、疾患の受け入れ、患者のサポート体制、患者のストレス状況

② セルフケアのサポート：食事療法、運動療法、経口血糖降下薬、インスリン療法、フットケア、ストレスマネジメント

③ 緊急時対応：低血糖時、高血糖時

（2） 虚血性心疾患

1） 特　徴

心筋への血液の供給が減るまたは、途絶えることを心筋虚血といい、狭心症と心筋梗塞の 2 つを虚血性心疾患という。狭心症では、心筋に酸素を供給している冠動脈の異常による一過性の心筋の虚血のため、胸痛・胸部圧迫感といった症状を起こす。心筋梗塞は、虚血の状態が長く続き心筋が壊死し回復できない状態をいう。精神科入院患者は慢性的な運動不足、間食や喫煙習慣等から高脂血症、高血圧、糖尿病を合併しやすく、虚血性心疾患に移行するリスクがあることを注意していく必要がある。

2） 看護のポイント

① 急性期

・観察：心電図、全身状態、血液生化学検査、薬剤の副作用、精神症状

・看護ケア：服薬管理（鎮痛薬・硝酸薬）、酸素の投与における呼吸管理、不整脈への援助、日常生活援助、カテーテル治療後の看護

② リハビリテーション期

・観察：心臓リハビリテーション前・中・後の観察、日常生活行動の観察

・看護ケア：日常生活行動における指導、運動療法の指導、再発予防の指導、緊急時の対応の指導

（3） 脳卒中

1） 特　徴

脳卒中は、血管の閉塞、破綻などにより突然神経症状が発現した状態の総称で

ある。ときに脳血管障害と同義語として扱われることがある。脳血管の狭窄、閉塞などによる虚血性疾患と、脳血管の破綻による出血性疾患に分けられる。虚血性疾患には、脳の動脈が詰まり、血行が途絶する脳梗塞がある。出血性疾患には脳の細い動脈が破裂し、脳実質内に出血が起こる脳出血、脳動脈瘤の破裂などにより、クモ膜下腔に出血するクモ膜下出血などがある。脳卒中でよくみられる症状として、片麻痺などの運動障害、しびれ・感覚障害、構音障害、失語や失認などの高次脳機能障害、頭痛、意識障害、視野障害（半盲)、嘔気・嘔吐がみられる。脳卒中の危険因子として高血圧、糖尿病、脂質異常症、心房細動、また生活習慣による喫煙、肥満、運動不足などがあがる。精神科入院患者に多く見られる生活習慣として慢性的な運動不足、間食や喫煙習慣が挙げられるため、注意していく必要がある。（1)、（2）でも挙げたように精神科患者の生活習慣により、ドミノ倒しのように身体合併症を併発する事例は少なくない（図 11-6)。

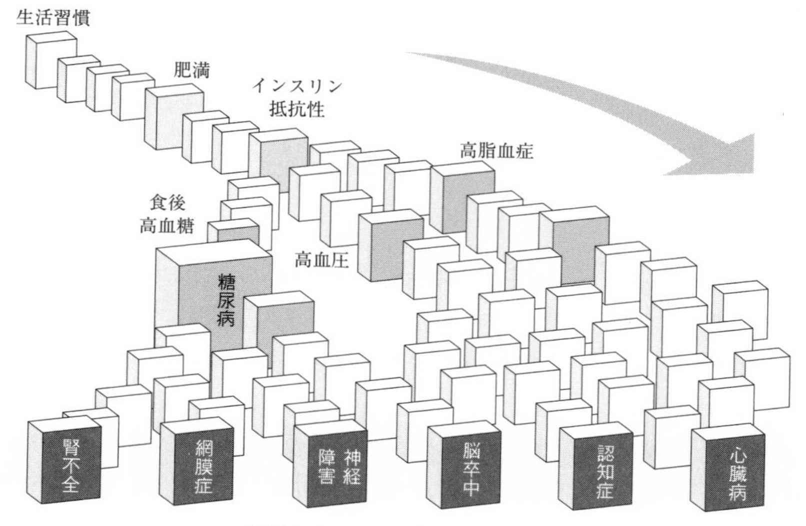

図 11-6　メタボリックドミノ
（長嶺敬彦著：抗精神病薬の「身体副作用」がわかる　d. 内分泌・代謝系　メタボリックシンドローム、医学書院、2006、p63）より引用一部改変

2） 看護のポイント

① 急性期の看護

・観察：バイタルサイン、意識障害、自覚症状、神経学的所見、水分出納

・看護ケア：日常生活援助、体動抑制による合併症予防、循環管理、リハビリテーション（体位変換、良肢位の保持、他動的関節可動域訓練）

② 慢性期（回復期）の看護

・観察：回復状況と運動負荷のバランス、障害受容の程度、退院後の生活環境

・看護ケア：合併症予防、リハビリテーション、栄養指導

③ 合併症の予防

・誤嚥性肺炎、尿路感染、褥瘡、消化管出血

④ 脳機能障害への看護

・失禁に対する援助、摂食・嚥下への援助、麻痺に対する援助、血管性認知症に対する援助

（4） 悪性新生物

1） 特　徴

悪性新生物（がん）は現在日本人の死因の第1位を占めている。部位別にみると肺がんや乳がん、前立腺がんによる死亡率は増加傾向に、また胃がんや子宮がんの死亡率は減少傾向にあるといわれている。精神疾患患者においても、長期にわたる抗精神病薬の服用や、間食、喫煙、また患者の高齢化とともに罹患率、死亡率は上昇していると推測される。一般に早期発見のために職場や地方自治体などで定期検診が行われているが、精神疾患患者ではこのような機会は少ない。特に症状を訴えることのできない患者や検査に抵抗を示す患者では発見が遅れ、進行した状態で発見される場合が少なくない。

2） 看護のポイント

① 外科的治療を受ける患者への看護

・術前：呼吸器のアセスメント、循環機能のアセスメント、栄養状態のアセスメント、心理・社会的状況のアセスメント

・術中：麻酔の影響の観察、外科的侵襲によって生じる生体反応の観察

・術後：循環動態の安定をはかる、呼吸の安定をはかる、消化管の機能回復を促す、精神状態の安定をはかる、創および各種ドレーンの管理、術後疼痛の緩和、その他不快症状の緩和

② 化学療法を受ける患者への看護

・抗がん剤の投与方法の確認、抗がん剤の取り扱いの遵守

・抗がん剤投与後：アナフィラキシー反応の有無の観察、悪心・嘔吐のコントロール、口内炎予防、排泄コントロール、脱毛に対する対応、皮膚の炎症予防、骨髄抑制に伴う貧血に対するケア、白血球減少に伴う感染予防、血小板減少に伴う出血予防

・治療の受け入れ状況の把握、不安の軽減、家族への支援

③ 放射線治療受ける患者への看護

・放射線宿酔への対応、骨髄抑制に伴う出血傾向の対策、感染の予防、皮膚炎の予防、脱毛に対する対応、粘膜症状に対するケア

（5） 肺 炎

1） 特 徴

抗精神病薬の有害事象による錐体外路症状や気道の咳嗽反射の低下および、高齢化に伴う嚥下機能の低下などで嚥下困難をおこしやすく、誤嚥性肺炎を引き起こす。また、入院生活における早食いの習慣や、歯がないため噛まずに飲み込みをしたりすることが、誤嚥をより起こしやすくする。さらに、咳嗽反射の低下により、明らかなむせこみがないのに誤嚥しているといった状態もみられ（不顕性誤嚥）、咳嗽や胸痛などの呼吸器症状が少なく微熱や倦怠感などの不定愁訴しか認めないことが多い。胸部X線撮影や血液検査でCRP（C反応性蛋白）などの炎症物質を測定し、観察していく必要がある。

2） 看護のポイント

① 観察：意識レベル、バイタルサイン、精神状態、呼吸器症状

② 抗菌薬投与における管理：副作用の有無の観察、投与薬の投与間隔、投与後における発熱・白血球数・CRP値・胸部X線陰影の評価

③ 気道の浄化：環境調整、水分補給、体位排痰法（体位ドレナージ）、スクイージング

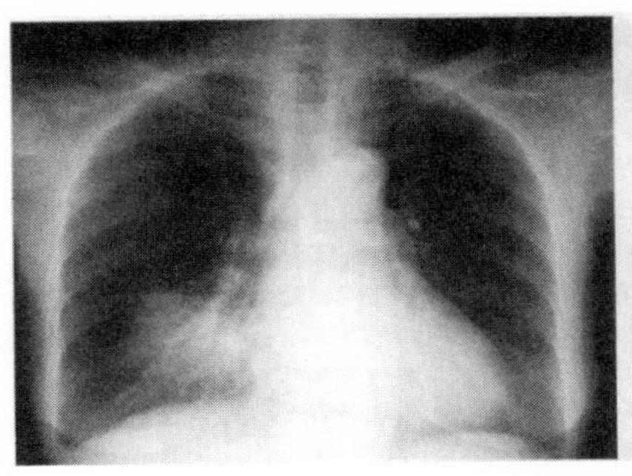
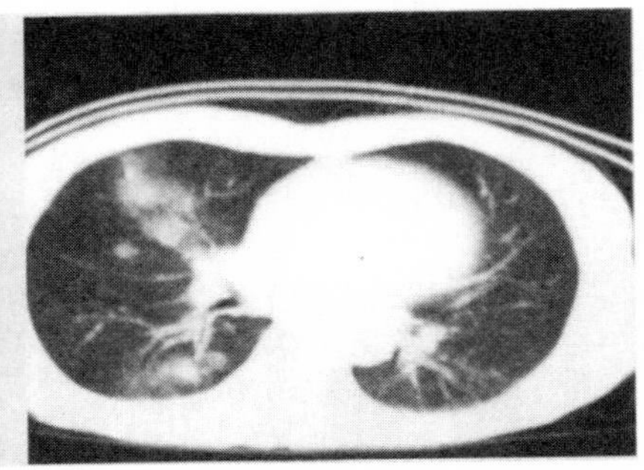

図11-7　誤嚥性肺炎のX線画像
（長嶺敬彦著：抗精神病薬の「身体副作用」がわかる　b. 呼吸器系誤嚥性肺炎、医学書院、2006、p35）より引用

④　酸素療法の管理：酸素濃度・流量のチェック

⑤　感染対策：スタンダードプリコーションの徹底

⑥　栄養管理：食事摂取状況の観察、食事形態の工夫について医師へ相談

⑦　体温管理：冷罨法の検討・実施

⑧　安静・休息の管理：呼吸困難における体位の工夫

（6）骨　折

1）特　徴

精神科でおこる身体合併症において、骨折はよくみられる身体合併症に一つである。自殺企図による外傷で骨折するケースはあるが、転倒による骨折が多くみられる。転倒する要因として、ベッドの高さや床が滑りやすいなどの環境による要因のほかに、抗精神病薬の錐体外路症状による小刻み歩行や、抗不安薬等の向精神薬の内服および運動不足や身体拘束による筋力低下によるふらつきが要因となってくる。さらには、高齢に伴う骨粗鬆症があり小さな外力で骨折しやすい。骨折の半数以上が転倒による大腿骨頸部骨折であるといわれている。大腿骨頸部骨折には内側骨折と外側骨折に分けられそのいずれかによって、治療法と予後が大きく異なると言われている。

・内側骨折

骨折部が股関節内にあるもので、転位が少ない場合は骨接合術を行うが、多くは転位を伴い、人工骨頭挿入術が必要となってくる。その際、術後の脱臼と感染症予防が課題となる。脱臼の防止には良肢位の保持が重要であるが、病状を理解できず、協力の得られない患者に対しては、身体拘束が必要になる場合も少なくない。

・外側骨折

骨折部が股関節外にあるもので高齢者に多く激しい痛みを伴う。転位が少なければ保存的治療も可能になってくるが、多くは転位を伴うため骨接合術が行われる。内側骨折と異なり、術後の脱臼は起きず感染に伴うトラブルも少ない。

2） 看護のポイント

① 観血的治療を受ける患者の看護

・術前：全身的な合併症の有無の観察、不安の軽減

・術後：術後肺炎の予防、良肢位の保持、疼痛管理、深部静脈決戦の予防、保清、排泄援助、リハビリテーションにおける指導、術後せん妄の予防

② 保存的治療を受ける患者の看護

・観察：牽引中の観察、廃用症候群の徴候の観察

・安静時の看護：日常生活援助、呼吸器合併症の予防、褥瘡の予防、深部静脈血栓の予防、変形・拘縮・神経障害の予防、せん妄悪化の予防

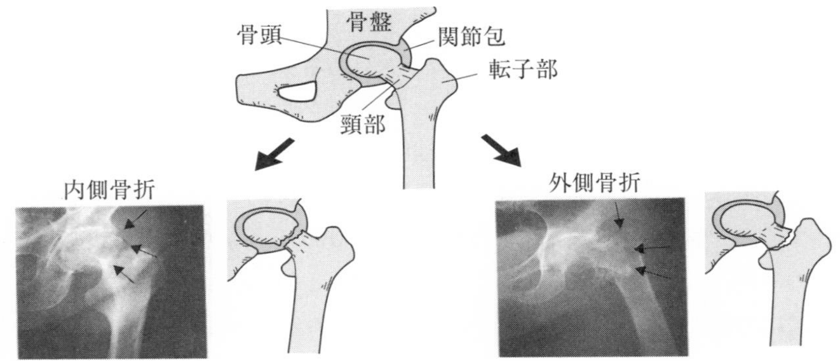

図 11-8　大腿骨頸部骨折の分類

（伊藤晴夫編、奥泉宏康、運動器疾患ナーシング 骨粗鬆症、学研、2001、p117）より引用

・牽引治療時の看護：リハビリテーション、褥瘡予防、感染予防

（7） 慢性肝炎

1） 特　徴

肝臓の炎症が 6 カ月以上持続する状態である。わが国では、70%強が C 型肝炎ウイルス、20%弱が B 型肝炎ウイルスによるもの（慢性ウイルス性肝炎）である。B 型・C 型ともに慢性化状態が継続すれば徐々に肝臓の繊維化が進行し、肝硬変へ移行する。また、持続的な炎症により肝細胞癌発症のリスクも高くなる。肝炎ウイルスによるもの以外には自己免疫性肝炎、アルコール性肝障害、薬剤性障害などが原因となる。B 型肝炎の感染経路として、成人の場合は血液・体液感染、乳幼児の場合は母子感染である。C 型肝炎の感染経路は血液感染である。薬物依存患者における注射針の使い回しなどの行為も、ウイルス性肝炎に罹患する原因となる。

2） 看護のポイント

① 観察：全身倦怠感、疲労感、眼球・皮膚粘膜の黄染、生活習慣、疾患の受容の程度、疾患に対する知識や治療方法の理解

② 具体的な看護ケア：活動と休息のバランスに関する指導、食生活に関する指導、将来に対する不安の軽減

3. 身体合併症看護の基本

看護においてフィジカルアセスメントは、重要な看護技術である。しかし、精神疾患患者においては、認知機能、妄想や幻覚等の精神症状がどの程度身体症状との関連があるのか、把握することが困難な状況がある。そのためにも精神症状を考慮しながら基本的な看護の観察を怠ってはならない。患者の訴えが何を根拠とするのかは身体の観察とも通じるものである。日頃からの患者との関わりを通して日々の変化に気づけるような看護師であること、常に患者の状態を把握することは看護者としての役割である。

看護において「看護は観察で始まり観察で終わる」と言われるように、観察は重要であり、観察を通して早期にいつもと違う状態であることを発見できること

が早期回復につながるものと考える。

（1） 身体観察をするうえでの看護の基本

2009年に日本精神科看護技術協会では「精神科における身体合併症治療の中での看護の役割に対する検討プロジェクト報告」の中で問題点として、精神科看護者の身体的アセスメント技術不足をあげている。荒木らは（2013年）患者の妄想や幻覚による患者の訴えの見極めの難しさに加えフィジカルアセスメントと対応が十分にできないことの不安を明らかにした。また、藤野らは（2015年）フィジカルアセスメント能力の不足から生じる基準値内・基準値から逸脱の判断の困難さ、精神疾患の特性に伴う患者のニーズを見極める困難さ、精神科病院の治療環境において身体合併症ケアを実施する困難さを明らかにした。このことからも、精神科の看護師が身体のケアにフィジカルアセスメントを行うことの重要性が示されている。ここでは看護の基本であるフィジカルアセスメントと身体面の観察を行う時の患者と看護師の関係について述べる。看護を実践するための情報には、患者や家族などから面接によって確認する主観的な情報と、看護師が観

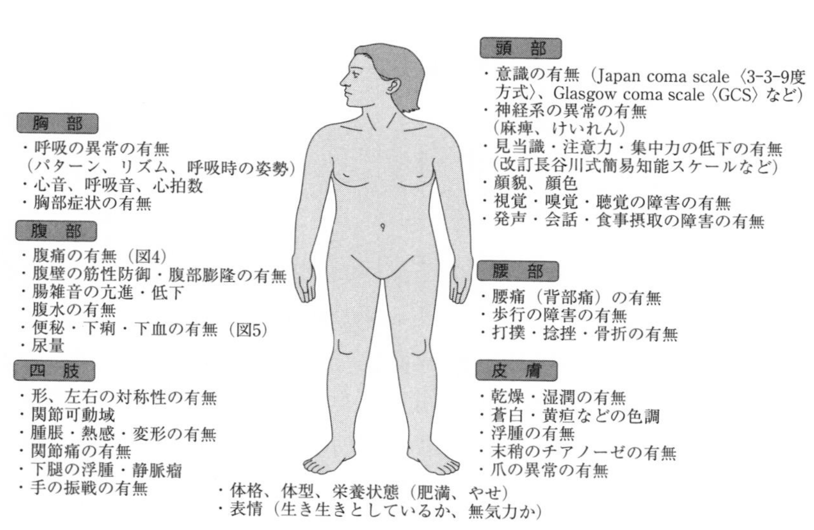

図11-9　全身状態の観察のキーポイント

（坂田三允氏総編、清ふゆ子、野中寛志、精神看護エクスペール　3身体合併症の看護　第2版、中山書店、2009、p58）より引用

察やフィジカルアセスメント（視診、触診、打診、聴診、身体計測等）を行って得た客観的な情報を必要とする。

（2）精神科看護における身体ケアの考え方

精神科看護においては、精神科の患者は精神的な問題で入院しているため身体的なケアの重要性は低いと思われがちである。しかし、身体合併症を伴う患者も含めて、精神科の患者の場合、看護の基本的な考え方としては精神症状が著しい患者の場合、患者の日常生活に影響していることが多い。例えば妄想や幻覚のある患者の場合、その時の精神症状の内容に沿った状況で患者は精神症状の世界に支配されている場合が多いため、食事や排泄や活動や他者との関わりに影響が生

表11-2　身体合併症のためのセルフケア観察ポイント

観察項目	観察ポイント	想定される身体合併症
(1) 食　事	食事摂取量 好みの変化 嚥下状態 むせこみ・食後の咳嗽 飲水量	悪性腫瘍、潰瘍、便秘 イレウスなどの消化器症状 嚥下機能障害、誤嚥性肺炎、悪性腫瘍 水中毒、糖尿病、口渇
(2) 排　泄	排泄回数や一回の排泄量、性状、腹部の膨満・緊満、腸の蠕動運動、悪心・嘔吐 失禁の有無	便秘、イレウス、尿閉、悪性腫瘍、痔核、循環器系や中枢神経系疾患 正常圧水頭症、意識障害
(3) 睡　眠	夜間の体位（起座位）、咳嗽、息苦しさ、寝汗、朝の覚醒状況	循環器系・呼吸器系疾患
(4) 活　動	意識レベル（ぼーっとしている、反応が鈍い）、記銘力・見当識の変化、歩行状態や動作の不自然さ	意識障害、脳血管障害、ADL全般の機能低下、骨折 （精神症状・向精神薬の影響との判別のむずかしさ）
(5) その他	顔色、皮膚の性状（乾燥・湿疹）、体重の変化、眼瞼結膜	脱水状態、低栄養・貧血状態

（相馬厚「精神科看護師必見！情報収集のための観察ポイント」[5]を改変。）
（日本看護技術協会監修　監修天賀谷隆、遠藤淑美、小林信末安民生　吉浜文洋編集：実践精神科看護テキスト　精神科身体合併症看護、2008、精神科看護出版。p16）より引用

じる。身体的ケアについては看護の基本である患者を生活者としてとらえ、患者の身体と生活を整えていくための看護ケアが必要であり、精神症状のアセスメントを基にしたセルフケアの視点にそった関わりが重要になってくる。

（3） 患者と看護師関係について

看護師は、患者との日々のかかわりの中で、五感を活用し患者の変化を察知しながらケアを行っている。そのために、看護師に求められる能力は患者に対して率直で誠実であることであり、患者との関わりの場で、看護師がありのままの自分でいること、患者を１人の人間として「人はひとりかけがえのない存在であること」を尊重して関わることが大切になってくる。患者と看護師関係において患者が看護者から大切にされている実感は、患者にとって安心感につながりそのことが心も身体もケアされた体験となる。患者の身体状態を意図的に把握する際にその関係性が基盤になるものと考える。

身体的ケアを行うためには、看護師は患者のセルフケアのアセスメントが重要になってくる。優先順位を考えながら、患者のストレスにならないように注意深く観察することが必要になってくる。そのためにも患者の持っている力を評価し、そのことを患者に伝えることで患者自身の自己コントロールにつながり、自尊感情を高めることで治療への動機づけになるものと考える。

引用文献

1） 大竹眞由美、井上由美子、大西ひとみ、小野田一枝、福田　敬、吉浜　文洋、 萱間　真美「身体合併症を持つ精神科入院患者の看護必要度とケア内容の実態調査」福島県立医科大学紀要　第15号、2013、pp9-21

2） 片山義郎　精神科病院入院患者の身体合併症の実態『心と社会』95、1999、pp106-111

3） 資料：厚生労働省「患者調査」より

4） 第１回精神保健福祉の養成の在り方等に関する検討会、平成30年12月18日、資料２　最近の精神保健医療福祉施策の動向について

5） 精神科病棟における身体ケア及び身体合併症ケアに関する調査報告書、一般社団法人　日本精神科看護協会、平成27年３月31日

6） 『精神科治療学』vol.29　No.2、Feb.2014、pp147-149、p154

7） 坂田三允総編、丸山二郎精『精神看護エクスペール　３身体合併症の看護　第２版』第２章　６内分泌・代謝系、中山書店、2009、pp118-121

参考文献

美濃由紀子編著『精神科の身体ケア技術』Ⅳ精神科でよく起こる「身体問題」にどう対処するか　3 糖尿病、医学書院、2008、pp163-186

萱間真美編、白柿綾、月江ゆかり、青戸由理子他　系統看護学講座専門分野Ⅱ精神看護学②『精神看護の展開』第 9 章身体をケアする、医学書院、2013、pp174-231

阿部俊子監修、西垣昌和『エビデンスに基づく疾患別看護ケア関連図　改訂版』8 章内分泌・代謝・免疫⑱糖尿病、中央法規、2014、pp212-227

坂田三允総編、丸山二郎『精神看護エクスペール　3 身体合併症の看護　第 2 版』第 2 章　2 循環器系、中山書店、2009、pp94-100

阿部俊子監修、柴田里奈『エビデンスに基づく疾患別看護ケア関連図　改訂版』循環器⑤急性心筋梗塞、中央法規、2014、pp46-61

尾上尚士、松村讓兒、糸山泰人、他、監修『病気がみえる vol ⑦脳・神経　脳血管障害』メディックメディア、2011、pp60-64

阿部俊子監修、竹山直子『エビデンスに基づく疾患別看護ケア関連図　改訂版』4 章神経・筋⑪脳梗塞、中央法規、2014、pp122-133

長嶺敬彦『抗精神病薬の「身体副作用」がわかる』Ⅱ　d. 内分泌・代謝系　メタボリックシンドローム、医学書院、2006、p63

坂田三允総編、松尾聰、羽生丕『精神看護エクスペール　3 身体合併症の看護　第 2 版』第 2 章　1 悪性腫瘍、中山書店、2009、pp.90-93

板垣昭代編『シリーズ生活を支える看護「がん患者への看護」』中央法規、1995、pp54-91

長嶺敬彦著『抗精神病薬の「身体副作用」がわかる』Ⅱ　b 呼吸器系　3 誤嚥性肺炎、pp34-40

阿部俊子監修、市川奈央子『エビデンスに基づく疾患別看護ケア関連図　改訂版』3 章呼吸器⑧肺炎、中央法規、2014、pp90-100

坂田三允総編、菊本喜代司『精神看護エクスペール　3 身体合併症の看護　第 2 版』第 2 章　7 整形外科系、中山書店、2009、pp124-133

阿部俊子監修、西垣昌和『エビデンスに基づく疾患別看護ケア関連図　改訂版』6 章骨・関節⑮大腿骨近位部骨折、中央法規、2014、pp.170-185

伊藤晴夫編、奥泉宏康『運動器疾患ナーシング骨粗鬆症』学研、2001、p117

福本陽平、松村讓兒、樫田博史、他、監修『病気がみえる vol ①　消化器　慢性肝炎』メディックメディア、2013、pp196-199

池田健次、宗村実江子編『JNN スペシャル 2006　Vol.79 実践肝疾患ケア』Ⅳ慢性肝炎の治療と看護、医学書院、2006、pp86-135

坂田三允氏総編、清ふゆ子、野中寛志『精神看護エクスペール　3 身体合併症の看護　第 2 版』中山書店、2009、p58

荒木孝治、爪先貴雄、正岡洋子他「精神科で勤務する看護師の身体合併症看護への不安に関する検討」大阪府立医科大学看護研究雑誌　第 3 巻　2013　3 月藤野成美、寺崎裕子、吉武美佐子「精神科が身体合併症ケアを実施する上での臨床判断における困難さ」国際医療福祉大学学会誌　第20巻2号　2015

天賀谷隆、遠藤淑美、小林信末安民生　吉浜文洋編集『実践精神科看護テキスト　精神科身体合併症看護』精神科看護出版 2008、p16

一般社団法人日本精神科看護協会　監修　金子亜矢子・小林美和・八戸正子・吉浜文洋　編集　精神科ナースのアセスメント＆プランニング books　精神科身体ケア　中央法規　2017

第 12 章
司法精神看護

1. 司法看護とは

（1） 司法看護の定義

国際フォレンジック看護学会（IAFN：International Association of Forensic Nurses）が、2008年に示したフォレンジック（司法）看護の定義は、「世界中で保健と法体系を交差する際の看護実践である」とし、看護学とフォレンジック看護（法科学）と技術を統合し、法と看護の間のすべての共通領域としている[1]。

わが国では、「犯罪に関連する看護であり、加害者・被害者及びそれぞれの家族や地域を含む対象に提供される看護」（日下：2012）との定義付けがなされている[2]。

（2） 司法看護の対象

日下の定義にも示されているように被害者・加害者、そして、それぞれの家族や地域となっている。被害者のケアは、わが国においても性暴力被害者支援看護師などの活動が知られている[3]。

わが国における加害者のケアは、医療観察法病棟や医療観察法指定通院医療機関における外来、地域での看護が挙げられ、拘置所や刑務所などの刑事収容施設における看護も加害者のケアに該当する。

被害者のご家族（ご遺族）に対する看護は、犯罪被害によって生じた心の傷に対するケアとして理解できる。

また、加害者家族のケアについてはあまり注目されていないが、家族の犯罪行為等の発覚によって世間の厳しい視線に晒され噂が流布し、それまでの職や住まいを失い今まで過ごしてきた地域での生活が困難となるケースが多い。このような問題は、とくに殺人や放火といった重大事案で顕著である。一例として息子が父親を殺害したケースを想定すると、被害者（父親）の妻であり加害者（息子）の母としての女性が存在する。このようなケースの支援について、筆者が見聞する限り、わが国では、医療観察法による処遇を受けている家族に対し、限られた一部地域で社会復帰調整官らが、支援に取り組んでいる実践報告を見聞するのみで看護職の参画はみられない。

地域における司法看護の実践は、次の３点が挙げられる。①非行や犯罪の予防：非行や犯罪の要因の１つに生活困窮や社会的孤立によって生活上の問題解決ができなくなることが挙げられており[4]、“生きづらさ”を抱え生活困窮の状況を生き生きているすべての生活者（地域住民）に対する看護。②事件（犯罪）発生により地域住民に生じる、不安や恐怖等に対するメンタルヘルス。③刑務所出所者（「刑余者」とも言う）や医療観察法対象者の社会復帰支援を他の専門職と協働し推進すること。

（3） 司法看護の展開

前述の司法看護の対象からもわかるように、高度な専門性が求められる内容が含まれる一方で、看護活動の場も内容も広範囲にわたり、対象者も小児から高齢者までと年齢幅も広い。既存の看護学体系において司法看護は、司法看護論や司法看護学として完成されていない状況にある。司法看護を位置づけるとすれば、母性・小児・成人・老年の各看護学を横断し、基礎看護学の中に包含され、精神・地域・家族の各看護学の知見を活用し、統合的な看護実践を成すものと解している。

司法看護が取り扱う実践の中には、各種の“虐待”が含まれる。虐待に関する法律の整理として、児童・高齢者・障害者虐待、ドメスティックバイオレンスについて、その概要を表（表12-1）[5] に示す。

虐待を例として、概観すると司法看護の実践を担うのは、対象者に日々向き合い、現場に居るすべての看護職（保健師・助産師・看護師・養護教諭）であり、どのような機関（医療機関・行政機関・教育機関・福祉機関等）に属す看護職で

表12-1　虐待関連法のまとめ

		高齢者虐待防止法（2006年施行）	障害者虐待防止法（2012年10月施行）	児童虐待防止法（2000年施行）	配偶者暴力防止法（2001年施行）
虐待の定義	対象	65歳以上の者	「身体障害者」「知的障害者」「精神障害者」	保護者が監護する児童（18歳未満）	配偶者（内縁関係含む）からの暴力を受けた者
	身体的虐待	○	○	○	○
	心理的虐待	○	○	○	○
	性的虐待	○	○	○	
	ネグレクト	○	○	○	
	経済的虐待	○	○		
通報	発見した人	●虐待を発見し、高齢者の生命または身体に重大な危険が生じている場合は通報義務 ●虐待を受けたと思われる高齢者を発見した場合は、通報努力義務	●虐待を受けたと思われる障害者を発見した者は通報義務	●虐待を受けたと思われる児童を発見した者は、通報義務	●配偶者からの暴力（身体的暴力のみ）を受けている者を発見した者は、通報努力義務
	専門職等	●関係団体、専門職は、高齢者虐待の早期発見努力義務 ●施設従事者等は、職員による虐待を「受けたと思われる」者を発見した場合は、通報義務	●関係団体、専門職は、障害者虐待の早期発見努力義務 ●施設従事者等による虐待を受けたと思われる者を発見した場合は、通報義務 ●使用者による虐待を受けたと思われる者を発見した場合は、通報義務	●関係団体、専門職は、児童虐待の早期発見努力義務	●医療関係者は、暴力によって負傷などした者を発見したときは、通報することができる ●通報は、本人の意思を尊重するよう努めなければならない
	通報先	●市町村	●市町村、都道府県	●市町村、児童相談所など	●配偶者暴力相談支援センター、警察官
対応	通報を受けた場合	●事実確認 ●立入調査など	●事実確認 ●立入調査など	●児童の安全確認 ●児童委員や児童福祉司等による立入調査など	●配偶者暴力相談支援センターによる助言など ●福祉事務所による自立支援など
	一時保護	●市町村による老人短期入所施設等への措置	●市町村による障害福祉施設等への一時保護	●児童相談所による一時保護	●婦人相談所による一時保護
	警察署長等	●立入調査などに協力	●立入調査などに協力	●立入調査などに協力	●被害の発生を防止するために必要な援助
	措置等	●面会の制限 ●市町村長による成年後見開始の審判など	●面会の制限 ●市町村長による成年後見開始の審判など	●施設入所等の措置 ●通信の制限 ●接近禁止 ●親権の喪失の審判など	●地方裁判所の保護命令 ・接近禁止（6カ月） ・住居からの退去など

［出典］いとう総研編（2019）：2019年度版社会保障制度指さしガイド、第5版、日総研出版、p242。

あってもその対応が求められている。

筆者が虐待を例示として挙げたのは、虐待・暴力・犯罪という事象が相互に関連[6) 7)]し合っているためである。幼少期の被虐待経験は、成人以降にも様々な生きづらさを残す[8)]。筆者の臨床経験や研究活動から、虐待防止と社会関係障がいともいえる生きづらさの早期発見と早期介入が重要であるとの痛感からである。

妊娠・出産・育児に関わる助産師、地域の保健活動を担っている保健師、学校保健の場で、子どもたちの成長発達を見守る養護教諭、医療機関で傷ついた子どもたちに接する臨床看護師には、虐待の発見者としての役割を期待したい。

なお、虐待の疑いを抱いた時や虐待発見時には、ソーシャルワーカーなどの専門家とも協働し虐待する者、虐待を受けている者双方のケアが必要である。

また、被虐待児のケアを担っている児童養護施設や児童精神科の看護師は、子どもたちが愛着形成できるようなアプローチと同時に生活体験の充実に目を向けたアプローチが重要である。

こうして見てみると身近な看護実践の場にこそ、司法看護のニーズや必要性が潜在していることが理解できる。

2. 司法精神医療の場 ― 刑事責任能力により区別される処遇の場 ―

わが国における司法精神医療の場は、司法判断により決定された次の２つの群に対して行われている。２つの群とは、犯罪成立の３要件（**構成要件該当性**：法の定めが存在しているか、**違法性**：その法に違反しているか、**刑事責任能力**：刑事責任能力があるか）を満たし、裁判の結果、①刑事収容施設に収容されている被収容者のうち、精神の障害を有する者に提供される司法精神医療と、②重大な他害行為（殺人、放火、強盗、強制性交等、強制わいせつ：これらの未遂も含む。傷害：軽微なものは対象とならないこともある）を行ったものの精神の障害のために、刑事責任能力を問えない者に対する「医療観察法」に基づいた司法精神医療に区別される。

人を殺めた場合に、死刑判決を受けて、拘置所で死刑執行の時を待つ死刑囚もいれば、刑務所で懲役受刑者として、服役する者もいる。そして、医療観察法病棟において、専門的治療を受け社会復帰を目指している者もいる。

行為（この場合、殺人）が同じであっても、その後の処遇が異なるのは何故であろうか。

これは、先に述べた、犯罪成立の 3 要件に挙げた刑事責任能力の有無によるものである。刑事責任能力を有していれば、殺人を犯した犯罪者となり、刑事責任能力がないと認められる場合には、殺人という触法行為（触法とは、法に触れる行為を意味する）を行った者となる。ただし、「医療観察法」の対象となる者の行為は、触法行為ではなく、対象行為と呼ばれる。

ここで、刑事責任能力について確認しておきたい。責任能力の判定基準は、1907 年に制定された刑法に示されている。刑事責任を問えない者には、心神喪失者（刑法第 39 条）と刑事未成年者（刑法第 41 条）が挙げられている。刑事責任能力とは、行為の善悪、すなわち違法性を認識・判断し、その認識・判断に従って自己の行為を制御する能力のことである。

心神喪失の概念は、弁識能力（「弁別能力」とも言う）と制御能力（「統御能力」とも言う）から構成されている。弁識能力とは、「行為時に精神の疾患により、その行為の本質がわからないほど、もしくは、わかっていたとしてもその行為の善悪がわからないほど、理性が欠如した状態」のことであり、制御能力とは、「行為をしようとする衝動に抵抗することができなくなっていた状態」のことである。このように、心神喪失は、精神の障害により事物の理非善悪を弁識する能力またはその弁識に従って行動する能力のない状態をいい、心身耗弱とは、精神の障害がこのような能力の欠如にまでは達してはいないが、その能力の著しく減退した状態をいう。

なお、ここで触れた刑事責任能力を巡る用語については、刑法学の用語であり、医学用語ではない。先にも触れたが、刑法第 39 条に「心神喪失者の行為は、罰しない」「心身耗弱者の行為は、その刑を減軽する」という定めがある。この「責任なければ刑罰なし」という考え方は、近代刑法の基本原則となっており、「デマンスの規定」（フランス：1810 年)、「マクノートン準則」（イギリス：1843 年)、「自由な意思決定の阻却の規定」（ドイツ：1871 年）からもうかがえる。

次に、刑法第 39 条が指し示す、心神喪失や心身耗弱とは何かについて確認しておく。刑法の条文には、心神喪失、心身耗弱の具体的記述はみられない。大審院（現在の最高裁判所）が、1931 年に出した判決（大審院：昭和 6 年 12 月 3 日判決、刑集10巻、p682）において、心神喪失・心身耗弱とは、精神の障害のために、善悪の区別がつかないなど、通常の刑事責任を問えない状態のことをいい、このうち、まったく責任を問えない場合を心神喪失といい、限定的な責任を問える場合を心神耗弱という。

3. 刑事収容施設における司法精神医療

刑事責任能力ありとされ、裁判の結果、死刑判決の言い渡しを受けた死刑囚は、拘置所で処遇を受ける。懲役刑判決の言い渡しを受けた懲役受刑者は、刑務所で処遇を受ける。拘置所、刑務所等をまとめて刑事収容施設という。

刑事収容施設入所中の保健医療（被収容者の健康管理）に関しては、「刑事施設及び被収容者等の処遇に関する法律」（平成17年5月25日法律第50号）に規定されている。

全国にある刑務所を医療機能の点から捉えると、医療専門施設、医療重点施設、一般施設の3つに区分される。一般施設での医療対応が困難な精神疾患を有する受刑者については、医療専門施設や医療重点施設での精神科治療を受けることとなる。

また、受刑中であっても、電気けいれん療法などの特殊治療や精神科治療を受ける必要性が認められる場合には、一般の精神科病床へ入院する場合もあり得る。この場合の入院形態は、「刑事施設及び被収容者等の処遇に関する法律」（平成17年5月25日法律第50号）に基づくもので、「精神保健及び精神障害者福祉に関する法律」（昭和25年5月1日法律第123号）通称：精神保健福祉法によるものではない。

受刑者に多い精神疾患としては、一般の精神医療とは比べものにならないほど、覚醒剤等の薬物依存症者が多いという特徴が挙げられる。

薬物依存症をはじめ、統合失調症や双極性障害、人格障害などの病態と看護については、成書で知識の整理をお願いしたい。ここでは、刑事収容施設における特徴的な事柄について述べる。

刑事収容施設の中には、様々な法的地位の者が存在しているが、その収容人員の最多は懲役受刑者である。懲役受刑者には、刑法の定めにより刑務作業が義務付けられている。

しかし、集団の中で、刑務作業を行いたくないなどの理由から、集団生活や刑務作業の回避を目的として、様々な詐病を訴える者が存在する。詐病には、必ず明確な目的（本人にとっての利得）が存在する。安易に病人と見なし、休養処遇などの措置を講じてしまうと疾病利得を与えてしまい不適切な処遇となることに注意を払う必要がある。逆に、看護者が最初から、詐病と決めつけてしまうことで、重篤な疾患を見落としてしまう危険性も同時に自覚しておく必要がある。

筆者が、対象者からの訴えに対し行っている対応について、その要点を述べる。

①　ヘルスアセスメントとくにフィジカルイグザミネーションから客観的な情報を得る

ここでは、とくに器質的疾患と詐病の鑑別方法や着眼点について、意識障害を例示として挙げるので、臨床推論の一助としていただきたい。

・バイタルサイン：呼吸・脈拍・血圧・体温・意識

バイタルサインの捉え方については、基礎看護技術等の成書で正常と異常、そのメカニズム、正確に所見を得るための方法を学習しておく必要がある。

呼吸：　過換気状態を呈する原因として、脳出血により惹起されるもの、心因性のものがある。脳出血の場合は、ゆっくりと落ち着いて呼吸するように促すと指示に従う。しかし、心因性や詐病の場合は、呼吸を調整することなく過換気状態が続く。この場合は、意識を他に向けることと自然な呼吸様式へ導くことを目的として、過換気によって生じる手指のツッパリは、時間とともに和らいでいくことを保障しつつ、会話することで正常な呼吸様式へ落ち着き徐々に症状の緩和が図られる。

脈拍：　左右の橈骨動脈を同時に触診することで、左右差（血管病変の存在）、脈の強弱（ショック状態の把握）等様々な情報が得られる。また、不整脈の存在つまり心源性疾患を考える端緒となる。

血圧：　頭蓋内の器質的疾患を疑う場合、収縮期血圧が160mmHgを超えると尤度比が4.31（95% CI1.77 ～ 10.49）以上となり、頭蓋内疾患の存在を強く疑う根拠となる[9)]。

血圧高値を認めた場合、両側上腕の血圧を同時に測定し、左右差を認めた場合には、大動脈解離や鎖骨下動脈閉塞等の器質的疾患を強く疑う。

体温：　精神科領域において、高体温の患者では、常に抗精神病薬による悪性症候群を念頭に置く必要がある。

低体温状態にある患者では、意識変容が生じ全裸になり水をいじるなどの異常行動がみられることが多い。

意識：　意識清明度の低下について、JCS（Japan Coma Scale）やGCS（Glasgow Coma Scale）を用いて意識レベルを定量的に把握する。

意識内容の変容（質的変化）については、誘因なく生じている興奮状態や無目的な行動、いつもとくらべて“何となく変”といった変化を意識障害として捉えることから始まる。

意識障害の原因と対処：意識障害を呈する疾患は、多岐にわたることから自らの専門領域以外の疾患についても系統的に鑑別することが重要である。AIUEOTIPS（アイウエオチップス）と呪文を唱えながら系統的に捉え、治療可能な意識障害（例えば低血糖）、緊急対応を要する疾患（脳卒中や髄膜炎など）、日常臨床で高頻度に見られる薬剤による過鎮静を的確に捉え対処していくことが求められている。

A：Alcohol　アルコール

I：Insulin（hyper/hypo-glycemia）　高血糖／低血糖

U：Uremia　尿毒症

E：Encephalopathy　高血圧性／肝性脳症

抗てんかん薬や気分安定薬として、多く処方されているバルプロ酸ナトリウムの副作用に、高アンモニア血症が知られている。日頃から肝機能障害の有無、治療薬物モニタリング（TDM：Therapeutic Drug Monitoring）を行い安全な薬物療法が求められる。

また、覚醒剤の回し打ちを経験している者や刺青を入れている者は、高い確率でC型肝炎やB型肝炎などの血液媒介感染に罹患している。しかし、自らの健康管理が行えておらず、慢性肝炎から肝硬変へ移行し、何らかの身体症状が出現してから、はじめて肝炎であることを知る者もいる。

司法精神医療の場においては、このような患者の背景を念頭に置いておく必要がある。

Endocrinopathy　内分泌性（副腎不全や甲状腺クリーゼなど）

Electrolytes　電解質異常（hyper/hypo-Na, Ca, Mg）・Volume：脱水症

精神科領域の患者では、病的多飲水により潜在的な低ナトリウム血症となっている患者も多い。日頃の飲水状況の把握と体重の日内変動を把握することで、低ナトリウム血症を未然に防ぐことが重要である。

Epilepsy　てんかん

てんかん＝痙攣ではない。てんかん発作には、痙攣を認めず意識減損が生じる発作も多い。また、痙攣発作の後、意識障害（朦朧状態）を認める発作型など種々ある。また、従来、てんかんは小児期に診断されることが多い疾患とされてきたが、小児期以外に高齢期にも多く診断されることが指摘されている[10)][11)]。

O：Overdose　薬物中毒

一般の救急外来などに搬送される薬物中毒の患者は、処方薬（とくに精神科から処方される向精神薬）や市販薬を多量服薬しているケースが多い。一時期世間を騒がせた“危険ドラッグ”は、法規制の強化により、今日の精神科臨床ではほとんどみない。今日の精神科臨床において、問題となっているのは、抗不安薬や睡眠薬などの処方薬依存である。

Decreased O_2　低酸素血症

CO gas poisoning　一酸化炭素中毒

一酸化炭素中毒の患者では、パルスオキシメーターに表示される経皮的血中酸素飽和度（SpO_2）は、100％と表示される。これは、酸素よりも一酸化炭素の方がヘモグロビンへの結合親和性が高いから生じるものであり、看護師は知識として知っておく必要がある。

T：Trauma　外傷

Temperature　体温（高体温、低体温）

I：Infection　感染症（中枢神経系感染症、尿路感染症、呼吸器感染症）

P：Psychogenic　精神疾患

精神疾患による意識障害の原因疾患を捉えていく順序性については、外因（脳炎等の身体因による疾患）→内因（統合失調症など）→心因（心因反応、解離）の順に考えることで、重大な疾患を見過ごすリスクの回避につながる。

S：Seizure　痙攣

Stroke　脳卒中（脳梗塞、脳出血）

脳卒中を疑った際には、①顔面麻痺の有無、②上肢の片側麻痺の有無、③構音障害の有無を迅速に評価する。これは、シンシナティ病院前脳卒中スケール（CPSS）と呼ばれ、3つの徴候のうち1つでも該当すると脳卒中の可能性が72%となり、3つそろうと85%まで上がるものである[12)]。

Shock　ショック状態

この他、乳幼児や知的な障害（精神遅滞や認知症）の患者では、時として、便秘による不機嫌や不穏状態を呈することを念頭に置いておく必要がある。

詐病の場合には、瞳孔所見をみるため、開眼しようとすると意図的に閉眼する。腕落下試験（arm-droppingtest）の際に顔面を回避しゆっくり腕が落下していくなどの特徴がみられる。

また、通常の痛み刺激に対しては、表情を変えずに詐病（意識消失）を装う者でも、鼻腔内への吸引カテーテル挿入（鼻腔粘膜への刺激）では、容易に開眼し詐病をあっさりと認める場合も多い。

詐病の域を超え、繰り返し、一貫して症状を偽装し続けるものに虚偽性障害として、ミュンヒハウゼン症候群がある。これは、自ら鼻腔内を傷つけ鼻出血させ、その血液を尿に混ぜ血尿を偽装するなど単純な詐病とは異なり執拗なものが多い。単純な詐病は、稚拙な印象を受けるが、ミュンヒハウゼン症候群は、医学的知識を有する者など知的レベルが高い者に多い印象がある。

② 対象者との“対話”を通じ精神状態を把握する

“対話”そのものが持つ力については、近年、Opendialogue（オープンダイアログ）＝開かれた対話として注目されている。ここでは、精神症状を把握するための対話についてのみ述べる。対象者の話し方、話の内容から、知的レベルや妄想の有無、発達障がい圏の特有な世界を掴むことが可能である。

知的レベルを把握する意味は、精神遅滞や認知症により、知的機能の低下がみられる場合、環境への適応に困難が生じやすい。結果、二次的な障がいとして、適応障害を来すことが多い。例えば、表面的には、不眠の症状を訴えていたとしても、環境に適応できないストレスが不眠の原因となっている場合、適応障害に対するアプローチを行わなければ、睡眠剤の投与量が増すばかりで、根本的な原因解決には至らない。根本的な原因解決アプローチを志向するために知的レベルを知る意味は大きい。

次に妄想の有無を把握する意味としては、適切な薬物療法に結びつけるための援助であると筆者は考えている。対象者が抱えている幻聴・幻覚などの妄想について、知ることは、対象者が持っている世界を知ることでもある。妄想が対象者の生活にどのような影響を与えているのかを把握することが重要である。統合失調症による妄想を苦痛と感じながらも、対象者自らが精神医療に対する負のイメージや周囲からの偏見・差別を恐れて精神科医療機関を受診しないことも多い。とくに、司法精神医療の場においては、妄想による苦痛から逃れるため、自己治療としての覚醒剤乱用が始まり、依存症に陥っているケースに遭遇する。対象者の状態に応じて、適切な情報提供に努め、精神医療や薬物療法について、適切な認識が得られるように支援を行う。先に生活への影響を把握することを述べたが、精神疾患では、精神症状の悪化時には、最初に睡眠の障害が表れる。逆に回復時には、睡眠の障害が改善し次第に精神症状が安定化する。筆者は、対象者との対話において、睡眠を話題に挙げ、対象者が睡眠に問題を感じ、問題を認識していれば、精神科医師へ繋ぐ1つの入口として、働きかけを行っている。

統合失調症や双極性障害を放置しておく（未治療期間が長い）ことは、対象者の社会生活上の予後を悪化させる。また、妄想状態を放置することは、犯罪リスクを高める危険性もあり早期介入が大前提である。

発達障がい圏の特有な世界を把握する意味については、いわゆる定型発達者とは異なる認識の持ち主であることを知る点にある。これは、なにかの説明を行う際などに対象者の認識様式に合わせ、構造化した説明を行う必要性について、支援者が認識し支援方法を考える際に役立つからである。

今日の精神医療における流れの1つの特徴として、カテゴリー診断が挙げられる。カテゴリー診断とは、WHO（世界保健機関）が公表しているICD-11やAPA（米国精神医学会）が公表しているDSM-5に基づいた診断のことである。精神疾患を客観的に診断し、医療従事者間での共通言語が得られる意味において、カテゴリー診断は重要なものである。しかし、精神看護（司法精神看護を含む）の実践の場において求められる対象理解は、病名がわかっただけでは不十分であり、精神疾患を抱えその病いと共に暮らしている生活者としての対象者理解が求められる。

一般刑事施設における看護実践の場では、短時間に多数の被収容者について、把握することが求められる。そんな状況のなかで筆者が、日々の実践において、対象者の精神状態の水準がどのあたりなのかを大まかに把握する際に活用している方法について紹介する。

土居の著書『方法としての面接　臨床家のために』（医学書院）[13]のなかで、示されている図を転載させていただく。対象者が話す内容や話しぶりから、その場に居合わせて感じる非言語的に示される雰囲気を大切にし、図に示されている類型による把握を行っている。この方法は、司法精神看護、精神看護に限らず広く臨床の看護にも活用できるものであり、対人援助職が臨床へ出る前に一読されることをお勧めする。

筆者は、対象者理解について、少しの対話をもって、容易に“わかった”と言わず、かといって対象者が持っている世界を安易に“わからない”と関わりを投げ出さず、ひたすらに関わりの中で、対象者その人間を“わかろうとする”姿勢を持ち続け、関わり続けることが重要であると考えている。“わかろうとする”姿勢こそ、対象者（相手）に対し、関心を寄せることであり、関心を寄せ対象者の傍らに存在することこそが、ケアの本質である。そして、対話とは、応答する営みそのものであり、“応答する”ことは、ケア倫理の核心ともいえる。

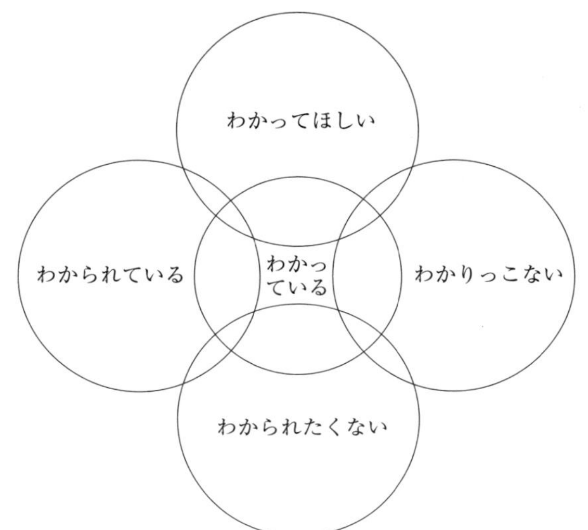

わかっている＝パラノイア圏
わかられている＝分裂病圏
わかりっこない＝躁鬱病圏
わかってほしい＝神経症圏
わかられたくない＝精神病質圏

図 12-1　土居の分類法

［出典］土居健郎著（2011）：新訂方法としての面接臨床家のために、新訂版第 20 刷、医学書院、p123。

③　担当刑務官からの情報を参考意見として聴取する

これは、筆者の経験則によるものだが、普段何も訴えない者が身体や精神の不調を訴えた場合には、真の疾病に罹患している場合が多い。日頃から、対象者を見ている担当刑務官からの情報は、医療職にとっても貴重な情報となる。

また、詐病か否かについても、日常的に他の受刑者との関係性などに注意を払っている担当刑務官の所見は大いに役立つ。

ただし、他者からの情報は、あくまでも他者からの情報であることを認識すること。看護専門職は、いかなる対象者であっても対象者の権利擁護者・代弁者でなければならない。この 2 点を念頭に置いた情報解釈が求められる。

4. 医療観察法における司法精神医療

医療観察法の正式な法律名は、「心神喪失等の状態で重大な他害行為を行った者の医療及び観察等に関する法律」2003年（平成15年）制定、2005年（平成17年）7月15日施行であるが、法律名が長いことから実務上は、医療観察法や医観法との略称が用いられている。ここでは、医療観察法と表記する。

（1） 医療観察法制定の背景

医療観察法が制定される以前には、本法の対象者らは、精神保健福祉法に基づく措置入院等により対応がなされていた。平成11年に精神保健福祉法改正の附帯決議から本法制定に向けた動きがみられる。平成13年1月法務省・厚労省合同検討会発足、同年11月与党プロジェクトチーム報告書が提出され、翌14年3月に衆議院で2度の修正を経て閣議決定に至り、平成15年7月に公布された。法律制定が加速した背景として、平成12年5月医療保護入院中の外泊時に17歳少年が引き起こした西鉄バスジャック事件、平成13年6月に大阪教育大学附属池田小学校で起きた死傷者が多数におよんだ無差別殺傷事件などの世論の影響が挙げられる。本制度については、保安処分ではないかとの批判や再犯予測をどのように行うのかが議論の的となった。

（2） 医療観察法の制度

本制度の全体像を図12-2「医療観察法制度」に示す。制度の仕組みについては、図を確認することとし、目的と現状について理解しよう。

医療観察法の第1条を見てみると「この法律は、心神喪失等の状態で重大な他害行為を行った者に対し、その適切な処遇を決定するための**手続等**を定めることにより、**継続的かつ適切な医療**並びにその確保のために必要な**観察及び指導**を行うことによって、**その病状の改善及びこれに伴う同様の行為の再発の防止を図り**、もってその社会復帰を促進することを目的とする」とあり、**本制度の目的が社会復帰の促進**であると明文化されている。

条文に下線を付した点について、解説を加える。ここで言う手続きとは、裁判

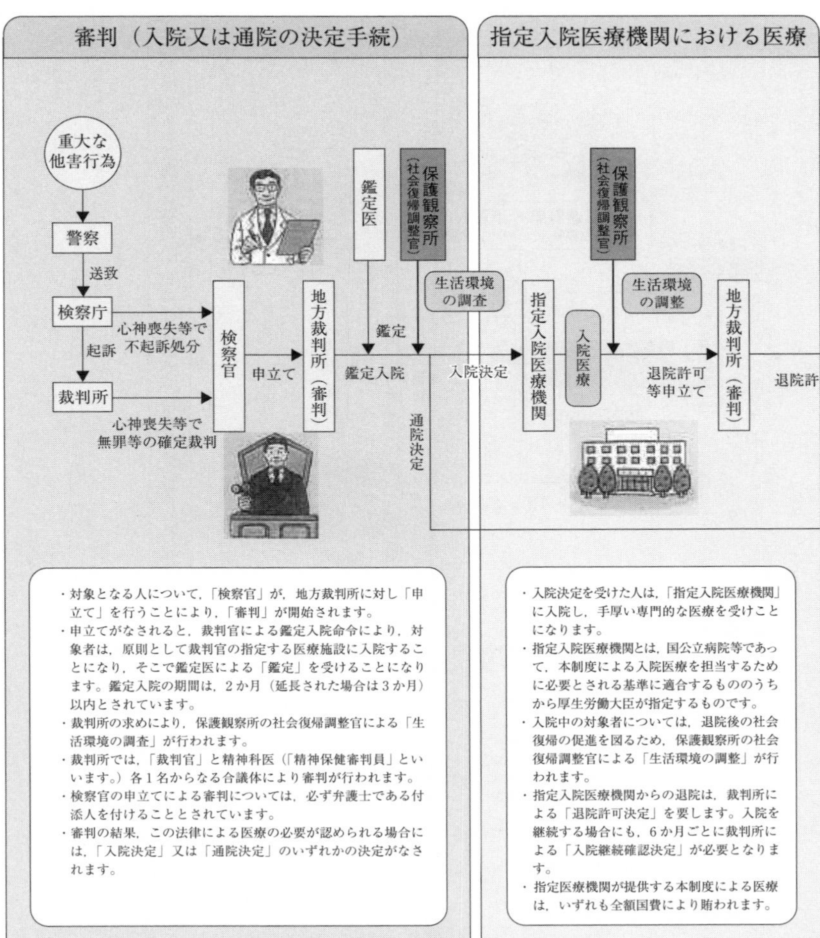

図 12-2　医療観

［出典］法務省保護局：医療観察制

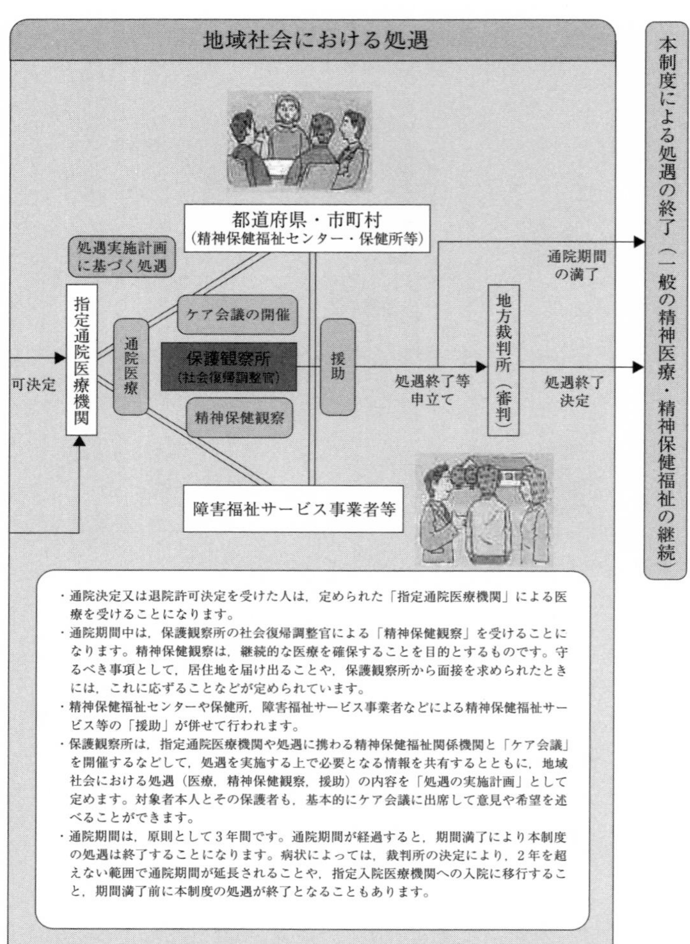

察制度

度のしおり　ともに生きる地域社会に向かって。

所における審判手続きのことを指しており、継続的かつ適切な医療とは、厚生労働大臣が指定する指定医療機関（指定医療機関には、入院と通院の二種がある）における医療のことを指している。観察および指導とは、各地の保護観察所に配属されている社会復帰調整官（対象となる人の処遇に当初審判のときから社会復帰まで一貫して関わる精神保健福祉士等の専門家）による精神保健観察を意味している。

また、対象行為が精神疾患の病状に起因していることから、病状の改善を図ることによって、再び同様の行為の防止を図るものとされている。

保護観察所が関与する理由は、国が統一的に実施できる点や各都道府県に1か所は設置されており、都道府県の枠を超えての対応が可能であることが挙げられる。また、更生保護機関として、地方公共団体、関係機関や地域社会との接点があり、長年の歴史のなかで、ネットワークを築いていることもその理由に挙げられる。

本法の対象者は、①心神喪失者または心身耗弱者と認められて不起訴処分・起訴猶予処分となった者、②心神喪失を理由として無罪が確定した者、③心神耗弱を理由として刑を減軽することが確定した者（実刑は除く）の申立て理由があり、わが国では①によるものが90%近くを占めている。平成31年4月1日現在、全国の指定入院医療機関に、723名（うち、男性559名・女性164名）の対象者が入院している。

（3） 医療観察法に基づく鑑定

前述した申立てを受け、裁判官による鑑定入院命令により、原則として、裁判官の指定する医療施設に入院（入院期間は2か月、延長された場合は3か月）し鑑定を受ける。鑑定の評価軸は、刑事精神鑑定の基礎となる精神障害（①**疾病性**）についての評価、本法による医療の必要性と有効性（②**治療反応性**）について、さらに社会復帰の要因を、促進要因と阻害要因の視点（③**社会復帰要因**）から判断している。

治療反応性という評価の視点から、本制度の対象の8割以上を統合失調症圏の患者が占めている。

（4） 手続き

本法による処遇の要否の決定は、裁判官１名と精神保健審判員（精神保健判定医名簿から事例ごとに選任される）１名による合議体によってなされる。医療観察法鑑定書を基に検察官ならびに対象者と付添人（弁護士）の意見や資料、社会復帰調整官による生活環境調査報告書、精神保健参与員（精神保健福祉士等）が選任されている場合にはその意見等を総合し、①入院決定、②通院決定、③本法による医療を行わない、のいずれかの決定がくだされる。

（5） 医療観察法病棟の特徴

ハイセキュリティー、ハイクオリティー（手厚い人員配置と充実した施設環境）のなかで、多職種チーム（MDT：Multi Disciplinary Team）による医療が特徴として挙げられる。標準治療期間は１年６か月とされているが、法律上は、入院期間に制限はない。期間は、あくまで目安であり、半年ごとに裁判所へ入院処遇継続報告を提出している。急性期、回復期、社会復帰期とStageに分け、病棟内をStageごとに区画しユニットとしている医療機関が多い。対象者自身が疾病と対象行為について理解し必要な医療や支援を主体的に求めることができるように、内省、認知行動療法、社会生活技能訓練（SST）、疾病心理教育などが展開され、必要な抗精神病薬による薬物療法などの治療が行われている。本制度の医療費は、すべて国費により賄われる。

（6） 通院処遇

通院処遇は、入院処遇を経ずに通院決定に基づき、直接通院処遇となる対象者と入院処遇を経て通院処遇へ移行する二種がある。通院処遇は、原則３年、最長５年とされ本法の処遇終了後は、一般の精神科医療や地域でのケアへ移行する。

対象者を地域社会が受け入れ（Social Inclusion）、対象者の生活を支援する地域の保健医療福祉関係者が、対象者を特別視することなく、１人の地域住民として、多職種連携を基盤としたケアサポート体制の構築が求められている。

5. 司法精神看護に求められること…

司法精神看護に求められる看護について、その基本姿勢とアセスメントについて述べる。

（1） 基本姿勢

司法精神看護とは、司法と精神看護から成る造語である。この造語が、司法精神看護の倫理的側面についても端的に言い表していると筆者は思っている。種を異にする司法の理論と看護の理論が交わる場での看護実践について、筆者が身を置き看護実践の場とした刑務所における看護を例示として取りあげる。

当然のことながら、懲役受刑者＝加害者であり、何らかの害悪を社会や他者に対して成した者である。この結果、法の裁きにより、自由刑（自由を縛る刑）である、懲役受刑者として、今ここ（刑務所）に存在している。自由刑執行中の者にどこまでその自己決定権が尊重されるか、また、善行原則において、保安上の安全確保が優先され、行動制限がなされている受刑者への接触は容易にできない状況がある。しかし、受刑者のなかには、精神症状や薬物依存の問題を抱え苦痛のなかにある者もいる。拘禁環境下での治療や看護ケアは、本人および他者の安全確保という点において、無害原則に適っている。しかし、これは善行と言えるのであろうか。

司法看護に従事する看護職は、常に自問自答し、看護者として適切であろうか、自分が行った看護行為の適切さはどうか、自らの実践について内省し経験知を築いていくことが求められる。

また、同時に様々な職種の方々、一般社会の人々との対話を通じ、“社会的適切さ”の観点から、看護倫理について問い問いつづけることも求められる。

筆者が司法精神看護の実践者として、大切にしている看護観を以下に示す。

①　看護は、観察に始まり観察に終わる

看護の対象をじっくりと観察すること。観察の方法は、対象に見守られている感覚を届けるものであり、見張られている感覚を与えるべきではない。

初回アセスメントで満足せず、日々の看護実践のなかで、生活者の健康という視点から、対象の生命、生活、人生を捉え、考えることが看護過程、看護活動の本質である。

とくに、精神看護の領域においては、対象者と社会との関係性に主眼を置いたアセスメントが求められる。

支援の終結に際しては、対象者が主体となっている看護目標が、どの程度到達できたのか否か、その原因を明確にし、その対象者にとどまらず次の対象者支援に知恵として活用することが重要である。

一連の看護過程の展開にあっては、鋭い観察眼と人間を見つめる眼差しが求められる。

② 看護の基礎は、護ることである

看護の基礎とは、時代、看護の対象、看護の場が違っても全ての看護に通じる普遍のものである。そのなかで筆者は、看護の基礎を“護る”ことであるとしている。

護ることには、2つの意味が含まれており、病原微生物や自傷・他害から対象者を防御（Protection）することと対象者の権利を護ること（Advocacy）である。これは、被害者支援であっても加害者の支援であっても、看護が対象としている人間は、人間誰しもが有している人権を擁護する点において普遍的なものである。

③ 人を人として遇する

現在という点において、加害者性を有している受刑者であっても、受刑者個々の生活史に目を向け、線で捉えてみると、加害者性を有する期間よりも被害者性を帯びた期間の方が長い場合が多い。加害者に潜んでいる被害者性とは、被虐待の体験やイジメの体験、差別・社会的排除といったキーワードが出てくる。ヒトはこの世に生を受け、社会との関わりのなかで人間へと成長発達していく存在であり、幼少期の体験がその後の人生に大きな影響を与える。生老病死という人々の生活史上に関与し、それを生業としている一人ひとりの看護職には、他者の健康に責任を持ち、その時々に看護の対象が示めす声なき訴えや目に見えない（顕在化していない）問題に対してもニーズをキャッチし、適切に応答することが求められている。

その応答の在り様は、加害者であっても堕落した人間と捉えるのではなく、一人の人格を有する人間と捉え、人間として接し遇することが前提である。

援助関係においては、援助する者、援助を受ける者といった上下の関係であってはならない[14)]。

また、Florence Nightingaleが『看護覚え書』のなかで述べているように、「患者が持っている力を過小評価してはならない」ということを念頭に置いておかなければならない。どのような対象の人間であったとしても、対象者が持っている力を信じて、引き出し光を見つけ出す能力も看護者には求められる。

④　チームアプローチ

近年、看護教育／看護実践の場でも盛んに取り入れられている専門職連携教育／専門職連携実践の考え方は、児童虐待などを背景にイギリスで誕生した概念である。司法精神看護の場においては、一般の医療現場のように医療職だけ、もしくは、医療職・福祉職のチームにとどまらず、さらに教育関係者、司法関係者や更生保護関係者が加わり大きなチームで関わるという特徴がある。

ここで求められることは、各々の専門性である。看護であれば看護の専門家として、そのチームの輪に加わることが要請されているのである。このチームの輪のなかでは、専門性を異にする職種から、様々な意見が出され議論がなされる。自らの専門性に立脚した意見を述べ、他の専門職の意見をよく聞き、社会的適切さの観点から検討し、チームが同じ目標に向かって、対象の支援にあたることで、チームの力が発揮される。当然、チームの輪の中心は、対象であり、専門性と寛容さをもって、チームの和を形成することが重要である。

(2)　アセスメント

対象理解には、対象者をバイオ（身体的）・サイコ（精神・心理的）・ソーシャル（社会的）な存在として、多角的に捉えることが重要である。これは、看護過程の展開や実習を通して学んでいただきたい。

司法精神医療の場にいる対象者は、一般の精神医療では、処遇困難な者や未治療期間が長い統合失調症患者であったりする。また、対象者が体験してきている事柄も看護者の想像をはるかに起えるような特異的なことも多々あり、行われる治療も電気ケイレン療法（ECT）や限られた医療機関のみでしか処方できない治療抵抗性統合失調症治療薬クロザピンを用いた治療を行うなど、対象理解、治療、関わり（介入）のいずれの側面から捉えても高度な専門知識が要求される。

アセスメントの力は、しっかりとした知識を自分のなかに引き出しとして持ち、積極的に対象者と関わり、その状況に居合わせた体験を内省し、知恵として実践へ活用することで高まっていくものである。

例えば、対象者が呈している暴言や暴力という場面ひとつの解釈にしても、それが、双極性障害の躁状態により、頭のなかで次から次へと考えが駆り立てられ、衝動性が表れている観念奔逸によるものなのか、統合失調症にみられるような幻覚・妄想と戦っている症状なのか、それとも自分の要求が叶わないことから暴言を吐いているだけなのかは、教科書の知識からは理解できない。予め教科書からの知識を持ち、その状況に居合わせ体験したことを内省することで、はじめて実践可能な知恵が得られる。そして、次の臨床場面の判断にこの知恵を活用することで、実践知が形成されるのである。

ただし、この教科書を手にしている看護の初学者には、ひとつ注意をしておきたい。知識と知恵をいくら身に付けようとも得られないものがある。それは、対象者の体験や対象者が感じている世界である。

しかし、看護における対象理解では、対象者の体験や感じている世界を知ることが重要な意味を持つ。

対象者の体験や感じている世界を知るためには、もっと深く知りたいと対象者へ関心を寄せ、対象者に教えてもらうという姿勢、これすなわち「無知の姿勢」となることである。「無知の姿勢」とは、アセスメントツールに対象をあてはめるのでなく、対象の語りをありのままに聴くことであり、自分の頭の中にある知識や知恵から発生する解釈を挟まず、先入見を持たずに聴くこと（エポケー）である。

無知の姿勢から、対象者の体験や感じている世界を知り、その意味を解釈する場面になってから、自分の持っている知識の引き出しを開け、知恵を振り絞り対象者の支援のために活用していただきたい。

ここまで述べてきたように、司法精神看護の実践とは、高度な専門性が要求される一方で、何も特別な看護ではなく、看護の基礎と本質を土台とし、看護がScienceでありArtであると表現されるように、場面に応じてEvidenceと

Narrativeを活用した営みであることが理解いただけるであろう。

引用文献

1)　V.A.Lynich『Forensic Nursing』Elsevier Mosby, 2011, p5
2)　日下修一「司法看護について」『インターナショナルナーシングレビュー 35（5)』2012、pp88-89
3)　加納尚美・李節子・家吉望み編『フォレンジック看護 ― 性暴力被害者支援の基本から実践まで』医歯薬出版、2016
4)　浜井浩一「触法高齢・障がい者の支援における刑事司法の問題点と社会福祉の役割」『社会福祉研究 114』2012、pp2-11
5)　いとう総研編『2019年度版社会保障制度指さしガイド』第5版、日総研出版、2019、p242
6)　Widom, C. S.「The cycle of violence」『Science 244（4901)』1989, pp160-166
7)　Abby Stein 著、一丸藤太郎・小松貴弘監訳『児童虐待・解離・犯罪暴力犯罪への精神分析的アプローチ』創元社、2012
8)　金谷光子ほか「応答する者の不在と根源的不安：被虐待者の「不確かさ」と「くつろげなさ」」、第35回日本医学哲学・倫理学会大会、2016
9)　Ikeda, M. etal.「Using vital sign to diagnose impaired consciousness: cross sectional observational study」『BMJ：325』2002, p800
10)　Hauser WA. et al.「Incidence of epilepsy and unprovoked seizures in Rochester, Minnesota: 1935-1984」『Epilepsia343』1993, pp453-468
11)　Leppik IE, Birnbaum AK「Epilepsy in the elderly」『Ann N. Y. Sci. 1184』2010, pp208-224
12)　Goldstein, LB. et al.「Is This Patient Havinga Stroke?」『JAMA293（19)』2005, pp2391-2402
13)　土居健郎著『新訂方法としての面接臨床家のために』新訂版第20刷、医学書院、2011
14)　Edgar H Schein 著、金井真弓訳、金井壽宏監訳『人を助けるとはどういうことか本当の「協力関係」をつくる7つの原則』第2版、英治出版、2011

参考文献

阿部恭子編著、草場裕之監修『加害者家族支援の理論と実践家族の回復と加害者の更生に向けて』現代人文社、2015
鈴木敬夫ほか著『やさしい法学』第三版第6刷、成文堂、2007
西山詮著『詐病と精神鑑定』東京大学出版会、2012
日本精神神経学会教育問題委員会司法精神医学作業部会編『臨床医のための司法精神医学入門』新興医学出版社、2013

日本弁護士連合会刑事法制委員会編『Q＆A心神喪失等医療観察法解説』第2版、三省堂、2014

中谷陽二著『刑事司法と精神医学 ― マクノートンから医療観察法へ』弘文堂、2013

武井満著『司法精神医学の現在医療と司法のはざまから』日本評論社、2012

林幸司著『司法精神医学研究 ― 精神鑑定と矯正医療 ―』新興医学出版社、2001

法と精神医療学会編『法と精神医療第29号』2014

第 13 章
精神看護と看護の関わり

学生は、精神障碍について講義を受けテキストや参考書で学び「知的理解」をする。しかし、視聴覚学習などをしていても精神障碍をもつ人のイメージがつきにくく、特別なコミュニケーションが必要なのではないか、会話は成立するのか、自分の関わりで病状が悪くならないかなど不安をもつことが多い。また、精神障碍者に対して、怖い、暗い、何か不気味といった偏見も払拭できないでいる。実習で実際患者と関わり、コミュニケーションを発展させることによって、初めて自分らとなんら変わらないのだという「体験的理解」をしていく。「知的理解」から「体験的理解」へと発展することにより、学びが深まっていく。さらに、自己のコミュニケーションをプロセスレコードに再構成し、指導を受けることにより共感すること・受容することを実感として学ぶ。この章では、精神障碍者おもに統合失調症の人とのコミュニケーションの特徴と関わり、自己理解・他者理解を深めるプロセスレコードについて学ぶ。

1. 精神障碍をもつ人とのコミュニケーションの特徴

精神障碍をもつ人とのコミュニケーションは、一般的に戸惑いや困難さを感じるといわれている。その要因として、精神症状、薬物療法の副作用（有害反応）、対人関係の体験の乏しさなどがある。

（1） コミュニケーションに影響する要因

1） 精神症状

統合失調症の人とのコミュニケーションには、精神症状が大きな影響を与える。精神症状として陽性症状・陰性症状・認知機能障害がある。

陽性症状は、幻聴、妄想、自我障害、奇異な行動など顕在化した目立った異常な症状である。そのため、患者はコミュニケーションに集中できなかったり、病的体験のため現実と非現実が混在した言動があったりするため、学生は混乱することもある。また、患者に病的体験を語られ、どのように対応していいのか戸惑うことも多い。患者から妄想の内容を話され「言葉に詰まった」「否定も肯定もしないってどう返せばいいのか」という思いをもつと話す学生も少なくない。

陰性症状は、意欲の低下や自閉、感情の鈍麻・平板化など正常機能が欠如した目立たない症状であり、コミュニケーションが減少し、自分の考えをまとめることに困難をきたすことも多い。また、表情も乏しいため感情をとらえることが難しい。会話の内容ややり取りが発展しにくく、単発の返答で終わってしまい、会話が深まらない。また、慢性期にある患者は陰性症状が強いため何事にも関心が薄く、興味や関心も低下している。そのため学生は、どこから接点を見いだしたらいいのか思案してしまうことが多い。「話が続かない」「話しかけても反応がない」「無視されているような」という思いをもちやすい。

一方、認知機能障害として、注意散漫、記憶力の減退、融通の効かなさ、作業の遅さ、呑み込みの遅さなどがあり、相手からのメッセージをうまく受け取ることができないことが多い。そのためコミュニケーションが円滑に進まず、困難さを感じることがある。

患者とのコミュニケーションでは、どのような精神症状が影響しているのか、アセスメントし、受容的・共感的態度で関わっていくようにする。

2） 薬物療法の有害反応（副作用）

長期におよび抗精神病薬を服用している患者は、薬物の有害反応により呂律が回りにくく、口唇の不随意運動があったりするため本人も話しづらく、聞き取りにくいことが多い。流涎を気にして話をあまりしたくないという患者もいる。聞き取る方は「話が聞き取れない」「何を言っているのかわからない」ということがある。そのため何度も聞き返すようになり、聞き取る方は憶測で聞き取ったり頻回の聞き返しは失礼になると感じ確認しなくなったりする。そのため、会話内容が理解できないままということもある。患者も伝わらないことに疲れ、次第に会話することが億劫になってしまい、コミュニケーションの機会が減少することになる。

初対面では、会話内容をあいまいなままにせず、聞き返したり筆談を用いたり聞きなれている病棟スタッフに援助を求めるなど、工夫していくことが大切である。

3）対人関係の体験の乏しさ

統合失調症は、思春期に発症することが多いため、学校生活、仕事、家庭、地域などでのライフイベントの経験が少ないことが多く、対人関係が希薄となっていることが多い。また、人との関わりで傷ついた経験や自分を守るために自閉となった人もいる。入院前は、引きこもりがちな生活をしていた人も多い。こうした生活体験の乏しさから、対人関係にストレスを感じることも多く「人と話すのは、苦手」と関わりを避けてしまう患者も多い。

対人関係の苦手な患者との関わりでは、患者のペースに合わせ、関心を示しながら、根気よく関わっていくことが大切となる。

（2）精神障碍をもつ人とのコミュニケーション

1）環境

静かな環境で、落ち着いて話を聴くよう心がける。コミュニケーション時の患者との距離は 1 ～ 1.2 m が適度であり、視線の高さは同じにする。角度は、視線を合わせることもでき、適度に視線を外すこともできる 90 度法が適している。対人緊張が強い患者の場合は、並列で座り（平行法：視線が交差しないため、緊

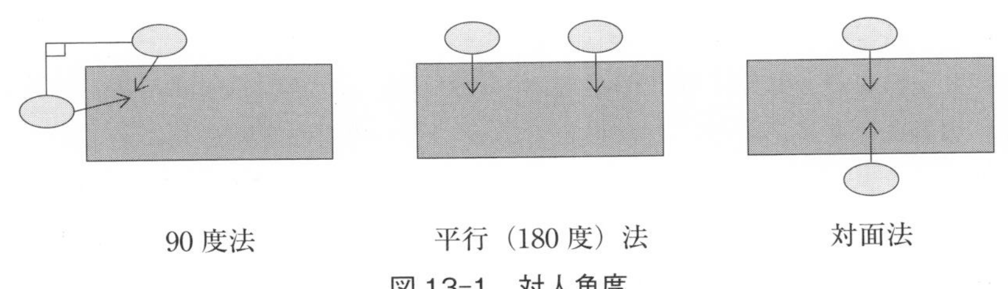

図 13-1　対人角度

張が少ない）時折顔を見て、表情を確認するなどして関わっていく。(図 13-1)

対面法は、視線をそらしにくく、緊張が高まるため対人関係を築く場面では用いない方がよいといわれている。就職試験や入学試験の面接などで用いられる。しかし、存在を認識してもらいたいと意識して、対面法を用いる場合もある。

2） 受容的態度

受容とは、あるがままに相手を受け入れることであり、患者に対して無条件に肯定的関心を注ぐことである。学生にとって幻覚や妄想などの症状は、体験としての理解はできないが、患者にとっては実際の体験であり、それにより多くの患者が不安や恐怖を感じている。「そのようなことはありえない」とか「そんな考えはおかしい」などの批判や評価意識を捨て相手の話に傾聴し、ありのままの患者に関心を向ける。これまでの自分の経験から決めつけないことが大切である。患者は受容されることによって、心を開き自分の思いを語り始めていくことができる。

3） 共感的態度

共感とは、相手が体験したこととその時抱いた感情、そしてそれを引き起こしている要因について、あたかも自分自身の体験であるかのようにそのまま感じ取ろうとすることである。そのためには、相手の立場に立ってその人が体験している世界を想像し、理解しようとする必要がある。幻覚や妄想などの症状は、体験としての理解はできないが、そのようなことが自分に起こったら、どのような気持ちになるか想像し不安や恐怖、悲しさなどの感情に応答していくようにする。

4） 共にあること

患者との関わりでは、「沈黙」ということに焦点が置かれることが多い。関係が始まったばかりの初期には、患者が黙ってしまい「沈黙」の時間になると何を話せばよいかと戸惑ったり、一方的に質問してみたり、沈黙に耐えられずその場から離れたりしがちである。言語的コミュニケーションだけが、コミュニケーションではない。患者に関心を向け、ただ傍らにいてその「時」と「場」を共有し、患者と「共にある」ことが重要である。その時間や空間を共に過ごすことによって、患者は自分にどのような気持ちで関わっているのか敏感に察知していく。精神科看護においては、患者の反応を根気よく「待つ」ということが重要であり、患者と「共にある」ことを大切にしていく。

2. アセスメントのための技術

（1） プロセスレコードの理解

1） プロセスレコードとは

プロセスレコードとは、患者と看護者の相互作用を明らかにするために、看護場面を再構成し、実践に役立たせるために活用されている記録である。ペプローH. E. Peplauが考案し、オーランドI. J. Orlandoが改善、ウィーデンバックE. Wiedenbachが目的や枠組みを提唱した。ペプローとオーランドは、看護者と患者の相互作用や看護者の内面、患者の発達課題について鋭い指摘をした。ウィーデンバックは、学生の自主性を尊重し共に学ぼうとする姿勢がうかがえ、学生による自己評価を重視した。現在、プロセスレコードは、患者と看護者の関わりのプロセスを振り返り（Reflection）、患者との相互作用を分析・考察することによって、看護者の援助技術を向上させる訓練法として確立され、実習や臨床で広く活用されている。

2） プロセスレコードと看護場面の再構成

プロセスレコードでは、対人関係上の気がかりの振り返りを目的として、看護場面で経験したことを言語化し再構成していく。実際の看護場面は、その時その場で対応しなければならず、時間的な猶予はない。その瞬間においては、自己の意識的なコントロールを超えて、無意識に反応してしまうことも多い。看護場面を振り返ることは客観的に自分自身の言動を想起することによって、動機や動作について、洞察できる。看護者がケアの場で考えたり感じたりしたことは、その後のケアや人間関係にも大きく影響する。再現された場面は、その場に居合わせた看護者自身の主観によってとらえられたものである。再構成して得られる気づきは、改めて言動に意図されている本来のメッセージを確かめていく作業である。

ペプローは、「どんな場面でも観察者は印象から入り、分析に進み、最初の全体的な印象に綿密な仕上げを施し、そして関連する細部の差異を明らかにする」[1)]と言っている。そのため、看護場面の体験全体に流れている印象・感情を把握することが、要素の分析には欠かせない。

プロセスレコードの看護場面の再構成では、自分の言動を振り返り、その時その場で感じ取ったことを意識化してありのままに記述し自己理解する。場面を再構成することで、自己に生じた思考や感情を言語化することが求められる。プロセスレコードで、自分自身に生じた思考・感情を言語化することによって意識化される。意識に上った思考・感情が自分自身の行為にどのように影響したのか検討することに役立つ。同じ言動であっても受け取る相手の状況によって意味の伝わり方に相違がある。ウィーデンバックは、「個人の行動（言動）が、その人にとってどんな意味を持っているのかを理解しようとすることは、看護者が熟慮した動作をおこなう出発点となる」[2)] と言っている。すなわち、個人の言動の意味、言動に伴う思考や感情を振り返り言語化することは大切である。言葉に意図された思考と感情に焦点を当てることが再構成する目的である。

3） プロセスレコードの書き方

現在、看護学生が実習で用いている様式を示す（表 13-1）。ウィーデンバックの提唱した看護場面の再構成に基づいて、プロセスレコードの枠組みを設けている。また、再構成された場面全体における思考や感情を明らかにすることによって、得られた気付きを分析・考察する。看護者が看護場面を簡単に振り返る時、まず場面を書き出してみるために活用できる。また、指導者の助言・評価を設けることで、看護実践のスーパーヴァイズを受けるための材料として活用できる[3)]。

A　再構成する場面の選択

患者との看護者の相互作用の中ではすべて学びとなるが、関わりの中で特に気がかりとなった場面を選ぶとよい。以下、その動機となる気がかりの思いである[4)]。

①　どうしてこのような結果になってしまったのだろうか
②　あの時の患者の言動が気になる。
③　私は十分に患者の思いを受けとめていただろうか。
④　思っていたよりうまくコミュニケーションが展開したのはなぜか。
⑤　突然、患者の思いがけない発言に戸惑ってしまった。
⑥　患者の病的体験（幻聴、妄想など）にどう関わったらよかったのか。
⑦　私の関わりはこれでよかったのだろうか。

表 13-1　プロセスレコード様式

プロセスレコード（看護場面の再構成） 学籍番号＿＿＿＿＿＿　氏名＿＿＿＿＿＿ この場面の状況： この場面を選んだ動機（気がかりなこと）：				
私が見たこと 聞いたこと	私が考えたこと 感じたこと	私が言ったこと 行ったこと	分析・考察	指導者の助言・ 評価
自己評価（この場面から学んだこと）				
指導者の助言				

⑧　なぜ患者の思いに気づけなかったのだろうか。

⑨　初めて患者が心を開いた応対をしたのはなぜか。

⑩　関わりのきっかけがつかめなかった自分を反省したい。

B　プロセスレコード記述の目標

プロセスレコード記述の目標は、対象者との対人関係を振り返り、その時その場で感じ取ったことを意識化してありのままに記述し、自己理解、他者理解、状況理解を深め、治療的援助関係を構築することができることである。そのため、対象との関わりを通して、自己に生じている感情や思考を表現する。また、関わりの場面での自己の知覚・感情・思考および行動を分析し、自己理解を深めていくようにする。

C　プロセスレコードの書き方

①　場面の状況：他者が想起できるように、いつ、どこで、どのような場

面なのかわかりやすく書く。

② この場面を選んだ動機（気がかりなこと）：この場面をどうして再構成したいと思ったのか、意図・動機を書く。気がかりとなった場面の理由を意識化していくことによって、分析・考察が深まっていく。

③ 私が見たこと聞いたこと：患者の発言、動作、表情、反応、周囲の状況、体の位置など、学生が観察し、感じ取ったことを、発言内容を変えずに、無言のときは「…」で表現する。方言などもそのまま記述する。観察点は、自分の言葉で具体的に表現する。その場面に生じている雰囲気、途中で発生した場面の状況なども記録しておく。つまり、言語的表現のみでなく非言語的な表出も記述していく。

④ 私の考えたこと感じたこと：患者の言動や状況を受けて、私（記述者）がその時感じとった感情を思い起こし、ありのままに自分の言葉で記録する。自分の感情、考えが患者の言動より先か後かをはっきりさせ、その時間に沿って、患者の言動・観察点の記録と並列したりずらしたりして記録する。

⑤ 私の言ったこと行ったこと：「私が見たこと聞いたこと」と「私が考えたり感じたりしたこと」を受けて、私がその時発した言葉や起こした行動を経時的に記録する。「私が考えたり感じたりしたこと」と同様、ありのままの表現で、時間的な配置を振り返って適切な場所に記録する。

⑥ 「私が見たこと聞いたこと」「私が考えたり感じたりしたこと」「私の言ったこと行ったこと」：時間を追って順番に書く。書き始めはどの欄からでもよい。発生した順序に従って思い起こし、記録する。時間の経過がわかるよう番号をつける。

⑦ 分析・考察：再構成した場面を通して、自分自身の心の動きを分析・考察することで、自己理解・患者理解を深めていく。ここでは、患者の言動に対するアセスメントはしない。自分の判断や患者への対応・発言を患者の示している言動と比較し、場面や状況における患者と学生の相互作用を解釈していく。

⑧ 自己評価（この場面から学んだこと）は、場面全体から学んだ患者の言動の意味に対する理解、自分の関わり方の問題点の発見、さまざまな観

察の留意点、記録してみて学習したことなどをいくつか箇条書きにする。

⑨　カンファレンスで学生間でのディスカッション、教員や指導者からの助言を受け、修正し、学びを深めていく。

（2）プロセスレコードの実際

学生が実習中、プロセスレコードカンファレンスで学生間でのグループディスカッション後、教員や指導者からの助言を受け、加筆修正したプロセスレコードを紹介する。

【事例1】コミュニケーション中、沈黙した場面（表13-2）。

Aさん。60歳代、女性。高校卒業後、アルバイトをしていた。20代前半で結婚し、専業主婦、1男1女あり。夫は20年前に死亡。30年前より独語がみられ、精神科受診し統合失調症の診断を受けるが、治療中断。5年前より、「身体に4、5人の子どもがいる。」などの妄想や幻聴があり、家族に説得され、入院となった。現在、陽性症状は目立たない。無為・自閉の陰性症状が主症状である。

表13-2　事例1

この場面の状況：実習1日目。昼食前にAさんとデイルームでの会話 この場面を選んだ動機（気がかりなこと）：会話を続かせるためにどのような対応をしたらよかったか振り返るため			
私が見たこと 聞いたこと	私の考えたこと 感じたこと	私の言ったこと 行ったこと	分析・考察
      ③「はい。」 目を合わせず、無表情で返答 ⑥「何ですかね。」 一瞬、目を合わせ返答。	①何話そう。精神科の患者って話してくれそうにないイメージだな。よし、お昼ご飯前だし、その話題でいこう。 ④問いかけには答えてくれたので安心。 ⑦会話が続かない。次どんな質問をしよう。食べ物の話でもしてみよう	②「こんにちは。もう少ししたらご飯ですね。いつもここで食事してるんですか。」目線の高さを合わせる。 ⑤「今日のメニューは何ですかね。」 明るい声のトーンで話す。 ⑧「お肉とお魚どちらが好きなんですか。」	②目線の高さを合わせることで、話を聞く姿勢と、威圧感を与えない行動ができている。 ②「はい」「いいえ」で答える閉ざされた質問をしているので会話が続いていない。 ⑤⑧会話をすることに気を取られ、表情の変化や反応を見れていない。 ⑦⑫会話を続けないと

⑨「どっちも好きです。」表情は変わらない。 ⑪「……」 沈黙になる。5分間 ⑭昼食となる。	 ⑫なんて会話を続ければいいんだろう。でも、質問ばっかりだったら患者さんに迷惑かもしれないし、あまり話さない人なのかな。	⑩「そうなんですか。」 ⑬言葉に詰まる。 「…」	いけない、沈黙になりたくないという気持ちから余計言葉が出ていない。 ⑦⑫患者さんの側にいて時間を共有することも大切であるため、無理に会話をしなくてもいいと考える。

自己評価（この場面から学んだこと）
会話をすることだけがコミュニケーションではなく、場を共有すること・表情の変化を見ることもコミュニケーションをする上で必要だと学んだ。
無理に会話をしようとせず、患者さんのペースに合わせることでよりよいコミュニケーションになると考える。

コメント：実習初日で、患者にとっても学生との関わりに、緊張していることが考えられる。学生は、不安と緊張感を抱きながらの関わりであり、沈黙することに戸惑っている。会話することだけがコミュニケーションではなく、沈黙の意味を考えながら、場と時間を共有し、「共にあること」を大切にしていく。また、実習当初は、情報収集しようと学生のペースで会話を進めたり、質問が多くなったりしがちである。患者に関心を向けながら、患者のペースに合わせながら、傾聴していく。

【事例 2】患者からの妄想の訴えに対応した場面（表 13-3)。

Bさん、40歳代、男性。大学卒業後、就職するが、自販機に盗聴器が仕掛けられている、スピーカーからピーピー音がするなどの被害妄想や幻聴、精神運動性興奮が出現。統合失調症と診断される。今回6回目の入院。医療保護入院。幻聴、妄想は、続いている。性格は、無口で几帳面。

表13-3　事例2

この場面の状況：実習4日目。午後、患者さんとコミュニケーションを図っている場面 この場面を選んだ動機（気がかりなこと）：患者の幻聴や妄想があるという言葉を聞き、対応ができているか振り返りたいと思ったから。			
私が見たこと 聞いたこと	私の考えたこと 感じたこと	私の言ったこと 行ったこと	分析・考察
①「よく一人で妄想してるんよ。」とすっーと私の目の中をみて淡々と話される。	②エッ。妄想はやっぱりあるんだ。妄想ある人が自分で妄想してるって言うんだ…。何を考えてるんだろう。いろいろ聞いてみたいな。	③「何を考えてらっしゃるんですか。」とそのまま思ったことを聞いた。	③妄想についての話のきっかけは、Aさんからなので、実際に妄想について聞いてよかったと考える。しかし、「妄想」と考えることは違うので、聞き方を「妄想しているんですか」と確かめるような返しをしたほうがよかったのではないか。
④「それは人には教えられんよ。」と笑いながら返される。	⑤教えられないことなんだ。ますます気になるな。聞いても不快にさせたらいけないし、深く聞かないほうがいいな。	⑥「教えられないんですか。じゃあ、どんな時に考えたりするんですか。」と質問を変えてすぐに聞いた。	④で断られて、⑥ですぐ次の質問に移ってしまった。尋問のような形になってしまったが、少し笑っていたのでもう少し触れてみてもよかったかもしれない。
⑦「一人で部屋におる時とか、寝る前とか、さっきラジオ体操しとっても考えとった。」と再び淡々と話される。	⑧あんなに真剣にラジオ体操しとったのに、考え事してたんだ。	⑨「えっ、さっきのラジオ体操の時も考えてたんですか。僕そんな余裕なかったですよ。」と冗談を交えて笑顔で言った。「他にAさん入院してて身体のことで気になることはありますか。」	⑨患者に不安感を与えないように明るく会話をしようとしている。また、情報を引き出そうと必死になっており、質問攻めが続いてしまった。また、妄想の話から質問が変わっているため、妄想に焦点をあてて聞く必要があったと考える。
⑩「しとることじゃないけどね、よくパ	⑪ちょっと驚いて、数秒言葉を失った。幻	⑫「…」「そうなんですか…」	⑫上手く返す言葉が見つからなかった。ま

トカーの音とか、救急車の音が聞こえるね。カエルの鳴き声も聞こえる。」	聴？ なんて言おう。なんて言おう。	Bさんの顔を見ながら言う。	た、症状に関する会話であるため慎重に言葉を選ぼうとして言葉が出ていなかった。
⑬「これっておかしいんかねー。」とジーっと私の目を見て言われる。	⑭これは否定も肯定もしてはいけないと思い、返す言葉を考えた。	⑮「自分は聞こえませんけど、Aさんは聞こえるんですね。夜とか眠れるんですか」	⑮否定も肯定もしないように対応できている。自分には聞こえないという応答はよかった。慌てて他の質問をし、幻聴の話から話題を変えてしまっている。
⑯「たまに寝れんくなるときもあるね。」表情菜変わらず、淡々とした感じでいう。	⑰そうだよね。当たり前のことを聞いてしまった。	⑱「不安なこととか相談があったらなんでも言って下さいね。」	⑱Bさんの情報や訴えを聞くようこのように言った。相談されても対応ができないのであれば、その場しのぎの安易な返しになってしまうので、「不安なことがあれば、話してください」という対応の方がよかったと考える。
自己評価（この場面から学んだこと） 自分のコミュニケーションの傾向として質問攻めになっていることが分かった。 患者の情報を収集しようと必死で受容・共感ができていない。すぐ次の話題に切り替えるのではなく、Bさんの話をもっと受容しながら、会話を大切にすることが重要だと学んだ。 Bさんからの言葉を待つ姿勢が、重要であると考えた。			

コメント：幻覚・妄想の訴えに対しては、患者が自ら訴えるなら聴き、その思いに受容・共感する姿勢が大切である。そして、その体験からくる感情をキャッチし、不安や恐怖などの感情に応答していくことが必要となる。

【事例3】幻聴・体感幻覚を訴える患者との関わりの場面（表13-4）

Cさん、60歳代、女性、統合失調症。高校生の時発病。入退院を繰り返している。性格は、几帳面で、責任感が強く、神経質で些細なことを気にする面がある。人の言動に対して、被害・関係妄想があり、長期入院中である。現在も幻聴・体感幻覚や妄想が活発であり、病的体験に基づく行動がある。

表13-4　事例3

この場面の状況：実習4日目。検温のため訪室したとき この場面を選んだ動機（気がかりなこと）：妄想が出現しているAさんに対して適切な対応ができているか振り返るため。			
私が見たこと 聞いたこと	私の考えたこと 感じたこと	私の言ったこと 行ったこと	分析・考察
		①ノックをし、「失礼します。」と明るい声で言い、扉を開け病室に入る。	
②ベッドに臥床しており、顔まで掛けていた布団をはがし、「はーい」とこちらを向き、笑顔で答える。	③あれ？ いま朝ごはん食べたのにもう寝とったん。あっ、朝から頭痛いって言よったよね。じゃけんかな。でも、頭痛い理由が妄想だったら、聞いて妄想ひろがっても嫌やし、聞かんとこ。	④「Cさん、寝てました？ 起こしてしまったかな」 ベッドの横へ行き、しゃがんで目線を合わせ問う。	④患者に視線を合わせることで、話を聞く姿勢と、威圧感を与えない行動ができている。
⑤「いや～、起きとったよ。でも、頭が痛くてね」と目を閉じて言い、目を左上腕で押さえる。口調は変わらない。	⑥あ、やっぱり頭痛いんじゃ。ほんまに痛いんかな、妄想のせいで痛いんかな。それとなく聞いてみよう。	⑦「さっきも言われてましたね。どしたんですかね。朝起きてからなんですよね。」患者の方を向き問う。	⑦関心していることが伝わる。
⑧「昨日ね、夜、大統領様がノーベル賞とったけん、手紙を書きよったんです。そしたら、鈍器で殴られてね。」話すときはこちらを見て、眉間にしわをよせ小さい声で話し、その後再び目を閉じる。	⑨やっぱり妄想じゃ。いつもより表情も硬いし辛いんじゃろうな。	⑩「鈍器で殴られたんですか。大丈夫ですか。痛かったですね。」驚き、悲しい表情をしてゆっくり答える。	⑩⑬患者の感情に共感し、受容的な態度をとることができ、ことばだけでなく、表情や話し方も患者の気持ちに寄り添った行動ができている。しかし、自分が患者の立場だったらどう思うかを考えると「怖かった」という感情があるため、これを伝えるとさらに感情に共感ができる
⑪「痛かったんよ。殴られたけん、いま頭が陥没してます。」目を閉じたまま、さ	⑫え、陥没？ めっちゃ痛いじゃんそれ。目開けんし、ほんまに痛いんじゃろうな。	⑬「そうなんですか。陥没ってほんまに痛いですね。ん～、私が見た感じじゃ、い	

らに強く目を閉じる。	辛そうやし、かわいそう。否定せんかったら、ほんまのこと言っていいよね。言うのめっちゃ勇気いる。でも言ったら、ちょっとは楽になるかな。	ま陥没はしてないですよ。」 Cさんの顔を見ながら、左腕を摩りながら頭部を一通りみて言う。	と考える。 ⑬患者の思いを傾聴し、否定も肯定もせず、現実の事実を伝えることができている。「頭が、陥没しとるんですね。それは本当に痛いですね」と患者のことばを繰り返すことで、患者が自分のことをわかってくれているんだとより感じやすくなるのではないかと考える。 タッチングを行い、非言語的コミュニケーションを図り、寄り添うことはできている。 ⑯～㉑で患者とともに陥没していないことを確認することで、納得されている。ことばで説明するだけでなく、実際に2人で確認することは、効果的であったと考える。
⑭「あら、ほんまですか。痛いんじゃけどね。」 目を開けこちらを見て驚いた表情で答える。	⑮あっ、目開けてくれた。ちょっと楽になった？ でも、驚いとるし、信じれてないよね。どうしたら、楽になるかな。いっしょに確認してみたら、現実に納得して楽になる？	⑯「いっしょに触って確認してみましょう。ちょっと頭触っていいですか。」少し微笑み、患者の目をみて問う。	
⑰「そうじゃね。この辺。ほら。」 と言い、頭部の左側を左手で押さえる。	⑱やっぱり、凹んでいる感じがするんじゃ。いっしょに触っても意味ないか。でも、触っていいか聞いたし、触ってみよ。	⑲「失礼します。このへんですか」 右手で患者が押さえている部位を触る。	
⑳私の手に患者の手をのせ、私の手を動かす。 「そうそう、ここ。あら？ 陥没してないね。治ったわ。よかった。」と笑顔ではにかみ答える。	㉑よかった。笑顔になったし、よかったって安心しとるじゃん。私も安心。	㉒「わ～、よかった～。陥没してなかったですね。安心しました。」 声のトーンを高く、笑顔で答える。	⑳共に確認することは、関係が築けていないと、反発される可能性もある。しかし、快く受け入れてくれたのは、良い関係が築けているからだと考える。
㉓「ごめんね～。よかった。あら、何しにきたんかいね。血圧？」 笑顔で手を合わせて答え、血圧計を指さし、問う。	㉔あれ、もうこの話終わりなんじゃ。納得したってことよね。検温しよう。	㉕「はい、血圧と熱測らせてください。」 血圧測定を行う。	㉒安心したと共感できている。

自己評価（この場面から学んだこと）

患者の話を傾聴する際は、患者の言葉を繰り返したり、感情に共感して受容的な態度で接することが必要だと改めて感じた。また、患者の思いを十分に傾聴した後、事実を伝える際は、言葉で説明するだけでなく、患者とともに確認することで、患者が納得し事実を受け入れることができるということを学んだ。患者との関係性や、感情の共感を考察し、関わり方につなげていく。

コメント：事例 3 は、患者と学生の関係性ができており、学生は、受容と共感をしながら関わり、事実を共に確認している。事実を伝えることも必要となる。また、言語的コミュニケーションのみでなく、タッチングなどの非言語的コミュニケーションを取ることで、患者の不安に対して、安心感を与える関わりができている。

【事例 4】気持ちのズレに気づかないまま会話が終わった場面（表 13-5)。

D さん、30 歳代、男性、統合失調症、精神遅滞あり。中学入学後より家庭内暴力が目立つようになり、中学 2 年生より不登校となった。自閉的で独語が出始め、退行や母親への依存性も出現した。20 歳の時、家庭内暴力のため、入院となる。その後も暴言、暴力、威圧的な言動を認め、入退院を繰り返している。今回の入院は、母親を脅してお金を巻き上げるようになり、短期間で高額な浪費し、再入院となった。現在も病識はなく、治療の必要性をあまり理解できていない。

表 13-5　事例 4

この場面の状況：実習 3 日目。デイルームで時計の購入について話をした場面 この場面を選んだ動機（気がかりなこと)：時計を購入しない方向で話が終わったにもかかわらず、実習終了後 D さんは時計を購入していた。患者の思いに気付けなかった場面を振り返るため			
私が見たこと 聞いたこと	私の考えたこと 感じたこと	私の言ったこと 行ったこと	分析・考察
①ファッション雑誌を見ながら「俺こんな服が欲しいんよね」といって、真剣な顔をする。	②すごく真剣にみているな。きっとファッションに興味があるのだろう。何か欲しいものをさがしているのかな？	③「D さんって服が好きなんですね。」といって顔を合わせる。	③真剣にかつ楽しそうにファッションの話をする患者さんの表情を見て私は、患者さんの興味のある話題をして関わりを深めようとしたことはよかった。
④「そうよ、家にいっぱい服があるけんね。」といって楽しそうな顔をする。	⑤楽しそうな顔するなあ。確かに髪型とか靴とかこだわりがあると言ってたな。服を沢山持ってるようだから、ファッションが好きなんだな。	⑥「ファッションにこだわりがあるってかっこいいですね」と言い、雑誌のページをめくる。	⑥ファッションのこだわりについて共感することで、会話を展開させている。
⑦めくったページにある時計を指さして	⑧確かにかっこいい時計だけど、この時計	⑨「かっこいいですけど、ちょっと高いで	⑨「時計を買わないような声かけを実施し

「この時計カッコイイ」とボソッとつぶやく。	高いな。私が褒めすぎたから、患者さんの浪費意欲に火をつけてしまったかな。	すね。D さんが今してる時計のほうがカッコいいですよ。」笑顔で明るく言った。	ている。そして患者さんに対して指導的な言葉かけになってしまっている。時計購入＝浪費と捉え、購入を思いとどめることに終始している。
⑩「この時計この前壊れたんよ。修理してもらって直ったけど、また壊れるかも知れんけぇ新しいのが欲しい」と言って、私の方を向く。	⑪今の時計について、壊れた原因は何だったのだろう。また、浪費癖が出るといけないから、ここは買わない方向で話を進めよう。	⑫「そうですか。でも、修理して直ったなら良かったじゃないですか。ちなみに壊れた原因は何だったんですか？」	
⑬「電池が無くなったんよ。いつまた壊れるかわからんけぇね。」といって顔をしかめる。	⑭電池が無くなっただけなら、壊れたって言わないよな。買うのは、無駄だよな。買わないように話を持っていこう。	⑮「D さん。電池が無くなるのはしょうがないんですよ。それは壊れたとは言いませんよ。」	⑮実習が 2 週間と短い期間で、浪費癖を軽減させたいという焦りから、否定的発言をしてしまっている。「壊れたら」という D さんの不安に共感できていない。
⑯「そっかあ。なら買う必要ないかね？」と言いこちらを向く。 ⑲「そうするよ。」	⑰うまく買わない方向に持って行けそうだな。患者さんも納得してくれたみたいだし、これでよかったな。	⑱「そうですね。修理できないくらいに壊れたときに買いましょう。」	⑯D さんの「買う必要がない」という言葉を聞いて自己満足してしまい、「買う必要ないかね？」という言葉の投げかけが、買うことの同意を求めていることに気付いておらず、最後まで D さんの思いを受容できていない。
自己評価（この場面から学んだこと） 感情のズレを防止するには、患者のニードを理解した声かけを実施し、患者を受容することによって、お互いを理解し合える関係を築くことが必要である。			

コメント：学生と患者の会話は、平行線のまま終了している。患者に関心を向け、傾聴し、受容しながら、相互理解したうえで共通の目標を設定していくことが大切である。

【事例 5】理解力が乏しい患者との関わりの場面（表 13-6、13-7）。

E さん、30 歳代、女性、統合失調症、軽度知的障害。小学校から高校の間いじめに合う。高校を中退し、作業所に通う。2 年前から引きこもり。情緒不安定、独語、空笑が出現し、初回入院。幻聴や被害妄想のため、入退院を繰り返した。前回の入院は、母に対して叩く、包丁を突き付けるなどの暴力行為や易怒性、独語、空笑、不眠、幻覚妄想状態のため任意入院した。薬物療法にて精神症状安定し、心理教育の参加やデイケア利用、訪問看護を導入し、自宅へ退院した。退院後、母親との言い合いが多くなり、デイケアの参加も不規則となり、本人が幻聴

表 13-6　事例 5

<table>
<tr><td colspan="4">この場面の状況：実習 2 日目。デイルームで椅子に座って E さんとコミュニケーションを図っている
この場面を選んだ動機（気がかりなこと）：幻聴・体感幻覚で妹ばかり出てくるので、E さんと妹の関係について質問する。その時、私の問いかけが正しかったのか振り返るため。</td></tr>
<tr><td>私が見たこと
聞いたこと</td><td>私の考えたこと
感じたこと</td><td>私の言ったこと
行ったこと</td><td>分析・考察</td></tr>
<tr><td>①「私、幻聴が聞こえるんですよ。だからまた入院することになったんですよ。」と椅子に座り、私の顔を見て淡々と話される。</td><td>②なんて言おう。E さん幻聴があるということは気が付いているんだな。</td><td>③「うんうん、幻聴が聞こえるんですね。」と頷きながら繰り返した。</td><td>③ E さんの言葉に対し頷きながらオウム返しを実施し、受容することができている。</td></tr>
<tr><td>④「幻聴でね、妹に口の中で死ね死ね言われるんよ」と悲しそうに話される。</td><td>⑤なんて言おう。悲しそうに話しているな。なんて言えば A さんを傷つけないかな。</td><td>⑥「そうなんですね。」とあいづちをする。</td><td>⑥返答に困り、悩んでいる。その中でもあいづちをし、受容的態度ができている。また、E さんが悲しそうに話されていることに対して「そうなんですね、辛いですね。」など気持ちに寄り添い、感情に対して応答をすることができると良いと考えた。</td></tr>
<tr><td>⑦「私、精神状態が悪いんですかね〜。」と頭を抱えながら話される。</td><td>⑧なんて言えばいいのかな。肯定も否定もしてはいけない気がするな。</td><td>⑨「……。」言葉に詰まる。</td><td>⑨精神状態が悪いのかと質問するように聞かれ困惑してしまい、言葉に詰まっている。E さん自身何らかの症状に自覚があるため、精神</td></tr>
</table>

			状態が悪いと思っていると考える。そのため、なぜそう思ったのか聞き、原因を知ることも出来たのではないか。
⑩ 14時になり自動販売機の前にジュースを買う人の列ができ始めＥさんは「14時になったけぇ、ジュース並ばんといけん」といい、立ち上がりジュースを買う列に並んだ。	⑪幻聴が聞こえることに対して話をされて返答に困ってしまっていたため話が中断し安心した。それと同時に罪悪感があった。	⑫「そうですね。」と言いながら立ち上がり、Ｅさんと一緒に列に並んだ。	⑫Ｅさんが幻聴に対し悲しそうに話されたのに言葉で反応が出来なかったため、罪悪感があった。
自己評価（この場面から学んだこと） あいづちや頷き、オウム返しなどの受容的態度を実施することで、Ｅさんは自分自身の気持ちを受け止めてくれていると実感することが出来たと考える。感情や表情、言動に応答し、気持ちに寄り添える関わりや、共感的態度をことが大切である。言動等に対して介入が困難な場合は、傍にいて同じ空間を共有する働きかけの重要性を学んだ。			

の悪化を訴え、入院となった。

コメント：理解力が乏しい統合失調症患者との関わりでは、容易な言葉でゆっくり話すことを徹底する必要がある。容易な言葉でゆっくり伝えても理解することが困難な場合は、より不安の表出が見られることもあるため、患者の気持ちをしっか

表13-7　事例６

この場面の状況：実習５日目。デイルームで椅子に座ってＥさんとコミュニケーションを図っている時 この場面を選んだ動機（気がかりなこと）：幻聴・体感幻覚の訴えで妹に対して被害的訴えがあり、対応がよかったのか振り返るため			
私が見たこと 聞いたこと	私の考えたこと 感じたこと	私の言ったこと 行ったこと	分析・考察
①「妹が、私のアキレス腱削ってるんですよ～痛いんですよ～。」と右足のアキレス腱をさすりながら、眉間にしわを寄せ、困ったように話す	②体感幻覚かな。幻覚や体感幻覚などの精神症状で辛い話をする時いつも妹が出てくるな～。仲が良くないのかな～。	③「妹さんにアキレス腱削られているんですね～痛いですね～。」と妹について気になりながらもオウム返しを実施するのみ。	③Ｅさんの言葉に対してオウム返しをして受容的態度が出来ている。また眉間にしわを寄せ、話をしていることから「痛いですね。」と感情に応答することが出来ている。

④「心臓も切るんですよ。妹ひどくないですか？」と私の顔を見て勢いよく話す。	⑤また、妹か。妹について聞いてみていいかな。	⑥「それは辛いですね～。Eさん、妹さんと仲悪いんですか？」とゆっくり聞こえやすいように問いかける。	⑥気持ちに共感する声かけが出来ている。また、妹さんとの関係について知るために率直に聞いてしまったが、「最近妹さんに会われました？」など少しずつ介入することも出来たのではないかと考えた。
⑦「仲悪いんよ～。」と頭を抱えながら話す。	⑧やっぱり仲悪いのか。だから、精神症状にいつも妹がでてくるのかな。	⑨「仲悪いんですね。何か妹さんとあったんですか？」と問いかける。	⑨Eさんの言葉に対しオウム返しをして受容的態度が出来ている。
⑩「妹お金貸してくれないんですよ～。あと、私に会いに来てくれないんですよ。」と私の顔を覗き込むように悲しそうに話す。	⑪悲しそうだな。お金に困ってるから妹さんに借りようとしたことがあるんだ。Eさん妹さんにも面会に来てほしいんだな、会いたいんだな～。	⑫「妹さん会いに来てくれないんですね。さみしですね。」と声を掛けた。	⑫オウム返しを実施し受容的態度が出来ている。また表情が悲しそうということからEさんの気持ちに応答した声掛けが出来ている。しかし「さみしいですね。」以外にほかにもあったのではないか。
自己評価（この場面から学んだこと） Eさんとの関係性ができてきて、不安に思ったことや不満に思ったことを打ち明けてくれるようになった。一貫して、受容的態度で関わっていったことが関係構築につながることを学んだ。			

りと傾聴し、理解しにくい内容に対して一緒に考えていくことが重要になる。

コメント：学生は、Eさんとの関わりにおいてパーソナルスペースを考慮しながら、平行法を用いて、受容的態度でコミュニケーション技術を意識して関わっている。統合失調症の人との関わりでは、日々の継続的な関わりが重要である。

引用文献

1)　Peplau. H. E. 著、稲田八重子他訳『人間関係の看護論』医学書院、1976

2)　Wiedenbach. E. 著、外口玉子、池田明子訳『臨床看護の本質 ― 患者援助の技術』現代社、1973

3)　長谷川雅美・白波瀬裕美編著『自己理解・他者理解を深めるプロセスレコード』日総研、

2011、p16
4) 前掲書 3)、 pp.20-21

参考文献

岩崎弥生・渡邉博幸編集『新体系看護学全書精神看護学②精神障害をもつ人の看護』メヂカルフレンド社、2016、pp.210-212
出口禎子・松本佳子・高野朋実『ナーシンググラフィカ精神看護②精神障害と看護の実践』メディカ出版、2017、pp.144-147
風祭元監修『精神医学・心理学・精神看護学辞典』照林社、2012、p.86
長谷川雅美・白波瀬裕美編著『自己理解・他者理解を深めるプロセスレコード』日総研、2011、pp.22-23
宮本真己『感性を磨く方法、看護場面の再構成』日本看護協会出版会、1995
森本美佐『精神看護学実習におけるプロセスレコードの分析と評価』精神科看護 2012.1. vol.39 No.1（通巻 132 号）
松下正明・坂田三允・樋口輝彦監修『精神看護学』医学芸術社、2014
萱間真美・野田文隆編集『精神看護学Ⅱ臨床で生かすケア』南山堂、2015
五十嵐透子『自分を見つめるカウンセリングマインド』医歯薬出版、2008

■執筆者紹介（執筆順）

東中須　恵子　（第1章）

日本保健医療大学保健医療学部精神看護学教授

五十嵐　愛子　（第2章）

文京学院大学保健医療技術学部看護学科教授

後藤　文人　（第3章1（1）（2））

一般財団法人信貴山病院ハートランドしぎさん看護部部長

鈴木　宗雄　（第3章1（3）（4））

一般財団法人信貴山病院ハートランドしぎさん看護部副部長

蛭川　万里菜　（第3章2（1））

元　和洋女子大学看護学部設置準備室

矢嶋　伸哉　（第3章2（1））

公益財団法人西熊谷病院看護師

小野坂　益成　（第3章2（1））

松陰大学看護学部講師

寺岡　征太郎　（第3章2（2）（3））

和洋女子大学看護学部准教授／精神看護専門看護師

竹内　　忍　（第3章3（1）（2）（3））

独立行政法人国立病院機構やまと精神医療センター副看護師長

合田　五月　（第３章３（4））

独立行政法人国立病院機構やまと精神医療センター看護師

中川　愛子　（第３章３（5））

元　独立行政法人国立病院機構やまと精神医療センター看護師

岡本　響子　（第３章４）

天理医療大学医療学部看護学科教授

久保　正子　（第４章）

共立女子大学看護学部看護学科教授

吉田　雅也　（第４章）

共立女子大学看護学部看護学科助手

板橋　直人　（第５章１（1）（2））

日本保健医療大学保健医療学部看護学科講師

菊地　　淳　（第５章１（1））

日本保健医療大学保健医療学部看護学科助教

野村　和孝　（第５章２（1）（2））

早稲田大学人間科学学術院講師

篠原　百合子　（第５章２（2）（3）（4））

千葉科学大学看護学部看護学科教授

村木　士郎　（第５章３）

広島都市学園大学健康科学部看護学科講師

本田　優子（第5章4、5）

創価大学看護学部教授

田中　光子（第6章）

桐生大学医療保健学部看護学科講師

下野　義弘（第7章）

鹿児島純心女子大学教授

木村　幸代（第8章）

創価大学看護学部講師

阿部　由香（第9章）

日本保健医療大学保健医療学部看護学科准教授

木村　　緑（第10章）

八戸学院大学健康医療学部看護学科講師

仙田　志津代（第11章）

人間総合科学大学保健医療学部看護学科教授

笠井　翔太（第11章）

西武文理大学看護学部看護学科助教

舩山　健二（第12章）

新潟県立看護大学看護学部助教

後藤　満津子（第13章）

福山平成大学看護学部看護学科教授

■編著者紹介

東中須　恵子　（ひがしなかす　けいこ）

日本保健医療大学保健医療学部
精神看護学教授

《学歴・職歴》

筑波大学大学院生命環境科学研究科博士課程修了。
博士（生物工学）
広島文化学園大学看護学部精神看護学教授
奈良学園大学保健医療学部精神看護学教授を経て現職。

《主著》

東中須恵子編著『看護学生のための精神看護学概論』大学教育出版、2015年
東中須恵子・塚本一編著『実践　自己決定を支える精神科医療現場』大学教育出版、2010年
塚本一・東中須恵子編著『心を病む人とのコミュニケーション ― 医療現場からの提言 ― 』大学教育出版、2004年

看護学生のための精神看護学　改訂版

2017年7月10日　初　版第1刷発行
2020年4月10日　改訂版第1刷発行

■編 著 者――東中須恵子
■発 行 者――佐藤　守
■発 行 所――株式会社 大学教育出版
〒700-0953　岡山市南区西市855-4
電話（086）244-1268　FAX（086）246-0294
■印刷製本――モリモト印刷㈱

ISBN978－4－86692－060－3